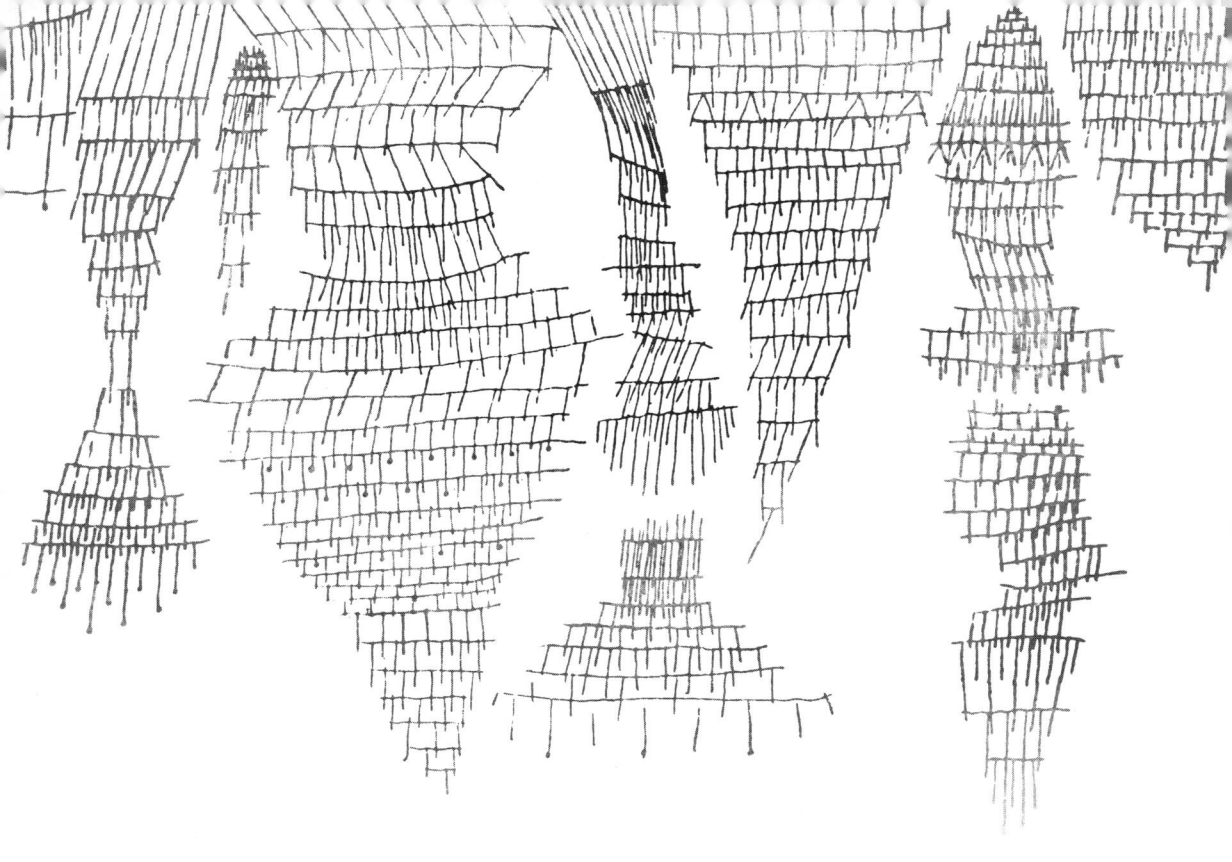

# 失語症の
# 認知神経リハビリテーション

L'ESERCIZIO TERAPEUTICO NELLA RIEDUCAZIONE DELL'AFASICO

**カルロ・ペルフェッティ** 編著／**小池美納** 訳／**宮本省三** 解説

協同医書出版社

**編著者**

カルロ・ペルフェッティ（Carlo Perfetti）

**執筆協力者**

リーナ・デル・コローナ（Lina Del Corona）

パオラ・モリアーニ（Paola Moriani）

アルド・ピエローニ（Aldo Pieroni）

マルチェッラ・ピセリーニ（Marcella Piserini）

アンジェラ・マリア・プレシモーネ（Angela Maria Prescimone）

アンナ・マリア・ボニバー（Anna Maria Boniver）

フランチェスカ・レオナルディ（Francesca Leonardi）

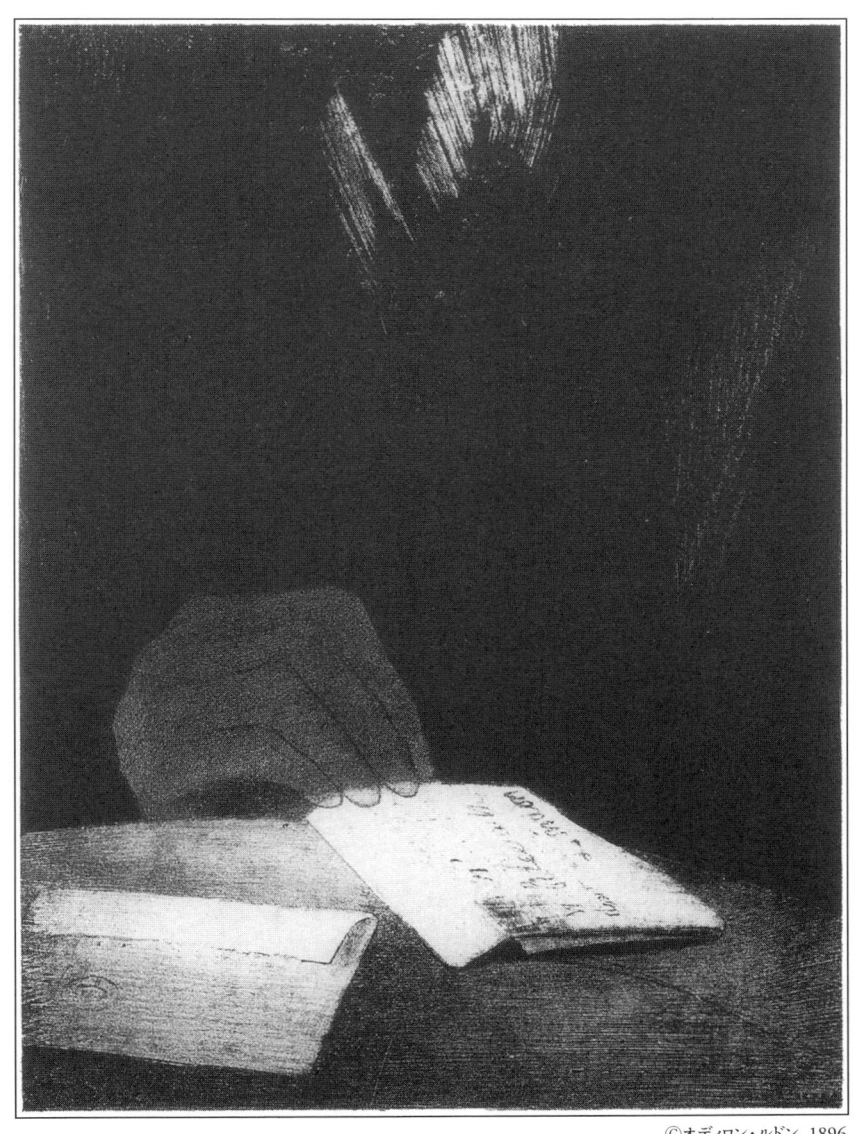

ルネ・フィリポン『幽霊屋敷』のための挿絵版画より "十中八九それは私のと同様に肉と血をもつ手であった"

こうして、私はテーブルの上の言葉に触れる…

# 第1部
## 失語症を理解する

# 第1章
# 言語と行為

## 失語症のリハビリテーションのためには
## どのような言語理論が必要だろうか?

　失語症という言語障害に対しどのようなリハビリテーションを行うかを特定するためには、回復を引き出すプロセスに関する知識はもちろんのこと、言語に関わる適切な理論を見出し、それに準拠することが必要となる。

　どのような言語理論が必要だろうか?　健常な状況における言語の中心的事実を説明できるのみにとどまらず、特定のメカニズムが損傷した場合の言語変質についても妥当な仮説をたて、変質した機能を修復するために訓練を使って介入する可能性を示してくれる言語理論が必要だ。

　ところが、回復のプロセスに関する知見が十分でないことに加え、言語理論に関心が向けられてこなかったため、今までのリハビリテーションでは緻密に構築されたツール（第2章を参照のこと）が使用されておらず、十分な成果をあげることができていない。

　従来の治療方略では、リハビリテーション専門家（セラピスト）がどの部分にもっとも関心を向けなければならないのかも明確にされていない。つまりもっとも重要な点は、言語的あるいは非言語的な代償を引き出すための刺激を与えることなのか、あるいは変質した機能の回復を目指していくことなのかがはっきりと示されていないということなのだ。

　リハビリテーションが抱える問題が難しくなった一因は、基礎研究との連携が行われてこなかったことにある。回復の科学の知見レベルが限られていたという事情もあるが、言語学研究によって得られたデータを参照する可能性も限られていた。近年までの言語学の関心は言語の形式的な研究に限定されており、話し手および聞き手の中枢神経系の働きや、話し手や聞き手が自分の目的に応じてどのようなツールを使用できるのかといったことにはあまり注目してこなかった。特に言語シークエンスの理解と表出に重要となる心理プロセスについては、あまり研究がなされてこなかったと言ってよい。

　この点に関しては、チョムスキー派の言語学や、ある種のテキスト言語学に向けて行っているブラウンとユールたちの批判（1983）は正しいと思われる。

　彼らは、チョムスキー派は「文（テキスト）」を話し手や聞き手とは独立して存在するものとして分析していると批判し、もう一方（Halliday, Hasan, 1976）については、テキストを、それを産出側と受け取り側から独立した生産物として分析していると批判している。

　近年になり、認知心理学や認知科学が確立するに伴い（Luccio, 1982）、リハビリテーションにおいても言語学においても、研究の方向に大きな変化がみられるようになった。

　まず、運動障害のリハビリテーションにおいては、機能回復プロセスを単純な筋力増強や反射運動の調整としてとらえる考え方が克服され、機能回復を病的状態における学習過程として考えるようになってきた。損傷した機能の修復に関わる神経機構の多くの部分が、学習過程に関わる神経生物学的および神経心理学的機構と同じだという仮説（Perfetti, 1980）が確立されてきている。

　これに従い、中枢神経系への損傷による変質の理解に努めるためには、それぞれの機能（物体操作、身体移動、言語）の実行を可能にしている心理学的機構（認知過程：知覚、注意、記憶、判断、言語、イメージ）の働きについての知見を深めることが必要になってきた。

　同時に言語学においても、言語も運動と同様に人間行動のコンポーネントの1つとしてとらえ研究するべきだという考え方が一部の研究者たちの間で確立してきた。つまり、文章や文脈を備えたテキストを単にモノや生産物としてとらえるべきではないという考え方である。こうした考え方によると、言語学の役割は話し手や聞き手のニーズや目的を説明すること、また話し手はどのようにして、ある特定の聞き手の前という特定の文脈のなかで、ある特定の言語シークエンスをつくりあげるのかを解明すること、つまり「対話（会話）」というものをダイナミックな手続きとして研究するということになる（BrownとYule, 1983）。

　有意味な運動シークエンスあるいは言語シークエンスを産出する能力を「行為（行動）」と考えるのであれば、言語を研究するにも、運動を研究するために応用されるのと同じ方法や目的を用いてもよいのではないだろうか。

　言語シークエンスの「解読（理解）」および「産出（表出）」が、人間が環境と相互作用するために行う他の活動を生み出すプロセスやメカニズムに緊密に依存していることは疑いの余地がない。言語活動もまた、情報を収集して分析し、すで

に収集され組織化されている情報セットと比較し、行動計画をプログラムし、それを遂行し、予測と結果が異なった場合には修正をしていく能力を必要とするのである。

そう考えれば、言語シークエンスの産出も、行為としてとらえ分析することができる。つまり、ある特定の結果を得るために中枢神経系が組織化する行為として考えることができる。

こうした立場に立てば、失語症をもたらすさまざまな変質を、今までとは違う観点から評価し、今までよりも深い分析にたった治療方略を提示して、回復を目指していくことができるのではないだろうか。

健常な状態での言語を、単なるモノや生産物としてではなく、アクティブなプロセスとして研究していくべきであるのと同じように、失語症患者の言語もまた、組織化やダイナミズムに変質をきたした行為として分析すべきである。変質が生じているがゆえに、環境と有意味で高度に発達した関係を築けなくなっている状態であるとして分析されねばならない。

## 言語は行為である

「言語は行為である」と最初に定義したのは、言語学者ではなく、言語哲学の研究者たちだった。

オースティンは、1946年以来、行為遂行的発話の定義から始めて「言語行為論（speech-act theory）」を主張するようになった。彼が初めて、「何かを言うことはそれに対応する行為を行う」ことが多いことに着目したのだ。

「体を洗う」と言うだけでは、体を洗うという行為は遂行されない。しかし「君に感謝する」と言った場合には、感謝するという行為を実際に行っていることになる。

オースティンはこうした発話を「行為遂行的」と定義し、「事実確認的」と当時定義した言語表現と区別している（ちなみに、オースティンの初期の考え方では、「事実確認的」表現は行為とは考えられていなかった）。

オースティンはさまざまなレベルでこの2つの言語表現の差異を分析し、「語用論（プラグマティクス）」レベルでの差異のみでなく（行為遂行的表現は、発話することで行為が遂行される）、「意味論（セマンティクス）」レベルでも（行為遂行的表現は真か偽かは問えない）、また「統語（統辞）論（シンタックス）」レベルでも（否定形で使えない）差異があると結論づけた。

やがてオースティンは、言語行為論をさらに発展させ（1962）、行為が遂行されるのは行為遂行的発話を行った時だけではなく、「行為という特性はすべての言語形式に備わっているものであり、行為遂行的発話は、言語が行為という側面をもつことをもっとも明確に表しているケースであるというだけにすぎない」という結論に達することになる。つまりオースティンは、話し手は「君に感謝する」というような場合だけ行為を遂行しているのではなく（事実としてお礼をするという行為を行っている）、「食事をしに行く」という発言をした時も、発話は食べると

いう行為ではないけれども、行為を遂行しているのだという結論に行き着くのである。ある特定の目的に向けて一連の言語要素を組み立てていくという、その事実そのものが行為であると彼は考えたからだ。

　オースティンが初めて言語を行為として分析し、話し手が発話を産出するにあたって遂行する3つのタイプの部分的行為を特定化した。そしてその業績はサールらにより引き継がれることとなる（Searle, 1975）。

　すべての「言語行為（スピーチ・アクト）」は、オースティンの定義によると、次の3つの行為によって構成されることになる。

　a）発語行為
　b）発語内行為
　c）発語媒介行為

　第1の部分的行為である「発語行為」は、文法構造と意味をもった言語要素を組み合わせることにある。

　第2の「発語内行為」は、コミュニケーションを目的として言語シークエンスを活用し、聞き手との間にある特定の相互作用を確立しようとするものである。

　第3の「発語媒介行為」は、言語行為の帰結としてある一定の成果を達成することを目的として言語シークエンスを組み立てることである。

　オースティンの提唱した概念については、現在でもまだ議論が続いているが（Conte, 1983）、言語を人間の行動活動としてとらえることで、言語研究に大きな貢献をしたことは間違いない。リハビリテーションにおいてもこの概念は、患者の言語活動をさらに深く分析するために、また運動行為を研究するために有用ではないかと考えられる。

　事実、目的をもった運動行為もまた、複数の部分的行為で構成されたものとして分析することができる。つまり運動行為は、ある特定の筋群の収縮活動（第1の部分的行為）が、1つの対象物との特定な関係を確立するために、たとえば他動的な相互作用あるいは認知的な相互作用を確立するために（第2の部分的行為）、特定の成果を得ることを目的として（第3の部分的行為）行われるものだと考えることができるだろう。

　また、運動あるいは言語の再教育が、多くの場合には部分的行為の第1の段階に限定されてしまっていることが逆によくわかってくる。つまり言語要素や運動要素の産出に留まってしまっているということだ。せいぜいのところで文法的構造までである。行為というものは、上記にあげたすべての部分的行為を含むものでなければならないという点が看過されてきたのだ。

　言語行為についての言語哲学者たちの分析に基づき、多くの言語学者がさまざまな言語理論に批判的分析を行うこととなった。特に批判されたのが「変形生成文法」である。言語の機能の研究、言語生成に関わる作業や、対話が展開する状況についての研究は、言語学の研究範囲ではないとしていたからである[脚注1]。

　多くの研究者が、言語を抽象的な能力としてとらえるのではなく、ある特定の

話し手がプログラムして行う行為という具体的なものとしてとらえるべきだという立場をとるようになった。話し手は、ある一定の心的作業を遂行する能力を活用して言語シークエンスを生成し、聞き手の中枢神経系に影響を及ぼすことになる。こうした視点に立つと、心理学や人間行動科学を参照することも必須と考えられるようになった。

## 言語は「コミュニケーション行為のゲーム」である

　そうしたなかで重要な貢献を担ったのが認知心理学である。認知心理学は人間行動の組織化プロセスの分析を目的とする科学である（Kanizsa, Legrenzi, 1978）。なかでも興味深いのはシュミットの研究である。彼はヴィトゲンシュタインの「言語ゲーム」という概念から発して、言語行為を「コミュニケーション行為のゲーム」と定義することを提言した。シュミットが「ゲーム」という用語で意図したのは、行為の遂行を可能にするのは規則（ルール）があるからであるということである。シュミットは、言語とは「あるコミュニケーション集団のなかで、有効な行為を行うためのルールの総体」にほかならないとしている（Schmidt, 1982）。

　シュミットの概念は、リハビリテーションにおける訓練を考える時に特に有益であるように思われる。リハビリテーションとはセラピストと患者の間で行われるコミュニケーション行為のゲームであるとみることができるからだ。事実、セラピストはゲームのルールに則りながら、患者が回復にとって意味のあるかたちで特定のルールを活性化することによって行為をつくりあげなければならないように仕向けていくのである。

　さらに、言語を行為としてとらえ、言語も他の行動活動と同じように研究分析されるべきだとする点で、さらに大きな貢献を担ったのは言語心理学者たちだった。代表的な研究としてはレオンチェフの研究（たとえば1972年に発表された『心理言語学』）があるが、これは言語学の分野ではない学者たちの研究に触発されて書かれたもので、動物の行動についての神経生理学的研究（アノーキン）、神経学（ルリア）、ベルンシュタインらの運動活動などを参照しており、1972年の論文集にはベルンシュタインへの献辞がみられる。

　イタリアではカステルフランキとパリージ（1980）が、変形生成文法から距離を置き、言語の組織化と運動の組織化との間の関係についてさらに正確な符号化を試みているが、その際に、言語学のモデルではなく運動あるいは行動研究で使われるスキーマやモデルを使っている。発話と行為の類似性の説明のために、彼らが、ミラー、ギャランター、プリブラムが行動の基本モデルとして提唱したTOTEモデル[脚注2]を活用しているという点は非常に重要である。

---

脚注1　言語理論はもっぱら語り手と聞き手との間にある原理を扱うものであり、その意味で文法上のささいな言い回しの違いとか、記憶の制約とか、話題の逸脱とか、興味や関心、あるいはさまざまな誤解といったものに影響されるものではない（Chomsky, 1965）。

　神経言語学においても、言語と運動の重複性を論じる重要な研究がなされている。言語も運動も人間行動の要素であり、両者とも類似の心的作業の活性化にその基礎をおくという研究である。

　神経言語学においては、こうした方向の研究は、ルリア（1967）によってある程度先鞭をつけられていたものの、言語学者たちがいくつかのルール（語彙、構文、音韻）のみを関心の対象としていたために、あまり進んでいないようにみえる（Caramazza, Berndt, 1978）。彼らはそうしたルールを（健常者の場合も病的状態の場合も）、それぞれ独立して活性化できるものとして分析している。つまり言語・非言語コミュニケーション状況によりもたらされるニーズがあるがゆえに、テキスト（文）をユニット（単位）として組織化することが必要になるにもかかわらずルールを取り扱うにあたってそうしたニーズとの関係が考慮されていない。事実、多くの研究は、対象テキストが1文より複雑になると分析できていないし、物体の名称、音素の繰り返しのレベルにとどまっているものもある。

　神経言語学の分野では、今現在に至ってももっとも興味深く思われるのは、言語と運動の類似点を、その手続き処理に関わる中枢神経系構造に着目して解明しようとしたルリアの試みである。ルリアはその試みの結果として、失語症を6つの病態に分類したが、それは運動障害の病態とほぼ重複するものとなっている。

　発話を行為としてとらえると、運動と言語の多くの類似点が明らかになるだけでなく、人間行動のさまざまな側面についてのさらなる理解につながるものとなる。

　こうした視点で言語をとらえることは、リハビリテーションにとっても大きな意味をもつ。治療訓練を組み立てていくなかで、行為の組織化の基礎にある機序を考慮しないわけにはいかないからだ。

　事実、行為の遂行能力を回復するのが目的であるからには、つまり単に言語要素のシークエンスを組織化するのではなく、行為を組織化するのだと考えるのであれば、運動療法と同じ治療訓練が同様にコミュニケーション行為の遂行を担っているプロセスにも働きかけるはずであり、適切な介助を伴って訓練を行えば、発語行為のような部分的な行為にとどまらず、完結した行為の遂行を導くことができるのではないだろうか。

　言語学、心理言語学、言語哲学が提示するデータをリハビリテーションで実際に活用するには、行為の基本的な特性とは何かについてもう少し分析してみることが重要だろう。つまり、一連の言語生成あるいは筋収縮が「行為」と定義されるために必要な要素とは何かを特定することが重要だと考える。

　この点に関しては研究者間の意見は割れている。まず、行為を遂行する人間に

脚注2　訳注：TOTEモデル（Test-Operate-Test-Exit model）とは、人間の行動が「テストする（T: 不適合）➡操作する（O）➡テストする（T）➡適合する（E）」といった心的プロセスに基づいていると仮定する理論モデル。古典的な心理学であるワトソンの行動主義（刺激―反応理論）から認知主義へと脱却する1960年代に提唱され、1970年代の認知心理学（認知革命）の誕生を導いた研究の1つ。

とって有効な結果を達成することが、基本的に重要な要素だとする考え方がある。

　しかし、こうした考え方はリハビリテーションでは活用できない。というのは、運動行為は、予測されていた有効な結果が得られなかった場合でも行為として定義されるからだ（Van Dijk, 1977）。

　あるいは、もっとも重要なのは意識の志向性であるとし、ある特性をもった一連の要素を活性化する意図があるか否かが重要だとする考え方もある。この考え方は、ある程度は有効とも思えるが、リハビリテーションへの応用を考えると明確さに欠けるようだ。

　リハビリテーションの治療方略においては、行為のどの側面が意図的に制御されねばならないのかを理解することが基本となる。そこで、志向性の重要性を主張するのであれば、少なくとも、ここでいう志向性が行為のグローバルな成果を指しているのか、行為の中間ステップでのことを、あるいは行為のその他の側面のことを意味しているのかが明らかでなければならない。

　運動行為だけでなく言語行為においても、その遂行プロセスの大部分は自動的に活性化されており、意図的に活性化されているわけではないことは周知の事実である。

　こうしたなかでもっとも正しい立場をとっていると思えるのが、カステルフランキとパリージの主張（1980）であるように思われる。彼らは行為を定義するベースとして、ある特定の行為を遂行することによって達成を目指す「目的」の存在をあげており、言語シークエンスの産出もそうした行為の1つとととらえている。またリハビリテーションの立場からすると、ルーマンの定義も興味深い。

　ルーマンは行為を「行為の受け手との関係に変化をもたらすことを意図して生体が行う活動」としている（Luhman, 1972）。

　こうした定義は、主体と環境との関係にもたらされる変化について、予測が存在することを示すものでもある。

　そして、これはあらゆる学習行動の基本でもある。「関係の変化」とは、外部世界の物理的な変化のみでなく、行為を組織化する人間が新たな情報（データ）を獲得することによっても生じるからだ。

　ルーマンの定義を出発点とすると、ウェーバーの主張も解釈しやすくなる。ウェーバーは、行為の主体が行為に主観的意義を付加することで、行為が「行動」になるとしている。

　しかし、ウェーバーの主張は、「主観的」という用語に個人の必要性という意味をもたせないと十分とは言えない。つまり行為とは、行為する人間の中枢神経系が、環境との関係を変えるという必要があるために行われるものなのである。

　さて、ここで試みたいのは、行為をなす決定的なパラメータを特定化し、リハビリテーション介入に有益な推論を行っていくことである。そこで次の2点を、すべての行為の基本的な要因と考えてみたい。

　a）情報の獲得の必要性。これらの情報は行為主体の中枢神経系の予測と比較
　　　照合される。

　b）この成果を得るための行為の組織化。

## 行為における情報の獲得

　a）言語シークエンスの産出は、知覚活動のアウトプットとしてとらえることができる。もちろんそれは運動を介するものよりも精緻に情報処理されるものである（図1.1）。

　言語は、行為が行われるその時点や、物理的に存在する空間を超えて、対象物や事象や状況についての情報を収集することを可能にしてくれる。これは人間が運動シークエンスのみしか発動させる能力がないとしたら不可能である。

　したがって言語も、知覚や認知のためのツールなのであり、運動に比べ完成度が高く、さらに強力な知覚や認知を可能にしてくれるものととらえるべきであろう。

　運動では、物理的にそこに存在する要素、行為主体の探索表面（視覚、触覚）の届く範囲の認知しかできない。一方、言語は時間あるいは空間的に感覚器官の探索表面では知覚できない事象や対象物についても、認知を広げることを可能にしてくれる。そう考えると、言語変質の分析を、知覚変質の分析と同じように行うという提案も、論理にはずれたものではないはずだ。それは、前頭葉の損傷時には、視覚の障害とともにルリア（1967）のいう「力動性」失語が生じる可能性が

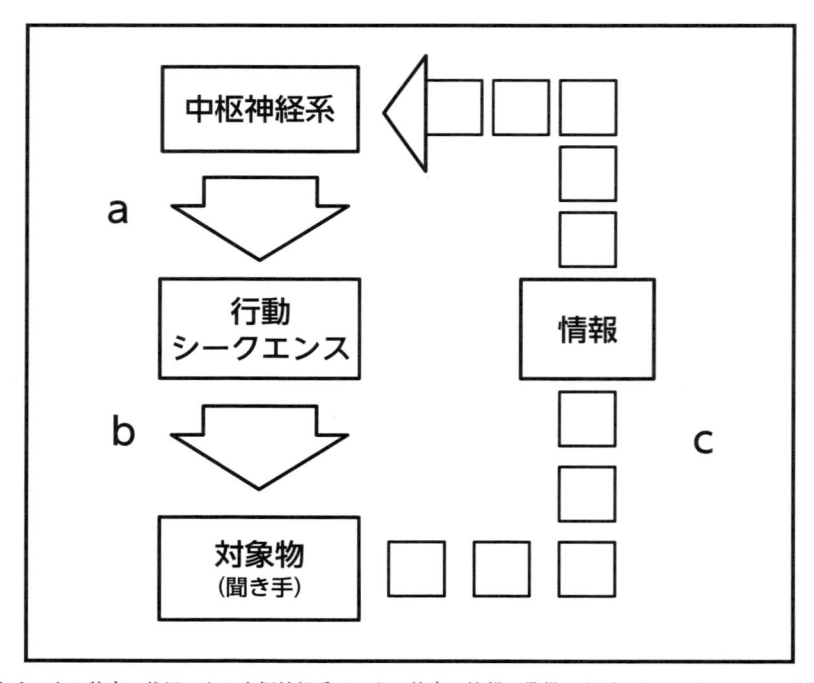

**図1.1**　ある特定の状況にある中枢神経系は、ある特定の情報の獲得を必要とする。そのために言語あるいは運動による行動シークエンスを組織化し、対象物あるいは聞き手の中枢神経系に働きかける。

多いことを考えればわかるだろう。あるいは「語義」失語と頭頂後頭葉領域の損失による知覚障害に類似性がみられることはヒヴァリネン（Hyvarinen）も指摘している（1980）。

　言語の獲得プロセスをみても、言語活動というのが、運動を介した場合よりも完成度の優れた情報獲得活動であることは明らかである。

　個体発生の視点からすると、言語と運動という2つの活動を分離してとらえることはできない。人間行動の基礎にあるメカニズムの完成化の過程で並行して生じてきたものとしてみるべきであろう（Camaioni, 1978）。

　子どもが対象物との関係を構築し認知を行おうとする時、最初に使えるのは運動であり、まず探索表面と関連の深い運動器官のみが活用される。触覚認識の例を見ると、子どもがまだ対象物に対して腕を動かすことができるようになっていない時点でも、手指が対象物に接触すると、手指を対象物に添えた状態が持続する。やがて子どもは対象物に対して手を伸ばしていくことを学習し、探索する手と密接に結びついた身体部位、つまり体幹や腕の運動を活用するようになる。

　概念上重要なのが、対側の腕の活用の獲得である。触覚的に心地よい、あるいは有意味な情報をもち、視覚的に確認された対象物に対して、それが置かれている側と反対側の手でのリーチングを行うために腕を使い、対象物に近い側の腕はサポート（支持）として使われるという状況である。これは、小児神経心理学で「パラシュート反応」という名称で呼ばれるものだ。

　どうしてこれが重要かというと、対側上肢は、探索表面と必ずしも直接に結びついているわけではなく、対側上肢をサポートとして活用するということは、子どものなかに「手段」と「目的」の解離が生じたことを提示するものだからである。

　その後、子どもは、外部世界についての情報を獲得するために、道具の活用を学習していくのであり、対象物の操作という機能の例でみると、紐や絨毯をひっぱって、対象物を自分に近づけ操作を行うという行動をとるようになる。

　これを獲得すると、次に子どもは、運動器官だけでは到達できない情報源、道具を使っても到達できない情報源へ関心を向けるようになる。そして、大人を使えば、自分の欲しいものを手に入れられることに気づく（ただし大人とのジェスチャーを介しての対話は、すでに他の目的のために始まっている）。

　子どもは、まず自分の身体の一部を使い、次に外部世界の物理的要素を活用してある特定の情報を獲得しようとし、やがて大人を対象物からの情報を得る仲介手段として活用するようになるのだ（Bates, Camaioni, Volterra, 1975）。

　しかし、大人との関係を構築するためには、対象物との関係を構築する際とは異なるタイプの相互作用が必要とされる脚注3。

---

脚注3　子どもはそれまでの時点で、対象物との関係も、そこから自分が何を得たいかによって変化するということを学んでいる。それは、たとえば対象物に対する手のアプローチがいろいろな形でできるようになっていることからわかる（Puccini, Perfetti, 1981）。生後数か月まではアプローチが未分化であるのに対し、この時期になると、対象物のタイプや、それに対してもっている目的に応じたアプローチをとるようになる。

　つまり子どもは、知識（最初は周囲の物理的世界に関わるデータ、やがてもっと複雑な情報となっていく）を得るための道具として大人を「活用」しようとするのであれば、大人の認知プロセスに働きかける方法を実行しなければならないことを確認し始める。まず、相手の大人の注意を引くことが不可欠となる。

　やがて、対象物を知るために必要な物理的なサポートを得るための要求の仕方が完成度を増してゆき、その次の段階として、大人はすでに処理された知識の伝達者としてとらえられることになる。

## 行為の組織化

　b）行為のもつもう1つ重要な側面は、予測された目的の達成を目指して行為が組織化されるという点である。

　これもまた、治療訓練を、言語シークエンスの現象的側面の繰り返しを要求するだけに終始させたくないのならば、とても重要な点である。

　治療訓練は、損傷によって変質したと考えられる行為の組織メカニズムに特異的に働きかけるものでなければならないのだ。

　これは、正常時の言語産出の分析に際しても考慮しなければならない点であり、言語シークエンスの分析のみの研究ではあまりに限定的であろう。あらゆる種類の行動の組織化と同様に、言語の組織化においても、神経生理学者のアノーキンの主張する「機能系（functional system：①求心性情報の分析と合成、②行為受納器［運動プログラム・予測］、③運動実行［遠心性情報・筋収縮］、④求心性情報の回帰［予測と結果の比較照合］）」[脚注4]が働いていると想定できる。これは、一連のルールからなるシステムで、このシステムによって「生物学的課題の達成」に適う「ある特定のシークエンス」が産出される。ヒトでは、これは言語シークエンスについてもあてはまると考えられる。

　さらにアノーキンは、すべての行為に先立って、重要な求心性情報の分析と合成が行われるとしている。これらの情報には、言語情報あるいは非言語情報として外部環境から入ってくるものと、行為主体の身体内部からの情報が含まれる。そして次に「意志決定」というステップがとられるのだが、これによって遠心性情報がプログラムされ、また「行為受納器」と呼ばれるものが働くことになる。「行為受納器」は、行為の遂行中あるいはその結果として中枢神経系に届けられる情報を予測する仕組みである。この種のモデルを（かなりシンプル化されたモデルであり、批判の対象となる部分もあるのだが）、リハビリテーションで使える「言語コミュニケーションの機能系」を定義するための骨組みとして活用することがで

---

脚注4　ここでいうシステム（系）は、言語エレメントの果たす役割について述べているわけではない。そうなると現象的側面に拘泥することを意味し、それはまさにド・ボーグランドがソシュール言語学に向けた批判である。ここでいうシステムとは、最終成果をふまえて、シークエンスを形成するさまざまな要素を生成し、選択し、組織化していく機構を意味する（Elia, 1978）。

きるのではないだろうか。

　言語行為の組織化モデルとしてはすでに多くのものが提言されている[脚注5]。

　しかし、それらは言語産出のある一部の側面に限定されたものであるか、ある
いは反対に複雑すぎて、実際の治療への活用が難しいケースが多い。というの
も、あまりに深層レベルでの分析となってしまうと、病理データの評価や治療方
略の組み立てではそこまで到達することが必ずしも可能ではないからである。

　いずれにしても、いくつかのモデルで提案されているのが、この組織化にあ
たっての処理が複数の段階にわたるということである。たとえばシュミットのモ
デル（1982）は、一連の「総合的な情報」をベースとして、コミュニケーション
行為の「コミュニケーション実行」プログラムが作られ、それがテキストの深層
構造に作用し、さまざまなステップを経て、発話に到達するというものである。

　シュミットのスキーマでは、プログラムが深層構造を活性化させるのだという
点、またアノーキンのモデルやその他の閉回路行動モデルと比べると、最終成果
の達成についての予測機構には言及されていない点に留意することが必要だ。さ
らに、シュミットは何度も情報の遠心的・求心的循環を特徴とする遡及メカニズ
ムに触れ、その重要性を強調もしているが、こうした作業を行う神経生理学的な
機構については言及していない。

　一方、アノーキンのモデルによると、言語行為はまず情報の収集の完了に始ま
り、次に機能系の選択が行われ、その機能系を介して特定のニーズを満足させよ
うとする（図1.2）。

　情報収集は、言語的あるいは非言語的状況についてのデータを対象として行わ
れ、これらのデータを長期記憶のなかに保存されたデータや、話し手の内的状況
に関するデータと比較することも行われる。この段階が終了すると、言語主体
が、どのような言語シークエンスを介して状況に介入するかという決定を下せる
条件が整う。

　それと同時に、すでに長期記憶のなかに収められていた知識が、一連の表象と
して活性化されると想定される。これらは非言語的表象であり、ここから、言語
あるいは運動といったようなさまざまな形式で活性化されると考えられる
（Cappelli, 1984）。

　決定が行われると、表象をもっとも適切な運動シークエンスに変換する制御プ
ログラムが働き、それと同時に、獲得された情報と行為主体の予測との間の照合
が行うための機構が働く。

　後者はアノーキンが「行為受納器」と呼ぶものに相当する。これが必要である
ことはすべての言語研究者が認めるところで、「テキスト化のプロセスは、
フィードバックや遡及性（つまりオープンである）、そして志向性をもった言語活

脚注5　たとえばシュミットもコミュニケーションの機能モデルについて言及している（1975）。いず
　　　れにしても、どのような言語行為モデルにおいてもそれを閉回路のシステムとみなすという特
　　　徴があり、どれも詳細な仮説である（Bernstein, 1976；Miller, Galanter, Pribram, 1973；Schmidt,
　　　1975）。

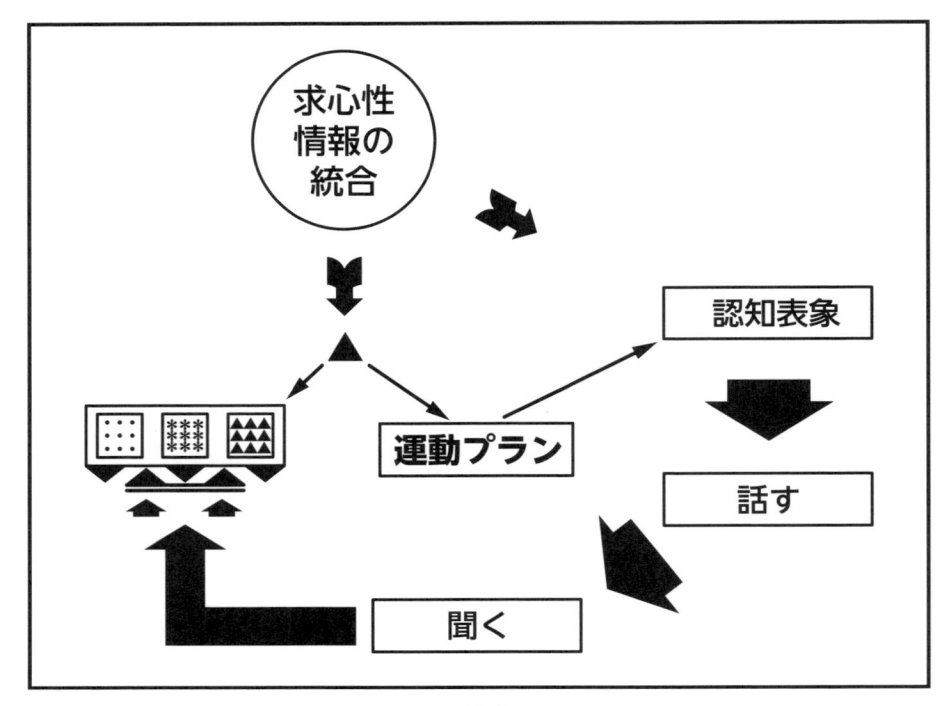

**図1.2**

動を可能とするダイナミックなプロセスである」(Schmidt, 1982) という主張や、カステルフランキやパリージがミラー、ギャランター、プリブラムのTOTEモデルを活用しているところにも伺える。

　予測の仕組みがうまく働くためには、言語行為の遂行中に、言語行為を介して獲得した情報をもとに、言語シークエンスの成果を確認できるようなものでなければならない。つまり、プログラムされたものと、実際に各レベルで産出され獲得されたものとの間の比較照合ができなければならない。

　音韻レベルでは、通常、比較は自動的に行われる。これが自動的でないのは、外国語の学習とか、特殊なトーンで発声する必要があるといったような、音のシークエンスの学習が必要なケースに限られる。

　第2レベルのチェックは、聞き手が理解したかどうかという確認で、これには厳密に聴覚的理解という面での確認と、相互作用という側面での確認とが含まれる。この比較照合も、通常は自動的に行われている。少なくとも、同じ言語を使う人間同士の対話の場合や、言語シークエンスが特に複雑でない場合は自動的に行われることになる。

　次のレベルのチェックは、言語シークエンスを活用して行為主体が獲得しようとしている成果と、実際に獲得された成果との比較照合である。これは通常でもチェックプロセスが必要とされる唯一のレベルで、情報処理能力上の許容量が限定されている手続きに対して負荷を強いることになる可能性がある。

　予測機構と同時に、想起された知識表象をもとに行為のプログラミングも活性化され、これによって言語シークエンスの遂行が可能となると想定される。行為のプログラミングは、伝達すべき内容についての複数の決定がダイナミックに連続して行われるものとみるべきである。求心性情報を基礎にあらかじめ整えられているものは一部に過ぎず、大部分は、プログラムされたものと行為遂行中に獲得されていく成果の比較作業の結果として、修正され、形成されていく。

　ところで、機能系の各段階は、厳格な順序を経て活性化されていくわけではない。つまり、まず「求心性情報の分析と合成」という段階がすべて完了し、それが完了した後でなければ「プログラミング」が活性化されないというわけではない。中枢神経系の複数のメカニズムが相互にダイナミックな関係をもちながら活性化されていく。言語シークエンスの産出における中枢神経系の介入は継続的なものであり、どの段階に重点を置くかは、瞬間ごとに変化するものとなる。

　ド・ボーグランドが「情報処理の優越性」という言葉で想定しているように、それぞれの段階やその関係性は、フィードバックされてくる情報と予想された情報の比較を介して、言語行為自体のなかで刻々と変更されていく。こうした手続きが行われていくと、ある1つの段階における情報処理が他の段階における処理よりも優勢となるということになり、その結果として言語行為自体においても、プログラムや予測機構の見直しが連続的に行われることになるのだろう。

　したがって行為のプログラムも、ダイナミック（動的）なものとしてとらえる必要がある。実際に行われるコミュニケーションに基づき、「求心性情報の分析と合成」と「行為受納器」における予測機構の制御のもとで、刻々と活性化されていく知識が言語シークエンスのなかで方向づけられ、組織化されていくのだ。

## 言語シークエンスの要素と選択

　言語シークエンスのプログラミングとは、知識の表象に対して、一連のルールを適応しながら複数の選択を行うことにある。まずはだいたいのテーマを定義し、短期記憶のなかにある一定の知識表象の活性化を引き出すための作業が基本となると考えられる。

　プログラムがまず活性化する心的作業は、話し手がテーマについてもっている知識と、それについて聞き手側がもつと予測される知識の照合という作業である。

　情報性という観点からすると、コミュニケーション行為とは、それぞれ異なる情報価値を有する複数の要素が組み合わさってできている（第2章を参照）。

　こうした価値スケールの両極にくるのが「未知（新規）」の要素、つまり話し手のみが知っている事実と、「既知」の要素、つまりコミュニケーションに参加するどちら側も知っている要素となる。

　あるテーマをめぐり活性化された知識の表象を言語シークエンスに変換するための準備作業となるのが、「話し手が知っている知識（既知）」と「聞き手に想定される知識（未知）」の比較ということになる。

　この作業により、各コンポーネントにそれぞれのコミュニケーション価値が付

与されることになり、それによって、言語シークエンスのなかでのそれぞれの表現様相に応じた規則が活性化されるし、それに応じた知識の処理がなされる。すでに聞き手が所有していると考えられる知識については、統合された語彙を使ったり、代名詞化されたりして提示されるか、あるいは省略される。

　一方、話し手が、聞き手にとっては未知だと判断する知識は明確に伝えなければならず、どちらにせよ他の知識とは異なった扱いを受けることになる。

　プログラムの制御のもとで行われると想定される、その他の決定事項としては、聞き手の認知プロセスへの働きかけに関わるものがある。

　言語シークエンスは、コミュニケーション要素を含むだけでなく、聞き手の注意をひき、聞き手の認知活動に働きかけるための一連の教示をも含まなければならない。

　言語シークエンスは、聞き手側がテキストを順を追って解釈していけるようにするための要素、また、空間的・時間的、そして言語外の文脈と言語要素との関係に対して解釈を進めていけるような要素も含んでいなければならないのだ（第2章を参照）。

　これに関わる選択も、言語シークエンスの組織化や線形化（語順選択）のためにかなり重要な価値をもつものである。そしてこの選択を行っているのが、最初に活性化される複数の表象に対して働く制御機構だと考えられる。表象を適切に処理しながら言語シークエンスに変換し、教示という点からも満足のいく内容をもつものに仕上げていくのだ。

　制御機構、つまり行為のプログラムのもとで行われる選択としては、テキストの組織化に関する選択もある。どういうタイプのテキストを活性化するかという選択だ。

　テキストのなかに、話し手が聞き手に伝えたいと考える新しい知識が一定量含まれ、さらに聞き手に注意を向けさせるための適切な教示をも含んでいるというだけでは十分ではないのである。テキストは、整合性をもって組織化され表現される必要がある。つまり言語シークエンスとして産出される諸知識間に厳密な関係が成立していなければならないし、聞き手がそれを再生できるような言語表現がされねばならない。

　この観点からすると、テキストの組織化という問題は、少なくとも2つのレベルで考慮する必要があるだろう。

　これについては、数々の研究者がさまざまな用語を使っているのだが、たとえばド・ボーグランドは、第1の側面、つまり複数の表象の関係については「整合性」という用語を、それらの言語表現間の繋がりに関して述べる時には「結束性」という用語を使っている。

　行為プログラムという制御機構が、活性化された知識（の表象）に働きかけ、聞き手が言語シークエンスをたどって諸知識にさかのぼれるような手段（つまり整合性や結束性）を提供し、連続性をもった言語シークエンスが組織化されるようにしていると想定することができる。

　テキストの組織化様相についての知見をもつことは、失語症患者の再教育では

特に重要な意味をもつことになるが、整合性と結束性をもったテキストの産出が難しい失語症患者の場合は、特にそれが重要となる。

## 言語の機能系の再教育のためのリハビリテーション

　アノーキンの機能系は確かに極端にシンプル化されたスキーマではあるが、言語シークエンスの解読と産出の基礎としてこれを提示していくことは、リハビリテーションを組織化していくうえで有益ではないかと考えられる。

　言語産出の音声的側面のみに限定したリハビリテーション、つまり発話の復唱のみに限定したリハビリテーションを行っても意味がない。復唱を要求するだけでは機能系の回復にはあまり意味をなさないのは、機能系というものが、言語的あるいは非言語的な一定の文脈のなかでシークエンスを組織化するために必要となるルールの総体に他ならないからだ。

　また、統語規則、語彙規則、音韻規則を実際のコミュニケーション活動のなかに挿入することなく、隔離したかたちで活性化させるのも正しいとは思われない。患者に訓練を提示する際には、言語要素の数や範囲を限定することは必要だろうが、コミュニケーション活動自体が排除されるべきではない。神経言語学者たちが大きな関心を寄せる統語規則、語彙規則、音韻規則は、自律的なものではけっしてなく、それがどう活性化されるかは常に他の選択（聞き手が何を知っているのかという仮説、ある特定の認知過程を活性化させるというニーズ、達成すべき目的）に依存しているからである。

　何かの物体や情景が描かれた図の言語記述を要求する訓練だけでは十分ではない。情報を伝えるという目的がないと、機能系のすべての段階において活性化される作業が著しく低下する。なかでも特に、各要素にコミュニケーション的価値を付与するという作業が著しく低下するからである。

　また、患者がコミュニケーションしようとする動機に働きかけるだけというリハビリテーションも適切ではない。失語症患者を難しすぎる課題に直面させることになり、正しく活性化できるはずの規則の活用も不可能になってしまうことがある。

　唯一正しいと思われる訓練は、患者の言語機能変質に応じた簡略化は必要となるものの、機能系を働かせるためのすべての仕組みを活性化させ、患者が完結した、そして有意味な行動行為を遂行できるような状況を設定することである。

# 第2章
# 失語症のリハビリテーション理論

## 言語治療の基本となる理論

### ■運動再教育と言語再教育の比較

　失語症の再教育もまた、すべてのリハビリテーションがそうであるように、十分なリハビリテーション理論を構築できないできた。

　回復にとって重要な事項についてわずかしか説明できない理論に満足するか、あるいは理論は放棄して、あらゆる提案を無批判に受け入れるしかない状態を余儀なくされてきたといえる。

　その結果として、提示される治療方略は、回復すべき機構に対して特異的に働きかけるものではないことが多い。通常は、情報伝達（コミュニケーション）能力の回復にはさほど重要ではない機構への働きかけに終始し、そうして得られる言語要素の「発語（発話）」のみを目指した訓練がなされてきた。しかしこれでは、リハビリテーションは代償メカニズムの確立を加速させるにすぎないのではないだろうか。こうした代償メカニズムならば、リハビリテーションがなくとも自発的に獲得されるものであるはずだ。

　運動機能の再教育のケースと同じで、失語症の再教育においても、より踏み込んだアプローチがされてこなかったのは、中枢神経系の回復能力への信頼の薄さからくるのかもしれない。

　運動機能の再教育にしても言語機能の再教育にしても、行為シークエンスの現

象的な側面に関心が集中しすぎていたように思われる。運動シークエンスについては、筋収縮による身体部位の移動への関心が優先し、その背後にある機能やメカニズム、目的などは考慮されてこなかった。

　言語シークエンスについては、音的要素（時には音素や単一の言葉）の「産出（production＝表出）」を活性化する能力が最優先され、言語行為の組織化に関わる機能やメカニズムへの働きかけ、言語シークエンスの目的や、回復プロセスにおいてそれがもつ意味の分析は軽視されてきた。

　現象的な側面への偏った関心の結果、神経運動学系あるいは筋力増強を主とするリハビリテーションの研究者たちは、他の文脈は考慮せずに、ただ筋収縮を発現させやすい方法を求め、前者は反射刺激、後者は口頭による指示という方法を提言することになる。

　同じような状況が、言語の再教育においてもみられた。患者に音的要素を産出させることができさえすれば十分だという考え方から、運動機能の再教育の場合と同じような戦略が選ばれてきたのだ。言語指示を使うか（たとえば復唱を指示する）、あるいは一定の言語要素の自動的な活性化を活用するという方法である。これは、自動的に活性化できれば、「随意的」な活性化への道ならしになるはずであり、「自動的」な言語産出から「随意的」な言語産出への移行は自然に進むという希望的観測によるものだ。

　失語症患者の言語回復を促進するために、さまざまな研究者たちが提言してきた戦略を分析してみると、いくつかの共通点に気づく。

　まず気づかされるのは、言語の「解読（decoding＝理解）」の訓練にあまり関心が向けられていないという点である。特に「感覚性」失語と診断されない患者の場合はこれが顕著である。

　正しい回復を獲得するためには解読の障害に働きかけることが重要であるという点は、すべての研究者が認めているにもかかわらず、この面に関する取り組みは少ない。これは神経運動学系のリハビリテーション方略における、感覚障害の取り扱い方とよく似ている[脚注1]。

　また、すべての失語症患者が、そのレベルは異なるものの、解読に障害を示すことはすでによく知られている。西洋の神経言語学がこの結論に達したのは最近

---

脚注1　失語症患者の再教育のための治療方略は伝統的に下記のように区分されてきた（Basso, 1977）。
　　　　a）解読のための訓練
　　　　b）産出のための訓練
　　　最初の、解読の訓練について言えば、これらは通常、次のようなことが患者に要求される。
　　　　1）物体や図像を指し示す
　　　　2）意味を指し示す
　　　　3）エピソードを指し示す
　　　　4）指示を実行する
　　　産出のための訓練は常に要求されている。
　　　　1）冠詞や前置詞を適切に使う訓練
　　　　2）対象物を命名する
　　　　3）図像について説明する
　　　　4）要約する

であるが、ルリアはすでに1948年の段階で、「運動性」失語の患者にも解読の障害があることを確認しており、特にそれがテキストに密接に関係する要素に顕著にみられると記している。

　また、失語症患者にいきなり言語産出課題を提示すると、残存している制御能力も混乱してしまい、複雑度の低い文脈ならば使えるルール、解読に限りあまり苦労せずに使えるルールを活性化する能力すらも低下してしまうケースがよくみられる。

　再び運動機能の再教育との比較に戻るが、どちらのケースでも、行為シークエンスの処理における「計画／プロジェクト」の側面が軽視されてきたことがわかる。患者に要求している言語シークエンスの情報処理作業が、治療としての価値をもちうるのは、それが「何のために処理されているのか」「どのような文脈で処理されているのか」という点と関連づけられた時だけであるという事実が考慮されてこなかった。

　運動シークエンスが「ある特定の状況で、行為主体が必要とする情報を獲得する」という目的で計画されるのと同様に、言語シークエンスもまた、「情報を受け取り、それを解釈する聞き手から、ある特定の反応を得る」という目的で計画されている点に着目する必要がある。

　言語シークエンス産出のための「プログラム」という側面が見過ごされてきた結果として、言語の回復に取り組む治療訓練の場面でも、患者を情報伝達が必要な状況に対峙させるという点に関心が向けられてこなかった。それぞれの言語要素が情報伝達機能のなかでどのような役割を果たしているかにより、その活性化が治療のうえで果たす意味合いが変わってくるのは明らかだ。ところが、「話し手」がどんな情報も伝達する必要がないという状況にあっては、活性化された言語要素にはまったく情報伝達価値が付与されないことになる。秩序だった言語シークエンスを組み立てるための規則を活性化できても、情報伝達価値をもたせられるまでには至らない。

　ある日常的な情景が描かれた図柄を見てそれを言語記述するといった、さらに複雑な産出、あるいは解読の訓練でも、従来の方法では、患者もセラピストも訓練の対象となっている話題についてすでに同じ情報を知っているという状況にある。したがって、患者には相手に情報を知らせる必要性がないし、その結果として情報伝達の意図も存在しないことになる。

## 失語症のリハビリテーション理論における第1の要件
## 情報伝達行為（コミュニケーション）のルールを再構築する

### ■情報伝達行為

　失語症の再教育の第1の要件は、患者がそれぞれの状況に適した情報の価値を、言語要素に付加していけるようにすることである。ところが従来の訓練の大部分では、それが見過ごされている。運動の再教育との比較でいうならば、運動再教育でも、第1の目的が、活性化される筋収縮シークエンスに特定の情報の価

値があることを認識させる点にあるのと同じだ（Perfetti, 1984）。

　オースティンが「言語行為論」で使った用語を使って説明すると、今までの言語のリハビリテーションは、「発語行為」の遂行を学習させようとするばかりで、「発語内行為」あるいは「発語媒介行為」といったものは完全に無視してきたのである。言語記号を呼び起こす能力を刺激することに終始し、それがどう使われるかには関与してこなかった。言語記号を呼び起こすことさえできれば、患者はそれを正しく活用し、言語シークエンスに意味をもたせることができると考えたからである。つまり、失語症患者の障害は、言語要素の産出と解読の障害であるとし、情報伝達行為の変質としてとらえてはこなかったのである。ちょうど、失行症の患者に、等尺性筋運動で大腿四頭筋の増強を再教育しようとするのと同じである。

　これが顕著に表れているのは、産出と解読の両方に活用されている呼称訓練である。患者が絵に描かれた一連の物体の名前を言えるようになったとしても、文脈に沿った語彙規則を活用していくようにはなれない。

　そのよい例が、ルリアが「運動失語」あるいは「語義失語」と定義している患者である。名称を言うのには問題がなくても、ある特定の対話のなかで必要とされる語彙の活性化がうまくできない。

　また、文脈のないところで物体の名称を言うのは、適切な言語文脈のなかに挿入されたかたちで同じ語句を思い出すのよりも難しいという点も考慮する必要がある。純粋に現象学的観点からみた場合、たとえ音の並びが同じではあっても、それによって活性化されている心的作業は別なものになるのだ。

　意味的表象を発話に展開する際に、語彙規則がどのように機能するのかが考慮されていない。語彙規則は、情報価値に従属するかたちで活性化されるものであり、語彙が呼び起こす表象は、それぞれの文脈によって、他の言葉との関係によって異なってくる。

　たとえば次の例をみてみよう。それぞれの言語シークエンスの産出において、描かれている動物の絵を見て「犬」という用語の喚起につながるまでの心的作業は同じではないのだ。

　「犬は肉食動物である」と「犬が吠えている」という例で考えて欲しい。あるいはまた、「犬が肉を食べている」という言語シークエンスの「犬」の活性化も上記の例とは異なったものとなる。「犬」という語彙は同じであっても、最後の例では、ある犬が、ある肉を食べていることを述べており、それぞれ文脈が異なるからだ[脚注2]。

　また、これと対極にある立場、つまり患者を日常生活における困難な状況にあえて対峙させるというやり方も、結局のところは同じような結果に終わってしまう。簡単な処理レベルのリハビリテーションをまったく行わず、いきなり患者に

---

脚注2　同様のことは、3つの異なった状況の中で「犬」という声が生み出す意識というものを考えれば、こうした考察は解読のプロセスについて考える際にも有効だろう。

情報伝達行為を要求する試みは、患者を代償ストラテジーに向かわせることとなり、仮にそれがうまくいった場合でも、原始的な言語産出と解読に終わってしまう。こうしたリスクは、「言語行為」タイプとでも呼べる訓練を使った場合にも無縁ではない。患者は、本当の意味での情報伝達行為を活性化しなければならない際には、それができないので、結局のところ同じような代償ストラテジーを使わざるを得なくなるからだ。

### ■コミュニケーションのルールの再構築

　失語症患者に対する言語の再教育には、まず何を回復すべきなのか（情報伝達／コミュニケーションという機能系に働くルール）、また、情報伝達の目的をもって言語を活用する能力をできる限り回復するためには、訓練をどのように組み立て介入すべきかを定義することが必要である。

　提示すべき訓練とは、損傷によってどのようなルールが変質してコミュニケーション・シークエンスの産出や解読を不可能にしているのかを特定化し、そうしたルールを活性化させる能力を獲得できるように仕向ける訓練であるべきだ。

## 失語症のリハビリテーション理論における第2の要件
## 治療訓練のための病態分析と評価

### ■治療訓練のための病態分析

　言語行為の基礎にあるルールを再構築するためには、リハビリテーション専門家は次の点を把握しなければならない。

　1）健常な機能を保証している諸規則（ルール）についての知識。
　2）損傷の結果として、それらの規則のどこに患者の困難さが生じているのか。
　3）そうした規則がどのように変質しているか。

　事実、極端に簡略化された条件のもとならば、患者自身が活性化できるルールもあるが、いかに介助を行ってもまったく活性化できないルールもある。

　したがって、リハビリテーションにおける病態分析の第1歩は、損傷によってどのような影響が出ているかを評価し、そこから治療訓練の組み立てに活用できるヒントをつかむことにある。残念ながら現在のリハビリテーション科学の状況下では、こうした観点から有効なヒントを提供してくれるような病態分析方法がなかなか見つけられない。その原因は、言語行為という非常に複雑な行動を分析するのが困難なことにもあるが、これまでのリハビリテーションの関心が他の方向に向いてきたことにもある。つまり失語症研究において、失語障害からの回復やリハビリテーションが第1の目的ではなかったからである。

　これは、イタリアでもっとも普及している評価テストを分析してみればよくわかるはずだ（これに関しては、Schindler［1984］の評価と診断要素についての章が参考になる。ここでいくつかのテストについてのかなり詳細な記述がみられる）。つまり、こ

れらの評価テストのうち、リハビリテーションへの活用を目的としたものはない。これらの評価テストの目的は、以下の点に限定されているといってよい。

1）損傷の生じた部位の特定。
2）失語症状の分類。

損傷部位の特定化が目的となっているのは、言語の障害からさかのぼって損傷部位を推定することで、他の機能における変質をも調べようとしたからである。

近年開発されたテストでは、こうした目的はあまり重要ではなくなった。新技術による脳画像検査が可能になったため、多くのテストを行って長い時間をかけて損傷部位を特定していくという作業、しかも正確性の保証できない作業の意味がなくなってきたからである。

失語症状の分類という目的に関しても、考察すべき点は上記とほぼ同じである。失語症に携わった初期の神経科医にとっては、失語症に限定した臨床例の分類がある方が、損傷部位を診断するうえで便利だったからである。

やがて、分類という目的が臨床のニーズとは切り離され、その結果として多数の分類が考案された。しかし、それが理論的な意味からも臨床的な意味からも、どのような有用性をもつのかは理解しがたい。

それぞれの病態が通常どのような原理で分類されているかを考えれば、こうした分類の有用性は疑問である。LunaとJakobsonの分類（1967）を除けば、臨床的規範にも言語学的規範にも応えるものではないからだ。

実際的な有用性ということから考えてみると、あまりに多くの分類が存在するために、それぞれの研究の立場の違いを整理することさえ難しい。

どちらにせよ、上記にあげた2つの目的は、リハビリテーションの本来の課題からはかけ離れたものである。リハビリテーションにおいては、損傷部位の特定は最大の関心事ではないし、現在は脳画像機器を使った検査の方がはるかに正確な成果を示してくれるからだ。

また、言語機能の回復を目的として訓練を組み立てようとする場合、病態の正確な分類も大きな関心事ではない。病態の定義や分類は、治療方略でどこのプロセスに介入すべきかについては考慮せずに行われたものだからだ。「流暢性失語」だとか「復唱能力のある失語」だという分類を知るだけでは、どのような訓練を提示すべきか、治療方略をどう組み立てればよいのかという正確な示唆は得られない。

残念ながら、回復のための治療を目的に考えられた評価の提案がないため、リハビリテーション専門家は、本来はリハビリテーションのためではなく、診断のために作られたスキーマを使うことが多いということになった。

ここでは、さまざまな研究者たちが提案し、リハビリテーション専門家たちによって活用されてきたテストの絶対的価値を議論するつもりはないが、別の目的のために提案された評価スキーマが、リハビリテーションにとっても有意味なものとなり得るのかということについて考えてみる必要がある。

　リハビリテーション専門家の課題は、失語症患者に「情報伝達／コミュニケーションをするという目的で言語要素を活用する能力」を回復させることであり、それは神経科医や失語症専門医の課題とは異なるからである。

### ■治療訓練のための評価

　今までリハビリテーションにおいて、失語症患者の評価テストとして何を使ってきたかを調べてみると、まず2つの傾向が目につく。

　a）テストは、治療訓練に入る前に患者についてのいくつかの特性を評価するために使われるだけで、一定期間の治療の後、必要であれば治療訓練は変更していく。この場合、テストは、治療方略を構築し、適応させていくためのツールとしての本当の意味をもつことにはならない。また、評価と治療方略は2つの異なるレベルで行われていることになり、たとえそれぞれが独立して正しいとしても、一緒に正しい治療方略を構築していくことにはならない。

　b）テストは、リハビリテーションに活用するために作られたものではないのにもかかわらず、リハビリテーションを進めるための情報として活用されるケースもある。これでは損傷の現象分析のみに着目した訓練になってしまう。たとえば、呼称障害に対しては、呼称訓練を提示する、構音障害の場合には、音節の発音を要求する訓練を提示するというやり方である。

　しかし、リハビリテーションの課題は、患者が情報伝達機能をもった言語を活用できるように導いていくことにある。評価テストとしての価値をもつためには、適切な治療方略を作成するための拠り所となるようなもの、また訓練の後でもう一度テストを行い、実施した治療方略が適切だったかどうかを確認できるようなものでなければならない。

　他の研究のために開発されてきた評価テストとは異なり、リハビリテーション専門家の仕事に使えるツールであるべきで、リハビリテーション専門家が治療の際に構築していく仮説の検証に役に立つようなものでなければならないのだ。

　そういう意味で、失語症の病態を分類するため、あるいは損傷部位の特定を試みるために作られた評価テストは、リハビリテーションの臨床にはあまり役に立たない。

　リハビリテーションに活用するための評価テストは、患者が有意味な言語シークエンスを生成できないのはどのような規則が使えないためなのか、また文脈が複雑でなければ規則が使えるのか否か（その規則を使える能力の欠如は絶対的なものなのか相対的なものなのか）を特定できるようなものでなければならないはずだ。

　評価テストはまた、そうした障害が、有意味なテキスト（情報伝達的価値および教示的価値を有する文章）を生成する際の困難さにどのように反映されているかを特定できるものでなければならない。

　そうしたタイプの評価でなければ、正しい治療訓練を作成する手助けにはなら

ない。正しい治療訓練とは、ある特定の規則 (ルール) の活性化が必要な文脈に患者を対峙させ、その文脈を段階的に複雑なものとしていくことで、患者が規則を安定的に獲得できるようにするものでなくてはならない。

　そうした評価や訓練ができれば、訓練の有効性についてだけでなく、訓練で提示される文脈をさらに複雑にして、さらに難しい状況での規則の応用に進められるかどうかの判断についての手がかりも得られるはずだ。

　また、ここでリハビリテーションを念頭に言及している規則とは、言語心理学者の研究対象である音韻規則、語彙規則、統語規則のみに限られないことに注意して欲しい。この場合の規則は、言語シークエンスを産出するシステムを機能させるのに必要なすべての規則、言語シークエンスをテキストとして成立させるために必要なすべての規則を意味する。

　ただし、単純な反復練習や自動的な言語再生ではなく、言語活動を成立させる規則の再組織化を追究しようとするリハビリテーションにおいても、今までは評価の場面では、患者の音韻規則の活性化能力にしか関心が向けられてこなかった点を反省すべきである。語彙規則についてはあまり関心が向けられず、統語規則となるとさらに関心が低かった。

　こうした限界があることが、訓練をプログラムする際に一種の悪循環を引き起こしてしまっていた。つまり訓練の大部分が、音韻規則の回復を目指すものとなり、さらに複雑なレベルでの規則はほとんど顧みられることがなかったのである。

　またこうしたアプローチでは、音韻規則が正しく活性化されているという保証もない。というのも、通常の情報伝達の文脈では音韻規則も目的に沿って活性化されるものであるのに、上述のようなかたちの訓練では、音韻規則が目的からまったく隔絶されてしまっているからだ。

　あたかも従来のリハビリテーションでは、対話というものが組織化された1つの存在ではなく、それ自体には意味のないバラバラの部分を組み合わせて作られたものとして考えられているようではないか。

　確かにリハビリテーションという目的に適った評価をするのは大変難しい問題である。リハビリテーションの拠り所となるべき心理学や言語学といった基礎科学においてもまだ不明確な部分があるし、それがそのまま評価法の制作にも反映されてしまうからだ。また、言語に関わる問題に対処するには、唯一無二の方法があるというわけでもなく、さまざまなレベルの学問が存在するし、それぞれの研究の目的ということから考えれば、そのどれもが有益に思われる。

　リハビリテーションの観点から失語症患者の言語の変質を評価できれば、何を回復させねばならないのか (言語コミュニケーションという機能系のルールを活性化させる能力)、そして、回復のプロセスを最適化するためには治療訓練でどのプロセスに働きかけるべきかを明らかにすることができるはずだ (Del Corona e coll, 1984)。

　つまり有意味な治療方略を構築するためには、まず完結した情報伝達行為を行うために不可欠なルールを活性化させる必要があるような状況を作らねばならない (もちろん、場合によっては極端に簡潔化された状況を作ることが必要だが)。訓練は

患者に、機能系のすべてのレベルで（たとえ通常とは異なるかたちであったとしても）、正しいかたちでのルールの活性化を要求するようなものでなければならない。長さや複雑さは配慮しなければならないのはもちろんだが、言語行為の活性化を要求することが必要となるのだ。

# 失語症のリハビリテーション理論における第3の要件 情報伝達要素、教示要素、テキスト性

## ■情報伝達要素

　ヴァインリッヒは言語学についての定義を行うなかで、「言語の有効な再教育は、情報伝達要素、教示要素、テキスト性を備えたものでなければならない」としている。

　言語の再教育が情報伝達（コミュニケーション、対話）の要素をもたなければならないというのは、治療として患者に要求する言語行為は、聞き手がその時点で知らない情報を聞き手に獲得させ、それに対する返答としてある特定の情報を伝えようとする試みとなっていなければならないということである。つまり訓練では、患者が情報伝達は何を意味するかを試みることができ、またその修正が可能なものでなければならない（Perfetti, 1979）。

　すべての情報伝達の言語シークエンスのなかには、「既知（theme、テーマ）」の情報、つまり話し手と聞き手にとって共通な情報と、話し手が、聞き手にとって新規であると判断し、伝えようとする「未知（rhema、レーマ）」の情報とが含まれている。

　聞き手がすでによく知っている内容だけからなる言語シークエンスならば、聞き手はそれを注意深く聞く気にはなれない。情報的な価値がないからだ。一方、まったく新規な知識からなる言語シークエンスの場合は、聞き手にとっての理解は不可能となり、したがって同様に関心をもって話を聞く気にはなれない。

　言語学者のなかには既知の部分（テーマ、トピック、何について言おうとしているか）と未知な部分（レーマ、コメント、何を伝えようとしているか）をはっきりと区別している場合もあるし、言語シークエンスの特定の要素によってもたらされる情報量に応じてコミュニケーションのダイナミズムが変化するという表現の仕方が好まれる場合もある。

　中枢神経系は、知識についての複数の表象を組織化し、そこから発話をつくりあげるために、対話の話題に関する聞き手の知識についての仮説をたてる必要がある。この作業は、言語行為を展開するというメカニズムのなかで重要な要素であるが、これが第1章で「プログラム」と呼んだものである。これが働くことで話し手は複数の表象のなかから選択を行い、聞き手に想定される知識によって決定される情報伝達価値に応じて、そこにさまざまな作業を加えていくことになる。

　そこで、複数の研究者が、対話に含まれる要素を情報性という観点から分類することを試み、情報性レベルの体系づけを試みている。

　一部の研究者は、純粋に知識レベルにおける「既知」と「未知」の区別の重要

性を強調している。この場合、既知か未知かは、言語的な観点から特別な提示が
されているわけではなく、すでに対話で言及された知識かどうかで認識される。
一方、情報伝達価値の差異が言語レベルで示されることに注目する研究者もい
る。しかしこの2つの視点は、けっして対立矛盾するものではない。話し手の目
的の1つは、聞き手の課題を容易にすること、つまり解釈を導くことにあるわけ
で、適切な言語要素を使い、どの部分で容量限界のある手続き（注意や記憶）に負
荷をかけるべきか、またどの部分は負荷をかけないでよいかが示されるからで
ある。

　たとえばド・ボウグランドは情報性を、予測性の高低によって、つまりテキス
トのなかに特定の要素がある一定の形態で現れる可能性の高低により、3つにラン
クづけしている。テキストの予測性によって、容量限界のある手続き（注意や
記憶）の負担は変化する。したがって、各要素の情報性は、言語行為を進めるた
めに必要な注意の消費量に応じて評価されることになる[脚注3]。ということで、3つ
のレベルは、それぞれの要素に必要とされる分析手続きの負荷によってランクづ
けられている。

　ド・ボウグランドによる情報性のランクの第1のレベルに属するのは、「テキ
ストのなかにうまく組み込まれており、あまり多くの注意をひかない」すべての
要素となる。

　第2レベルに属する要素は、テキストの「基本」となるもので、内容を伝える
言葉がこれに相当する。

　第3レベルに属する要素は、テキストに対して過度に食い違いがみられるもの
で、注意の要求が過度なために、相対的にまれにしか使われないものである。

　このように予測性とは、純粋に統計的なものではなく、特定の言語活動に現れ
る可能性をいうのであり、意味的に近い内容に先行されていればいるほど予測性
は高くなり、その反対の場合は予測性が低くなる。

　つまりド・ボウグランドによれば、情報性は、聞き手の予期／期待、予想、推
論をベースに評価されるものである。聞き手が再構築する知識表象はそれぞれ、
次に発話されるであろうことに対してある特定の予測を含むものとなる。

　聞き手は、以下の点に関しての予期を行うことになるという点が、特に重要で
ある。

　　a）現実世界と事実
　　b）形式的な慣習
　　c）言語の活用
　　d）テキストのタイプ
　　e）その時点での文脈

---

脚注3　ド・ボウグランドは、注意を「同じ時間の中で別の異なる課題を遂行するために、潜在力とい
　　　う資源の活用を制限すること」と定義している。

　この考え方も、既知と未知の関係を、主に知識面に置いたものではあるが、聞き手が予期を行うためには、言語要素も重要だとしている（たとえばcとd）。

　話し手は、言語的手段を活用して、予期（少なくともその一部）を生み出さなければならない。一方、聞き手はできるだけ容易に解釈を行うためには、話し手が予期を生み出すために使った言語的手段を活用できなくてはならない。

　こうしたプロセスが、失語症患者に対する治療方略の目的としてとらえられていなければならない。失行症患者は、予期を生み出す能力（産出の場合）だけでなく予期に答える能力（解読の場合）も回復する必要があるのだ。こうした能力を再統合していくためには、本当に情報伝達が必要とされる状況で訓練が行われなければならない。そうでなければ、予期が存在しないからだ。

　別の観点から発して、ブラウンとユールは、1981年にプリンスが行った分類に変更を加え、対話の要素を次の3つに区別している。

　　1）新規な内容：聞き手にとってはまったく未知と判断されている内容。あるいはその時点で聞き手の意識にない内容。
　　2）推論可能な内容：すでに遂行された対話から派生する内容。
　　3）検索可能な内容：状況によって検索できる場合と、テキストから検索できる場合がある。前者は非言語的文脈から既知となるものであり、後者は先行する対話に含まれているもの。

　ブラウンとユールは、さまざまなテキストを分析し、構造的な観点からすると、新しい内容には常に不定冠詞が付けられていること、推論可能な内容には定冠詞が付けられていることを示した。一方、検索可能な内容は、省略されているか、あるいは代名詞にとって代わられる。

　さらに音声的な側面から3つのタイプの情報内容を分析した結果、ブラウンとユールは、新規な内容や推論可能な内容は常に強調されており、検索可能な内容についてはその反対であることに気づいた。したがってブラウンとユールは、対話においては、統語的要素および音声的要素が聞き手に対し「要素の情報ステータス」を知らせるべく貢献していると結論づけている。つまりこの2人の研究者は、知識的な側面に加えて、言語的要素も、情報伝達のダイナミズムを示すために重要な働きをしていることを強調しているわけである。

　事実、この問題に取り組んだすべての研究者が、聞き手は、話し手の活用する統語表現あるいは音声表現の形式を介して、情報ステータスを得ているという点は認めているのだ。

　確かにこの場合は「規則」とはいえない。つまり、聞き手にとって何が未知で、何が既知だと判断されたかを明示する指示要素というわけではないが、ある一定の「規則性」は備わっており（BrownとYule, 1983）、産出においては各要素の情報の価値を示すために使われるし、解読においては注意と容量限界のある手続きを情報性が豊かな要素に対して活用するように仕向けているのである。

　言語シークエンスの組織化をこうした面からとらえることも必要なのだ。話し

手の中枢神経系は節約を求める傾向にあるわけだが、目的に達するために必要な消費ニーズを忖度して言語シークエンスが組織化される。目的に達するためには、聞き手がこちらの予測通りに解読ができるようでなければならず、そのために話し手の認知プロセスも解読を容易にするための取り組みを実行しなければならないからだ。

　対話参加者のもつさまざまなニーズ間のバランスは、たとえば、対話の順序と情報性レベルの関係にみることができる。

　未知な要素、つまり情報伝達のニーズの高い要素は、あまりニーズの高くない要素の後に置かれることが多い。反対ではないかと思うかもしれない。未知な要素に注意をひく必要があるのだから、テキストの頭に置かれるのではないのかと思われるかもしれない。しかし分析してみると、この順番が、認知という観点からすると、聞き手にとっても話し手にとっても便利であることがわかる。最初の用語（あるいは、それに代わる代名詞や省略）があることで、聞き手は一連の意味表象を活性化することができ、その次に現れる「未知な」要素に、正確な意味を付与するのが容易になるからだ。つまり、聞き手にとって認知プロセスをうまく配分することができるようにするためのシステムなのだ。例をあげてみよう。

　—La mamma ha messo i fiori più belli.（お母さんがきれいな花をいけた）
　—La pianta ha messo i fiori più belli.（植木がきれいな花を咲かせた）

　この場合、mamma（お母さん）あるいは pianta（植木）を、語順の先におくことで、「mettere i fiori」という要素の意味が正確に付与されることになる。

　上記の例では動詞の「mettere」からは、「いける」「咲かせる」というような複数の表象の活性化が可能である。対話のなかに組み込まれた他の要素の存在がないと、聞き手には適切な表象が活性化できない。事実、話し手の関心は、曖昧さを避けること、知識が間違って再構築されることを避けること、自分が伝えようとしている知識が再構築されないという状況を避けることにある。再構築がうまくできないと聞き手の容量限界に無用な負荷をかけることとなり、その結果として対話の中断、あるいは繰り返しや言い直しが必要となる。したがって情報の価値を正しく付与し、解釈にかかる負荷を軽減するための要素は、文の最初に来ることになる。これによって認知のネットワークが活性化され、ほぼ自動的に、次に来る要素への意味が付与されることになるのだ。

　「mette i fiori」という述部は、最初の例では「花瓶に花を入れる」という意味をもち、2番めの例では「茎から花を咲かせる」という意味をもつ。この前に置かれた「お母さん」あるいは「植木」がいくつかの意味的特性を同時的に活性化させ、間違った解釈の可能性を消滅させるので、聞き手には苦労なく、適切な表象を再構築することができるのだ。

　情報の価値に応じたこうした要素の順番づけは話し手にとっても都合がよい。通常、情報的内容の価値が低い要素を語彙化する方が、高い価値をもつ要素の語彙化よりも話し手にとっての負荷が少ない。情報的に高い価値をもつ要素については、話し手は、聞き手の予期や、認知手続き、相手の知識の様相についての予

想などを考慮しなければならないからだ。

　そこで、時系列的にみると「未知」な要素よりも「既知」の要素の語彙化が最初に行われると考えられる。「未知」な要素は、繰り返し表現や、拡張が必要になることも多い。おそらく最初に語彙化される要素（語彙要素に変換する必要がなく、省略されたり代名詞化される場合もある）を文の最初の部分に置くのが、もっとも経済的なのであろう（Bock, 1981）。

　情報伝達のダイナミズムの概念は、言語の再教育のためにも大変重要である。情報の構造が、語彙や文章構成、あるいは言語シークエンスの組織化の選択を規定するのならば、失語症患者に対してもこうした選択を要求しなければならないわけで、リハビリテーションでも複数の要素の情報伝達価値を考慮していくことが不可欠と考えられる。

　失語症患者の場合、まさにこの能力、適切な言語形式あるいは音声形式を使ってそれぞれの要素の情報性を示していく能力が損なわれていることが多い。

　代名詞や、省略、冠詞、要素の順番などの使い方に変質や困難がみられることが多いのがわかる。

　これらを正しく解読し産出していくために基礎となるメカニズムを知ることは、リハビリテーションの大きな関心事なのだ。

　したがって、治療訓練における情報伝達要素については以下の点が明らかだ。

a)　情報伝達的な構造がまったく欠けていては（現在までの訓練の大部分がそうである）、言語シークエンスをかたちづくるいくつかの言語要素が発語されたとしても、実際的な有用性をもたないことになる。したがって、回復という目的のためには、そうした産出を行ってもあまり意味がないと考えられる。

b)　回復にとって意味のあるかたちで言語シークエンスの生成プロセスに働きかけるためには、患者が、明確な情報ニーズに則って一定の知識を組織化していかなければならないような状況（簡易化した状況であっても）を作りだすことが必要となる（第3章を参照）。こうした状況を作れば、聞き手に対する情報伝達価値に応じて、言語シークエンスのなかに複数の要素を適切に配していく必要が生まれてくる。

　今までとは異なる情報伝達のダイナミズムを提示していくことは、既知か未知かによって表象がどうつくりだされるのかを考えれば、さらに深い意味をもつことになる。

　既知の要素である「テーマ」に関わるコンポーネントには、話し手にとっての節約また聞き手に対する礼儀から、要約統合という作業が行われる。一方、未知の要素である「レーマ」に関わるコンポーネントに対しては、「拡張」の手続き、そして拡張した要素の言語シークエンスへの挿入手続きが必要とされることになる。つまり、介入する中枢神経系領域が異なるのではないかと考えられる。

32

■ 教示要素

そこで、言語の再教育では「教示」という側面を考慮することが重要になる。つまり、患者が聞き手に語彙を提示するだけでは、構築したシークエンスが情報伝達（コミュニケーション）として導かれ、対話の解読（理解）が言語要素を介して導かれには、聞き手側の特定の心的作用の活性化を刺激するようにらない。そのためには、聞き手側の特定の心的作用の活性化を刺激するような一連の「教示」が必要となる。

回復という視点からすると、教示の重要性は、「既知」と「未知」の解読においても同様のことがいえる。事実、テキストのすべての言語要素は、「ある言語的あるいは非言語的な活動／経験に関する教示として考察される」（Schmidt）である。さらにシュミットは、テキストとは教示を適切に並べた総体として考えることができると述べており、こうしたが受け取りやテキストの解釈の仕方にも関わってくるとしている。シュミットの仮説は、ホーマンの「言語は聞き手の意識を導く道具である」という考え方に近いといえるだろう。

こうした観点からすると、ヴァインリッヒは、ある特定の言語要素での類似と限定しているが、「テキストをたどるための道路標識」としてもいえる「教示」や「標識」を観察するのが面白い。ヴァインリッヒは、言語要素を道路標識に例えているが、「テキストをたどるための道路標識」としてもいえる「教示」や「標識」を観察提示しないと、聞き手はテキストの理解を方向づけることができないことを聞きしている。こうした教示や標識を使い、話し手は聞き手の注意を既知の要素や、まだ発話されていない未知の要素に対してガイドしていくのである。

これは前方照応的な要素と後方照応的な要素の意味を認知的に解釈していることにほかならない。つまり、これらの照応的な要素が「どのスープ」が指示されているのかが理解できるための認知プロセスを取り戻すことが必要なのである。訓練で患者に提示される発話が（それが適切にプロセスを導いて）、聞き手の認知プロセスを導く。こうしてみると、ヴァインリッヒが冠詞と定冠詞の機能について行っている分析（Weinrich, 1976）も言語治療の実践の場ではなかなか面白い。

こうした教示の訓練は、「解読」といった用語を解読できるというだけでは十分ではない。話し手の要「スープ」という用語を解読を「どの犬」、「どのスープ」が指示されているのかが求に応じるかたちで、「どの犬」、これらの照応的な要素を活用できる。理解できるための認知プロセスを活用する能力を取り戻すことが必要である。それを生じさせるための認知の訓練の場合でも、教示タイプの難易度それを生じさせるための認知の訓練の場合でも、教示タイプの難易度の場合も産出の訓練の場合でも、教示タイプの難易度（もちろん適切なだけでないのでなければならない）を含んである。教示機能をもつ言語要素を活用するれたものでなければならない）を含んである。教示機能をもつ言語要素を活用する能力を回復できるようにするものでなければならない。こうした認知の認知プロセスを回復できて初めて、聞き手の認知の機能（解読においては自らの認知の認知プロセスを回復できて初めて、聞き手の認知の機能が重要であることは、前方いけるようになる。解読においてもこうした言語機能が重要であることは、前方照応的な要素や後方照応的な要素の教示的な意味を理解できない患者が、テキストの解読を進めるのが難しいことからもわかるはずである（運動性失語と時々される患者の解読を進めるのが難しいことからもわかるはずである（運動性失語と時々される患者の場合にみられる）。

情報伝達の意図がないという訓練では、言語要素の教示的使用ができない。一方、プログラムをせずに患者をやみくもに情報伝達状況に対峙させると、教示的な難易ログラムをせずに患者をやみくもに情報伝達状況に対峙させると、教示的な難易

度は患者にとって高すぎるレベルになってしまう。

　したがって、教示的という用語を、少なくともリハビリテーション専門家はその認知的な意味において理解しておくことが必要である。言語シークエンスは、以下の点について、患者を導いていく教示要素を含むものでなければならない。

### 【教示要素のポイント】

　1）　言語シークエンス自体について（たとえば前方照応的要素と後方照応的要素）。
　2）　言語外状況、言語シークエンス自体との空間的および時系列的関係（直示的要素）。
　3）　提示された知識について、長期記憶で活性化すべき手続きについて（指示、前提条件、推論的要素）。

### ①教示の照応的要素

　最初のグループに含まれる教示要素は、患者の注意を言語シークエンス自体について導くものである。聞き手の認知過程を、言語シークエンスのなかですでに直線化されたものに、あるいはこれから提示される要素へと仕向ける言語要素であり、前者は前方照応的要素、後者は後方照応的要素と呼ばれる。

　例をあげてみよう。

　—カルロとジュゼッペは感じがよい、しかし前者の方が頭がよい。

　「前者（il primo）」という用語が前方照応的要素で、対話のなかですでに発話された部分の解読の結果として短期記憶に保存された表象の一部を指示するものである。聞き手が、対話の後半（しかし前者の方が頭がよい）の意味を理解したければ、話し手が対話の前半を産出していた時に記憶に保存した事項を参照しなければならない。

　定冠詞および不定冠詞の使用も、言語要素のもつ情報性レベルを示すという働きのみだけでなく、言語シークエンスの前方あるいは後方に含まれていた情報であるか否かを示す働きとしてみることができる。

　定冠詞は、すでに表現された知識、あるいは当然知っていると考えられる知識を指示するものであり、反対に定冠詞は、これから表現されるだろう知識、まだ言語シークエンスのなかで表現されていないものを指し示すからである。

　例をあげてみよう。

　—騎士は、ある魔法の城にたどり着いた。

　城という単語にunという不定冠詞を使うことで、聞き手に対して、「この城に関しては記憶のなかを参照しなくてよい」「それよりも、これから言われることに注意をするように」という教示がなされていることになる。これからの発言のなかに、城についての言及があり、その城がどういう城なのかがわかってくることを示すものである。

　ところが城という単語に定冠詞がつくと、聞き手の認知プロセスに対する単語の意味合いが変わってくる。

—騎士は（あの）魔法の城にたどり着いた。

　ここでは定冠詞のilは、聞き手に対して、城あるいはその城の特徴についてすでに活性化されたことのある知識を参照するように教示しているのだ。
　前方照応的要素あるいは後方照応的要素を活用する能力を再獲得することが、情報伝達という機能を備えた言語の回復のためには基本的に重要なように思われる。
　言語の産出のプロセスでは、すでに記述した知識、あるいはこれから記述する知識を聞き手に教示できる能力があれば、言語要素の活用を経済的に行うことができる。これは、多くの場合、短期記憶に限界がある失語症患者にとっては、健常者以上に重要である。
　言語の解読の場合は、この種の教示要素を的確に理解する能力が変質していると、話し手から伝達される知識を再構築する試みが難しくなる。対話の内部にある教示に従うことができないからだ。たとえば運動性失語患者の場合は、前方照応的要素や後方照応的要素に適切な価値を付与することができないために、理解が困難となる。運動性失語患者は、言語シークエンス内に示された複数の情報内容間の関係性をうまく再構築できないのだと想定できる。

②教示の直示的要素
　話し手は、言語外状況や、言語外状況と活性化させる言語シークエンスとの関係についての教示を与えるツールも活用できる。
　「直示」あるいは「直示的要素」といわれる言語要素はいろいろあり、その機能は多岐にわたるし、まだすべてが明確に定義されているわけではない。とはいえ、多くの研究者が以下のものを「直示」としている（Lewis, 1972）。

　　a）対話の時間的座標、つまり言語シークエンスが産出された時点と、言語
　　　　シークエンスによって呼び起こされた知識に関わる時点との関係。
　　　　例をあげると、
　　　　—今晩、私は映画を見に行きます。
　　　　「今晩」という要素があることで、話し手が発話した内容は、言語シークエ
　　　　ンスが産出された時点で遂行されるものではなく、産出時点に対して明確
　　　　な時間的関係にある1つの時点で遂行されることが示されている。
　　b）対話の空間的座標。
　　　　たとえば、
　　　　—ここは、とても汚い。
　　　　「ここ」という要素は、言語シークエンスが産出された場所と、言語シーク
　　　　エンスで言及された場所との関係を示すものとなっている。
　　c）言語シークエンスに含まれている内容と、周囲の物理的世界の諸要素との
　　　　関係。
　　　　たとえば以下の例の「これ」。
　　　　—これは本当にひどい！

　d）話し手（私、私たち…）と聞き手（君、君たち…）への言及。

　こうした直示的要素を使えないと、運動性失語患者のケースによくみられるように、言語シークエンスの組織化が難しくなる。ただし、これらの要素は、「ジェスチャー（身振り）」によって代償されることが多く、大まかで限定されたかたちであるとはいえ、言語的に産出したものと言語外の文脈との関係を示すことはできる。

　直示的要素をジェスチャーに置き換えることは、他のすべての代償と同様の状況で生じる。つまり、運動性失語患者が対応する言語要素を産出することができない場合と、直示を使うほどの精度が必要でないために、患者がこの部分はジェスチャーで代替し、残存能力を自分がもっと重要と考える他の要素の産出に向ける方を好む場合である。類似の行動は、言語を習得し始めたばかりの子どもにも観察される（Camaioni, 1978）。

　この種の代償は、患者が自発的に行うものであるので、セラピストの役割はそうした代償の活用を促すようなものであってはならない。むしろ、それを制限すべきである。直示をジェスチャーに代替することに慣れてしまうと、言語的直示の方がずっと選別能力が高いにもかかわらず、それを活用する傾向が減少あるいは消滅してしまうからだ。

### ③教示の指示、前提条件、推論的要素

　対話のなかですでに活性化された要素への指示や、空間的・時間的現実との関係を示す要素に加えて、言語は、長期記録のなかの知識の表象に関する教示要素も含んでいる。つまり、対話を理解するために正しい表象を活性化し、組織化するためのガイドとなる教示も存在する。

　そうしたもののなかで代表的な第1のタイプの教示が「指示」である。すべての用語は、長期記憶のなかにある、ある特定の表象群を活性化させるために使用される。

　シュミットがいうように、「すべての言語構成要素、発話－言葉は、情報伝達行為というゲームの参加者にとっての教示としてとらえなければならない」のだ。

　ある種の用語については、何を明示しているかだけでなく、聞き手にどのような教示をしているのかを考えねばならない。つまり、長期記憶から短期記憶へと、どのような表象を活性化させることを要求しているのか、ゲーム参加者たちがこの教示をどう実現化できるのかを考えねばならない。

　シュミットは、すべての用語について、「標準的な教示」と「状況的な教示」というものに分けて考えている。これは他の研究者たち（ヴィゴツキーやルリア）が「意義」と「意味」に区分しているものに相応しているといってよいだろう。

　こうした観点からすると、患者に状況的教示価値のない語彙要素の活性化だけを要求する呼称訓練が、情報伝達という観点からまったく有用性をもっていないことがわかるはずだ。たとえ産出された要素あるいは解読された要素が同じだとしても、教示的価値が要求される時と要求されない時では、患者が行う作業はまったく別なものとなるからだ。

　第2のタイプの教示としてあげられるのは、「前提条件」である。ストルネイカーは、この用語を、コミュニケーション参加者の共通の場として話し手が考えているものとしている（Stalnaker, 1973）。

　認知という観点からすると、前提条件とは、対話が提示しているある特定の内容を自動的に活性化させるための教示ととらえることができる。

　例をあげてみよう。

　　―ルイージの姉さんはエジプトに行った。

　上記の対話では、ルイージに姉がいることが前提条件となっており、「ルイージには…姉さんがいるのだが、その姉さんがエジプトに行った」という表現は、聞き手の容量限定プロセスにとってのエネルギーの無駄になるし、時間の無駄である。「ルイージの姉さん」の解読は自動的に行われる、つまり、ルイージに姉がいるという事実についての知識の活性化を認知プロセスに要求する必要がないからだ。

　第3のタイプの教示は、「推論」である。対話というのは「それを構成する複数の部分が、直接につながっていない時でも」正しいとされることが多い（Kintsch, V. Djik, 1978）。この場合、聞き手は推論による知識、つまりテキストによって直接活性化されていない知識を使って、知識や繋がりを再構築しなければならない。推論はしたがって、対話に現れているものと自動的に繋がってはいない知識の活性化を求める教示といえる。聞き手は、「認知の鎖」の輪の欠けている部分を構築しなければならないわけで、それには多かれ少なかれ注意が要求されることになる。

　このように教示的な側面は、治療訓練をプログラムしていくうえで、非常に重要なものである。患者が産出する各言語要素が、ある特定の認知プロセスを活性化して正確な行動をつくりあげていく教示となるためには（解読の場合はこの反対）、患者に、言語要素に教示や情報伝達の機能をもたせることが要求されるような状況を設定することが必要なのである。

　通常の言語リハビリテーションではこの点が考慮されていない。これはちょうど運動再教育のリハビリテーションで、要求されるパフォーマンスを構成する要素のもつ教示的な意味を考慮してこなかったのと同じである（Perfetti, 1984）。

　教示という観点からすると、呼称訓練のみならず、より複雑な、絵に描かれた場面を記述するといった訓練も意味がない。というのは、それは聞き手にとっても話し手にとっても既知のものであり、言語要素は、情報伝達としての価値をもたないばかりか、聞き手の認知プロセスに対する教示の価値ももっていないからである。

## ■テキスト性

　言語の再教育はテキスト性をもったものでなくてはいけない。つまり、情報伝達行為のフルユニットとしてのテキスト（文）をつくりあげる能力を患者が取り戻していくことを目指すものであるべきだ。

　患者がある一定数の構音要素や語彙要素、あるいは文を産出できるようにするというだけでは、回復の有意な目標とは思えない。こうした目標は、より質的に高度な成果を達成することができない場合の、最低限の目標として考えるべきだ。

　また、ここでいうテキストとは、単に複数の文を合計したものを意味するわけではない。それは、「コミュニケーション行為の対象となる言語的ユニットであり、コミュニケーション行為のゲームのなかに挿入されているものである。話題が方向づけられており、聞き手が認識できるような発語媒介行為を実現するもの」(Schmidt, 1982) なのである。

　実際面では、患者が常にフルテキストの産出や解読を訓練しなければいけないという意味ではなく、最終的な目標が、患者が実用性・教示性・コミュニケーション性を備えた文をつくりあげられるようにしていくということである。

　こうした最終目的を達成するためには、一連の言葉や、一連の文を教える訓練だけに限定し、やがて患者が自分でテーマに沿ってそれらを組み立て、文を作ることができるようになるだろうと、期待しているだけでは駄目である。最初から、患者が正しいテキスト化を行えるような要素の回復を導いていくことが必要である。

　一連の言語要素が正しいテキストとして成立するために必要な要件は、その文の長さではない。そのなかに言語行為としての特性を備えているのか、それには言語行為の組織化を行うための各レベルでの情報処理が含まれているかということになる（第1章を参照）。

　ド・ボウグランドは、テキストが成立するために備えていなければならない特性を次のように規定しており、そのどれか1つでも欠けると、テキストは情報伝達価値をもつことができなくなり、したがってテキストとは認められないとしている。

1) 第1の要素は「結束性 (coesione)」である。この用語でド・ボウグランドが意図しているのは、表層的な組み合わせである。つまり、テキストを形成する諸要素の言語シークエンスのレベルでの組み合わせである。結束性という用語は、「表層テキストの要素間の関係を示すために使うことができるすべての機能」を指す。
2) 第2の要素は「整合性 (coerenza)」である。テキストに含まれる複数の表象間の認知レベルでの関係性を指している。

　この2つの規則は、テキストおよびその構成（組織）に関わるものであるが、さらにド・ボウグランドはテキストのユーザーに関わる特性として、次の2つをあげている。

3) 産出者の意図（志向）性
4) テキストを解読する側の容認性

その他の特性としてあげられているのは次の3つである。

5）場面性、つまりある言語外状況に適合していること
6）情報性、つまりテキストが言及する新しい知識の内容
7）テキスト間の相互関連性、つまりそれ以前に産出され解読されたテキスト
　とのつながり

　ド・ボウグランド自身も記しているように、これらの7つの規則のうち、最初の2つは主に言語・認知的な要素といえる。第3と第4は心理的、第5と第6は「社会的」であり、第7は「計算機的」といえる。
　これらの特性は、失語症患者の産出したテキストを評価する場合にも考慮すべきものである。しかし、リハビリテーション専門家がきちんと認識していなければならないのは、これらの7つの特性はそれぞれがある特定の認知プロセスの活性化の成果なのであり、患者に有意味な治療訓練を提示するためには、それらの認知プロセスについて、また患者ではどれが変質しているのかを知らなければならないという点である。
　さらに、患者の産出したテキストに、これらの特性の何が欠けているのかを理解するだけでは十分ではない。以下の点を理解することが重要になる。

a）その特性を備えた対話を産出するには、どのような手続きが行われるのか。
b）そうした手続きのどれが、どのように変質しているのか。
c）それを修復するために、どのような訓練を提示できるのか。

　テキスト（文）を1つの言語ユニットとしてとらえない限りは、適切な訓練を提示し、冠詞、代名詞、語順、教示（Dressler, 1974）を始めとして、伝統的な言語再教育ではあまり注意が向けられてこなかったその他の要素を回復することはできない。
　どれでもよいから伝統的な言語再教育のマニュアル（Basso, 1977；Lecours, 1979；Tissot, 1978）をめくってみればよい。これらの要素の活用の回復に向けて患者を導いていくという必要性があまり注目されてこなかったこと、呼称訓練、構音訓練を主要課題とする訓練が多く提示されていることがすぐわかるはずだ（Pieroni, 1984）。

# 第3章

# 失語症のリハビリテーション治療

## 失語症のリハビリテーション治療における規範

### ■訓練のモダリティ、ストラテジー、アシスト

　失語症患者に提示する治療訓練の計画においては、必ずいくつかの規範を遵守しなければならない。

　リハビリテーション治療の有効性は、言語シークエンスの解読あるいは産出の基礎にあるメカニズムの変質を改善できるかどうかにかかっている。

　セラピストの目的は、患者が「言語コード（code、対象、行為、性質、関係を表す符号システム）」の規則（ルール）を再び活性化させ（意識の制御下であるいは自動的に）、コミュニケーションの機能系が有意味な言語シークエンスを産出できるようにしていくことである。正しいリハビリテーション治療を行うためには、治療方略のなかで提言される諸訓練の特性が、「訓練のモダリティ（種類）」、「ストラテジー（方略）」、「アシスト（介助）」という規範的な観点からも、きちんと検証できるものでなければならない。

　つまりセラピストは、テキストの規則と訓練の規範に従って、適切な治療方略を練り、訓練ツールを使用し、訓練を提示していくことが必要である。

　失語症の現象的側面への介入のみに限定された訓練を提示するだけでは不十分であるし、変質したルールへの特異的な働きかけをせず、情報伝達の意図が欠落した文脈で治療介入する方法も、あまり意味がないと思われる。

　すべての訓練に共通する基礎となるのは、モダリティであり、ストラテジーであり、アシストの程度であるが、それと並行して、病態のタイプに応じてどのような変数（バリエーション）を導入すべきかを明確にし、言語情報の分析レベルを調整できるようにしておくことも必要である。つまり、訓練の提示モダリティに応じて、適切なシグナルを使い、その場面でもっとも高い情報価値を有する言語要素に患者の注意を向けていけるものでなければならない。

　変質した言語コードのルールを回復させるために、徐々に特異的な訓練を提示していける可能性もまた、リハビリテーションのプログラムを進めるうえでの変数の1つといえる。提示する訓練の難易度を段階的に上げていくためには、すべてのパラメータ（本書では総括的にしか言及されていないが）を、計画に基づいて調整していくことが必要になる。

　ただし、こうした規範の調整といっても、それをそのまま図式的に応用しなければならないというわけではない。ルールの変質の現れ方は患者によってそれぞれ異なっており、複数のルールの活用を要求する時に、それぞれの複雑性レベルが異なるという場合も出てくるからだ。

　運動再教育の方略でもみられるように、いくつかの規則についてはある程度制御下に置けるようになり、産出の訓練に移行しても、別のいくつかの規則についてはまだ解読の訓練を続ける必要性がある、というような状況も出てくるはずだ。

　実際的な面からすると、本書で提示される治療的文脈を使うことで、簡易化されてはいるが実用的な言語行為（コミュニケーション）を完結したかたちで活性化することができる。これはいわばコミュニケーション行為のゲームであり、その参加者は患者とセラピスト、そしてゲームの対象となるのは、あらかじめ適切に規定された絵カードなどの訓練ツールのテーマとなる。

## 言語コードとしての「意味単位（ユニット）」

### ■「テキスト（文）」の意味単位

　治療介入のためのストラテジーを明確にするために必要となる要素が、言語コードの基本単位としての「意味単位」という概念である。言語の基本要素は「語」であるが、言語行為（情報伝達）の基本単位は「文」であり、このテキストの「意味単位（ユニット）」を使って訓練が行われる。

　なぜ「意味単位」という概念が必要かというと、解釈の場合も産出の場合も、患者にあまり複雑な「文」の活性化を要求することができないからだ。ちなみに、ここでいう「複雑」とは表層的な言語要素の処理が複雑、あるいはプランニングが複雑という意味である。

　そこで、言語行為（情報伝達）としての特性は備えていながら、できるだけ複雑性を抑えた「文」の「意味単位（ユニット）」を使って訓練を行う必要がある。

　つまり、あらかじめリハビリテーション的介入のための単純な意味単位を決めておき、リハビリテーションを進めるなかで計画的かつ段階的に難易度を高めていくことが必要になる。

　「文」の「意味単位（ユニット）」のレベルを低く設定しすぎると、ちょうど構音訓練の場合と同じように、リハビリテーション的介入の意味をなさないことになる。

　反対に複雑すぎると、代償が生じて訓練の意味がなくなってしまうし、初歩的な情報伝達の文脈ならば使える要素すらも使えなくなってしまう。

　単語や音素といった言語学の基本単位を使うのも適当とは思われない。リハビリテーションが対象としているのは行為としての言語であり、最小限の有意味な単位としてコミュニケーション行為の単位をとらえることが必要だと考える。つまり、話し手から聞き手へ情報伝達を行うために必要な最小限の「文」を1つの意味単位とすべきだと考える。

　図式的には、情報伝達構造をもつ意味単位は3つのグループに分類される。これらの意味単位は複雑性が最小限に抑えられており、治療方略の実現のために活用することができる。

### ■事象、関係性、属性を表現する意味単位

　大まかにいうと、「事象」「関係性」あるいは「属性」を表現する意味単位で、1つあるいはそれ以上の「項（argument）」によって区切られる述部をもつ。「項」は、名詞、形容詞、動詞といった文法の機能範疇とは異なるもので、「語彙範疇（語彙的な意味単位）」によって文を区切る。

　治療の実際面では、こうした意味単位のグループを明確にしておくと訓練器具（ツール）が作りやすくなる。訓練器具は現在の時点では写真や絵カードということになるが、「事象」「関係性」「属性」を表すものとし、セラピストと患者の間で行われるコミュニケーション行為のゲームのなかで提示されるテキストの解読あるいは産出課題に対応するものとする[脚注1]。

　活性化される意味単位ごとに[脚注2]患者の言語行為の変質程度に合わせて難易度が設定されるが、難易度は意味単位内の変数を調整することで設定できる。

　純粋に量的な面からすれば、意味単位を構成する要素の数、つまり発話の長さを考慮する必要がある。要素の数によって失語症患者への負荷が変化するからだ。

　容量限界のある手続き（記憶や注意）への負荷が、短期記憶を使った作業を遂行できるかどうかの決め手となってくる。短期記憶での作業量は、失語症患者の大部分では著しく減退しているからだ。健忘性失語症のような場合にはそれが特異的に現れるし、その他の場合は、通常は自動的に遂行される活動にも容量限界の

---

脚注1　こうした個人にとっての意味の最小単位としてどのようなものを選択したからといってそれで訓練が単純にできるというわけではない。そのようにして選択したものは患者の機能システムのすべての段階においてその活性化を始動させることができて訓練となる。だから逆に言えば、その選択が良くないものであれば、それは患者のコミュニケーション行為の活性化に必要とされるモダリティを適切に活性化できないものともなりうるのである。

脚注2　「活性化」で目的となるのは、その中で産出が行われるであろう範囲の中に患者の解読を導いていくことである。最初のうちは患者が解読すべき意味単位をセラピストがまず作ることになるかもしれない。

x （が） 寝ている（★）

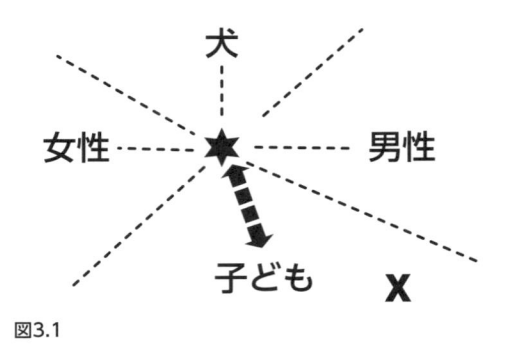

図3.1

ある手続きの活性化が必要なために、副次的なかたちで現れる。

　つまり、言語シークエンスの解読あるいは産出を遂行するために患者が処理しなければならない情報量は、これも1つの変数として、治療方略を組み立てるうえで考慮しなければならない。

　テキストで表現される叙述関係（動詞）のタイプも、解読および産出における重要な変数の1つとなる。

　「叙述関係」は、述語がある一定数の「項」を結びつけることで作られるので、訓練の対象となるコミュニケーション構造を完結させるために必要な項の数を調整して、難易度を決定することができる。

　動詞が自動詞の場合は、通常は、「項」が1つという関係が作られる（図3.1）。

　―子どもが／寝ている。

　―犬が／吠えている。

　この場合は、中枢神経系で1個の「ノード（結節点、交点）」が活性化されると想定される（Luria, 1975）。そして、これが1つの「リンク（接続）」を介して、構造的な観点から潜在的に繋がっているもう1つの「ノード」を予備活性化させる。リンクが活性化されると機能ユニットとなり、次に意味構造に翻訳される。つまり「文」のシークエンスを構築する言語要素に翻訳されるのである。

　この場合、1つの「リンク」と、それに繋がる「ノード」が活性化されると、その述部の項としての要件に適うその他の「ノード」が同時的に活性化する可能性が閉ざされる。

　一方、解読あるいは産出すべき動詞が他動詞の場合は、述語構造を完成させるためには2つの項が必要になる（図3.2）。

　動詞に対応する「ノード」の活性化は、この場合は可能性のある2つの項の活性化となり、これらの項がある特定の言語要素を使って表現される。

　つまり、述語機構が完成され、この条件を充足し得るその他の「ノード」の活性化が抑えられるためには、2つの概念の活性化が必要であり、これが項の役割を果たすことになる。

　「与える」「受け取る」「提供する」「奪う」などの動詞の場合は、3つの項に対応するノードを予備活性させるニーズが生じるため、解読も産出もさらに複雑な

# x（が）y（を）食べている（◆）

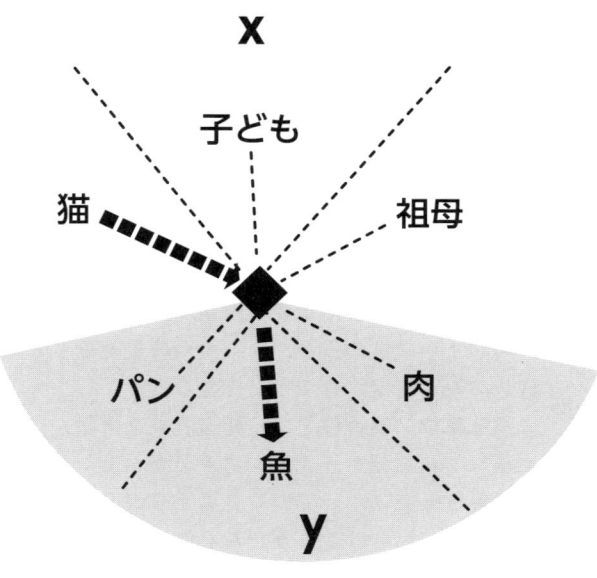

図3.2

# x（が）y（を）z（に）プレゼントする（✳）

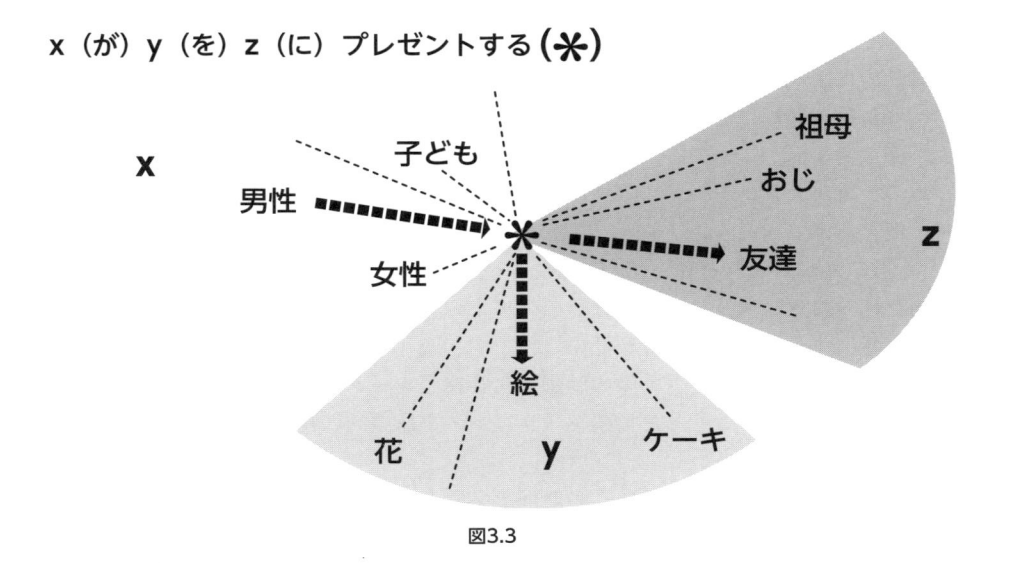

図3.3

ものとなる（**図3.3**）。これらの動詞は行為主体、行為によって受け渡されるもの、行為の受け手という3つの要素を明確にしなければならないからだ。

　この場合、活性化されるテキストの構造はさらに複雑になり、前置詞や語順を正しく使わなければならないこともあって、制御プロセスへの負荷は確実に大きくなる。

　3つの「ノード」を予備活性化しなくてはならないため、この種の動詞の解読と産出は、治療訓練のなかでももっとも難しいものの1つとなる。事実、失語症患者にはこうした課題が難しい場合が多い。

### ■意味単位の複雑性（訓練の難易度）

　意味単位（ユニット）の「長さ」というものは、そこで並べられる言語要素の数によるものであるが、意味単位の長さと並んでもう1つ重要なのが、そこで活性化される意味単位の「類型」である。

　この点は、訓練の難易度と密接に関わってくる。

　意味単位の構造的特性は、意味単位の長さと同様に、どのような治療方略を組み立てるかのうえで重要な役割をもつことになる。

　おおまかではあるが、いくつかの規範をもとに、活性化される意味単位の複雑性レベルを規定することができる。

　意味単位の複雑性とは、知識表象を言語シークエンスに変換する（産出）、あるいは反対に言語シークエンスを知識表象に変換する際（解読）に必要な心的作業の複雑性と結びついていると考えられる。

　健常者の場合は、こうした心的作業は、自動的に、あるいは容量限界のある手続きへの最小限の負荷で遂行されることが多い。

　失語症患者の場合は、これらの心的作業の活性化が難しくなっている。その原因としては、特定のプロセスに選択的に生じている障害が考えられる。あるいは自動的に活性化できないその他の規則を活性化させるために、容量限界プロセスへの負荷が過剰になっているためと考えられる。

　構造的な面からいうと、受動態の動詞を含む意味単位を正確に活性化させるための負荷が大きい。

　例をあげてみよう。

　「男の人がスープを作っている」という意味単位は、これに相応する受動態動詞を使った意味単位「スープは男の人によって作られる」に比べて、解読においても産出においても複雑性が低い。

　受動態の難しさは、受動態の動詞を含む言語シークエンスの復唱課題にも顕著に現れる。患者はこうした言語シークエンスを構造的に再構築して、能動態にして産出することが多い。

　受動態が能動態に比べて多くの処理を必要とするのはなぜだろうか。患者は言語シークエンスの先頭に、行為を遂行する主体となる要素をもってくることに慣れているからだろう。もう少し正確にいうと、通常は文頭に来る要素が、意味の付与に必要な知識のネットワークを活性化させるからだ。

　したがって、受動態の場合、聞き手が言語シークエンスの知識を再構築するためには長期記憶の探索への負荷が高くなると考えられる。

　意味単位（ユニット）の構造的な複雑性を決定するもう1つの要素は、各言語要素間の時系列配置の差し替えという問題である。

　たとえば、「フリオは、カルロの後に到着した」という語順は、事象の時系列的

秩序と対応していない。したがって「カルロは、フリオの前に到着した」よりも解釈が難しくなる。

　上記のような構造をもった意味単位を産出するために必要な手続きに共通する特徴は、短期記憶において、活性化された語彙素材を処理する過程が複雑になるということである。つまり、活性化された語彙素材を表象構造に翻訳する時に、シークエンスの先頭の語彙要素をどれにするか、自分が強調したい意味に応じて配置しなくてはならないからだ。

　受動態の文章は、要素の並び順が時系列に一致しない文章と同様に、聞き手の注意をお互いに関連し合う要素のなかの「ある1つの要素」に向けるための統語規則の応用の例なのである。

　たとえば「マリオが絵を描く」と受動態の「絵はマリオによって描かれた」では、それぞれが指示する意味表象のタイプが異なっている。したがって、聞き手に対する教示の仕方も異なっているのだ。受動態の文章は、「絵についての情報」を伝達するというニーズに応えたものになっている。

　言語要素の数、統語的観点からみた複雑性、文の長さと並んで、それぞれの語彙要素がもたらす教示的価値（第2章を参照）も、訓練を組み立てる際に考慮すべき難易度の構成要件となる。

　縁戚関係を表す用語で示される関係の例がその典型である。たとえば「叔母さんのお父さんはよい人だ」は、言語シークエンスの長さや統語構造は同じの「女の子の帽子はきれいだ」よりも、情報処理、つまり解読や産出が難しい。

　この場合も、前述の例と同じように、発話の各要素について、産出や解読に必要とされる心的作業の複雑性をしっかりと評価することが重要である。

　先にあげた発話例においても、2つの文章の情報処理過程の複雑性に差異があることは明らかであり、認知的負荷が異なることはわかるはずだ。

　ここまでは意味単位が1つの言語シークエンスの活性化に関わる問題について述べてきた（それでも分析してみると、述語‐項という単純な関係に終わらないものもある）。

　治療がさらに進んでいくと、1つ以上の意味単位を組み合わせて構成した言語シークエンスの解読および産出を患者に提言していくニーズが生じてくる。

　複数の意味単位を組み合わせた複雑な言語シークエンスも、治療訓練の大切なツールとなる。患者に、言語行為の組織化の背後にあるさまざまな認知プロセスの活性化を要求することが必要なのであり、そうすることによって、損傷によって変質した機能系の各要素を正しく活用する能力の回復を目指していかねばならない。

　意味単位を組み合わせた複雑な言語シークエンスの活用は、テキストの典型的な特性に加え、結束性あるいは一貫性という観点からの要求の高い言語シークエンスの情報処理ができるようにしていくことを目的としている。

　こうした訓練は、それぞれの意味単位がおおむね完成できるようになってから、複数の意味単位を組み合わせ、文の長さや構造の異なる言語シークエンスとして活用して行う。

　言語行為における言語コードを再組織化するためには、適切な方法で、長期記憶から短期記憶への単位/ユニットの移動の流れに介入し、新たな「連想」をつくりあげていくことが必要となる。情報処理の段階で、容量限界のある手続きを活用することになるので、言語シークエンスのなかで活性化される意味単位の数や、複数の意味単位の間に成立する組み合わせの類型に応じて、要求される負荷の量が変わってくる。

　言語学的な観点からすると、意味単位の組み合わせという概念は、結束性および一貫性のある言語テキストの生成のための規則と密接に関わってくる。言語シークエンスのなかに複数の意味単位を等置し（並列）、用語を繰り返すという組み合わせの方が、従属節を組み合わせ、代名詞要素、後方照応要素、前方照応要素、省略などを使う組み合わせに比べると複雑性のレベルは低くなる。

# リハビリテーション治療の基本的なパラメータ

### ■意味単位の数、類型、組み合わせ

　そこで、失語症患者に提示する複雑な言語シークエンス（解読および産出）の構造の基本的なパラメータとして以下を示すことができる。

1) 意味単位の数：限定された数の単位を直列的に活性化させるというのが、この種の訓練の最初のステップとして考えられる。まず2つの意味単位を次のテキストのように組み合わせる。「男の子は朝食をとって、それから学校に行く」。このように2つの意味単位からなるテキストの方が、「男の子は昼食をとって、学校に行き、それから家に帰る」という3つの意味単位をもつテキストよりも複雑性が低くなる。

2) 意味単位の類型：これについては前述の規範に準ずる。容量限界の手続きに大きな消費を要し、構造や語彙が複雑な意味単位（たとえば受動態、順番の置換など）の組み合わせよりも、短くてシンプルな意味単位の組み合わせの方が、複雑性が低くなる。

3) 意味単位の組み合わせ：「男の子が学校に行き、（男の子が）授業を受け、（男の子は）家に帰ってきた」というシークエンスは、3つの意味単位が接続詞を使わずに並列に組み合わさったものであり、「男の子は、授業を受けるために学校に行った後に、家に帰ってきた」というシークエンスよりも複雑性が低い。後者の例では、テキストの「結束性」や「一貫性」の規則を活性化させるための手続きが必要となり、その負荷がかなり高いものとなる。

　治療訓練の進め方は、制御の難易度を段階的に上げていけるようなものであることが必要であり、最低限の意味単位の組み合わせから始めて、要約や、テーマの情報処理が要求される解読や産出課題まで、複雑性の異なるさまざまな言語シークエンスを活用する必要がある。

　そこで、ストラテジー、つまり訓練で活用する意味単位や組み合わせの類型的特徴と合わせて、患者がリハビリテーションの対象となる規則の活性化ができるようにするためのアシスト（介助）という側面も、重要な役割をもつことになる。

　ここで注意したいのは、ストラテジーとアシストの区別は、あくまでも図式的にすぎないという点である。訓練開始当初は意味単位が1つという極端に簡易化された文を活用する選択も介助であるし、コミュニケーション行為というゲームを設定するために特定の方式を採用するというのも介助だからだ。

　容量限界の手続きに関しても、そこに問題がある場合は、リハビリテーションの後期にならないと複数の類型の規則を同時的に活性化させることには無理がある。したがって、その時点では治療訓練の対象とならない諸規則の応用については最大限に簡易化するのが介助ということになる。

　簡易化とは主に、その時点では患者による心的な活性化が適切ではないと考えられる構造的要素、語彙的要素をすでに情報処理した状態の文脈を治療のために提示することである。

　たとえば、これは「失文法」の患者に多いのだが、語順の選択に関わる構造規則を学習してもらうのが必要な場合がある。たとえば「男が女を追いかける」と「女が男を追いかける」といったような発話だ。この場合、患者に提言する語彙が日常的によく使われるものであり、構音的にも簡単なものを選ぶことが必要になる。

　つまり、「テントウ虫がシマウマを追いかける」あるいは「シマウマがテントウ虫を追いかける」といったような文では介助とはならない。語彙レベルでも構音レベルでも、訓練のこの段階では特に要求されていないレベルでの容量限界のある認知プロセスへの負荷が高くなってしまうからだ。

　また、絶対的なアクセス性と相対的なアクセス性という概念も念頭に置くことが必要だ。

　絶対的なアクセス性というのは、その文脈において他の規則と同時的な活性の必要があるなしにかかわらず活性化ができるということを意味する。

　反対に、相対的なアクセス性とは、その規則が同じ文脈で1つ以上の他の規則の活性化が行われる時に活性化できることを意味する。

### ■情報処理における同時的分析の除去

　もう1つの介助として考えられるのは、複数の感覚モダリティによる同時的分析のニーズを除去することだ。複数の求心性情報チャネル（たとえば視覚と聴覚）での情報処理プロセスを同時的に活性化するのは、その2つの情報処理プロセスを時間をずらして活性化するよりも負荷が大きくなる。

　実際には、患者にまず絵カードや写真の視覚分析に注意を向けるように指示し、次に患者の視覚からそれを隠し、コミュニケーション行為の言語要素に注意を向けるように要求するという手順を踏むことで、この介助は容易に行うことができる。

　さらなる介助としては、訓練の対象となっている規則を応用する際の選択可能

性を少なくすることである。選択への指示が最低レベルとなるのは、二者択一ということになり、患者は、セラピストの言語指示によって示された2つの選択肢のなかから正しいものを選ぶということになる。

　確率が50％というのは、簡易化としては過剰かもしれず、この種の介助としては最大限のものとなる。特に、患者が行う選択が、セラピストの言語指示で提示された2つの要素間の場合は、介助度がさらに大きくなる。記憶における優位効果も介入してくるからだ。つまり、活性すべき語彙要素を、二者選択の2番めにあげると、反響言語的な呼び起こし介助となるからだ。いずれにせよ、単なる復唱の練習にならないように注意する必要がある。

## 情報伝達行為としてのリハビリテーション治療

### ■「相互知覚性」と「テーマへの集中」

　リハビリテーションの進め方としては、テキスト（文）の複雑性や長さを適切に調節した意味単位に情報伝達機能をもたせて活用していくことが必要になる。患者は解読の場面においても産出の場面においても、発話に含まれるすべての要素に適切な情報伝達価値を付与しなければならない。そのためには、患者に完結した情報伝達行為を要求する訓練が提示されねばならない。つまり、解読あるいは産出のために提示される言語シークエンスが、たとえ簡素化されたものであっても、コミュニケーション機能系のすべての段階の認知プロセスの活性化を促すようなものでなければならないのだ。

　失語症患者を訓練開始時から現実の情報伝達状況、つまりまったく介助のない情報伝達状況に対峙させたのでは、患者にとっての困難が大きすぎる。プログラムのニーズが大きすぎるし、患者がアクセスできない規則の活性化が要求される。語彙要素、統語要素、音素（音韻）要素の選択決定という点からも難しすぎる。

　簡素化された状況ではあっても、情報伝達という観点からすると完結している言語シークエンスから始めることが必要だ。実際の情報伝達プロセスを模倣しながらも、治療的観点から簡素化した言語シークエンスを活用することが必要なのだ。

　言語コードの情報伝達がどう展開するかについてルーマンが行っている分析を借用し、情報伝達を「社会システムの最小構成単位」と考えると、情報伝達の展開に基本的なものとして2つの要因が浮かび上がってくる。その1つは参加者の「存在と相互知覚性」であり、もう1つは「テーマへの集中」である。

　知覚プロセスが運動行為を使って行われ、知覚の対象となる対象物の存在は物理的な観点からのみとらえられるが、情報伝達においては、伝達する相手（パートナー）をどのように知覚するかという問題は、物理的な観点からだけでなく、むしろ認知的な観点から考慮されることになる。

　つまり存在（そこに居合わせるということ）というのは、ある特定のテーマをめぐる情報伝達行為ゲームの参加者が、互いに、相手の知識についての知識を有するということを意味する。

　対話を組み立てるために、話し手はさまざまな選択（語彙、統語、音素など、第1章を参照）を行わなければならない。その選択は、話し手側の聞き手の知識に対するおおよその知識、あるいは聞き手の知識についての想定によってある範囲に限定される。

　もしそうでないのならば、情報伝達プロセスはなかなか実現されないはずである。

　正常な状態で行われる情報伝達で重要なもう1つの要素としては、対話のテーマの特定があげられる。テーマが特定されることで、話し手の中枢神経系がすべてのレベルで遂行せねばならない選択の量をさらに抑えることができるからだ。テーマが明確に特定化されていると、複数の知識の取り出しや、その方向づけも容易になり、言語シークエンスの語彙（単語）レベルあるいは統語（文が構成される仕組み）レベルの設定もやりやすくなる。

　したがってコミュニケーション行為の組織化のためには、聞き手の知識の程度について、あるいはコミュニケーションのテーマについての不確定要因を、話し手があらかじめ低減しようとすることが必要になる。

　まったく知らない人間と長時間を一緒に過ごさなければならない状態になった時の当惑は誰でも知っているだろう。どうやって沈黙を破ればよいのか、どのように対話を始めたらよいかがわからないからだ。自己紹介をするという習慣は、単なる慣習という以上に、対話者にできるだけの確定要因を提供するため、テーマを選ぶ手がかりをつかむための方法とみることもできる。

　聞き手が何を知っているか、また対話のテーマが何なのかが不確定であるという状況が、損傷した機能系にはさらに難しい問題になることは当然だろう。コミュニケーションにおける言語シークエンスの産出あるいは解読に必要とされる選択の多くが自動的に遂行できないため、知識の組織化という面からも、それを言語シークエンスにどう提示するかという面からしても、困難度がさらに高くなるのである。

　したがって、治療訓練の遂行にあたっては、コミュニケーション行為の全体性を鑑みたうえで、聞き手の知識について、あるいは対話のテーマについての不確定要因を減らすというかたちで計画的な介助を行うことが必要になる。

　事実、情報伝達のメカニズムを尊重しながら、話し手に必要とされる選択をできるだけ抑えるような訓練方法を作成できるはずである。まず一方で、聞き手つまりセラピストが対話のテーマについてどれだけ知っているかを患者にわかりやすく示すこと、もう一方では、コミュニケーション行為のゲームの中心となるテーマを限定することが必要になる。

## リハビリテーション治療の原則

### ■テーマの限定、聞き手の知識の限定、情報価値の付与

　実際にどうすればよいかというと、患者が、ある1つの状況についてセラピストがどれだけ知識を有しているかが明確に理解できる状態をつくればよいわけ

で、そのために一連の絵図や写真を患者に示す。また、これらの絵カードからは対話のテーマも容易に推論できるようになっている。

　このように「前提となる知識」をつくってから、患者はセラピストに見えないように絵カードのなかから1枚を選ぶ。患者の課題は、それがどの絵カードだか知らないセラピストにその内容を伝えることである。

　解読の訓練の場合は、やはり患者が絵カードを1枚選び、セラピストが、患者が選んだカードの内容を言い当てるという形式を踏むことになる。

　こうすると、情報の交換が行われるのは、ある限定されたテーマについてであり、対話者であるセラピストは、このテーマについて患者に既知である知識のうち、ある限定された知識を有しているということになる。

　図3.4で示されているA、B、C、Dの絵カードは、対話の前提となる知識（テーマと両者に共通の知識の世界）となっている。一方で絵カードXは、この4枚のうちのどれか1枚であるが、患者だけが知っている状況であり、これについて患者はセラピストに情報を伝達しなければならない。

　こうした治療状況をつくりだすことで、以下の点がプログラムされる。

a) テーマの限定。この場合対話のテーマは「神父がとる4つの行為」に限定されている。限定された情報伝達行為の世界では、神父は「笑う」「泣く」「歌う」「眠る」という4つの行為しか行わない。

b) 聞き手の知識の限定。聞き手が神父の行為についてどれだけの知識をもっているかについての情報を、患者に提示している。

　通常の情報伝達場面（治療場面として限定がなされていない場合では、患

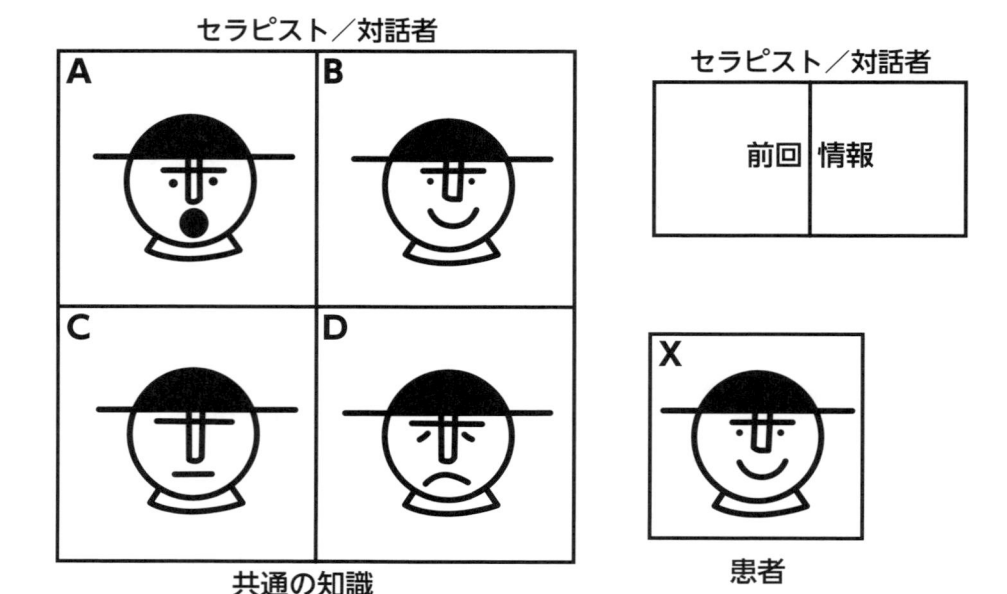

図3.4

者が、神父の行為についての情報伝達行為をしようとしても、対話を組み立てるのはなかなか難しいだろう。相手が神父についてどれだけ知っているかわからないし、議論のテーマがわかりにくいからだ。実際の神父は、上記にあげた4つに限定されないさまざまな行為を遂行するし、聞き手であるセラピストも、神父がこれらの4つのほかにもさまざまな行動を遂行することを知っているからだ。

c）情報価値の付与。患者が、情報を伝達する各要素に、それぞれ異なる情報価値を付与するニーズが生じる。

図からは、産出あるいは解読にあたり、各言語要素の情報伝達のダイナミズムが異なることがわかるはずだ。

この例では、「神父」という語彙は、彼が遂行する行為を示す語彙に比して情報価値が低いということになる。聞き手には、いずれにせよ神父についての対話になることはわかっているからだ。一方何をしているかについては正確には知らないことになる。

共通の知識のフレーム（絵カードABCD）は、情報伝達が行われるテーマを選定し限定するという役割と、患者に対話者の知識についても示す役割をもっている。

このように極端に簡略化したシステムのなかで、患者はある特定の話題について話さなければならないこと、セラピストがどのような知識を有しているかについて承知していることになる。

こうした人工的な状況を作ることで、語彙（単語）や統語（文）の複合性という観点から、あるいは意味単位の複合性やその組み合わせの数など、患者が要求される選択を計画的に限定することができる。

セラピストにとっての既知の情報、情報伝達行為を成功させるために必要な選択などは限定されてはいるが、テーマは存在するので、患者は情報伝達状況に対峙させられていることになる。つまり、患者はある1つの状況についての情報を伝達し、それによってフィードバック情報を得なければならない。

情報伝達を成功させるためには、発話を構成する各要素に、それぞれ異なる情報価値を付与できなくてはならない。このプロセスは、通常の情報伝達の場面と類似していると考えられる。

つまり、話し手は複数の知識表象のなかから、「既得の情報価値（テーマ）」をもつものと、「未知（新規）な情報価値（レーマ）」をもつものを選択し、それぞれに対して別の認知処理を行わなければならないことになる（図3.5）。

この認知プロセスもまた、セラピストのプログラミングの対象となる。治療場面での情報伝達状況を変化させることで、セラピストは患者の認知過程を導いて、ある特定の心的作業を行うように仕向けることができるからだ。

たとえば図3.6で患者の前には、4人の人間が同じ行為を遂行している場面が提示されている。したがって図3.4との比較で考えると、ここで情報伝達価値が高いのは、「何の行為をしているか」ではなく「誰が遂行しているか」ということになる。

神父は何をする？

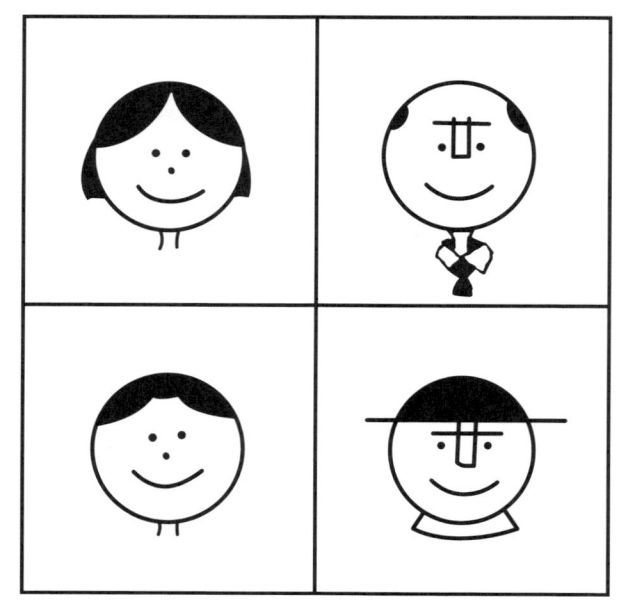

誰が笑っている？

図3.5　「神父が笑う」という言い方は明確にみえるが、その言語的な要素が異なった文脈においては別の異なったコミュニケーションとしての意味合いをもつ。水平列で表現されている文脈においてもっとも価値をもつのは「神父」である。一方、垂直列で表現されている文脈においては、同一の絵にもかかわらずコミュニケーション上の価値が高いのは「笑う」である。

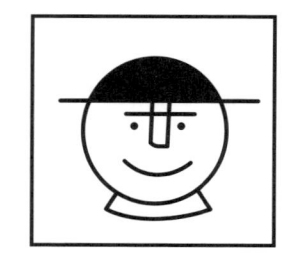

図3.6

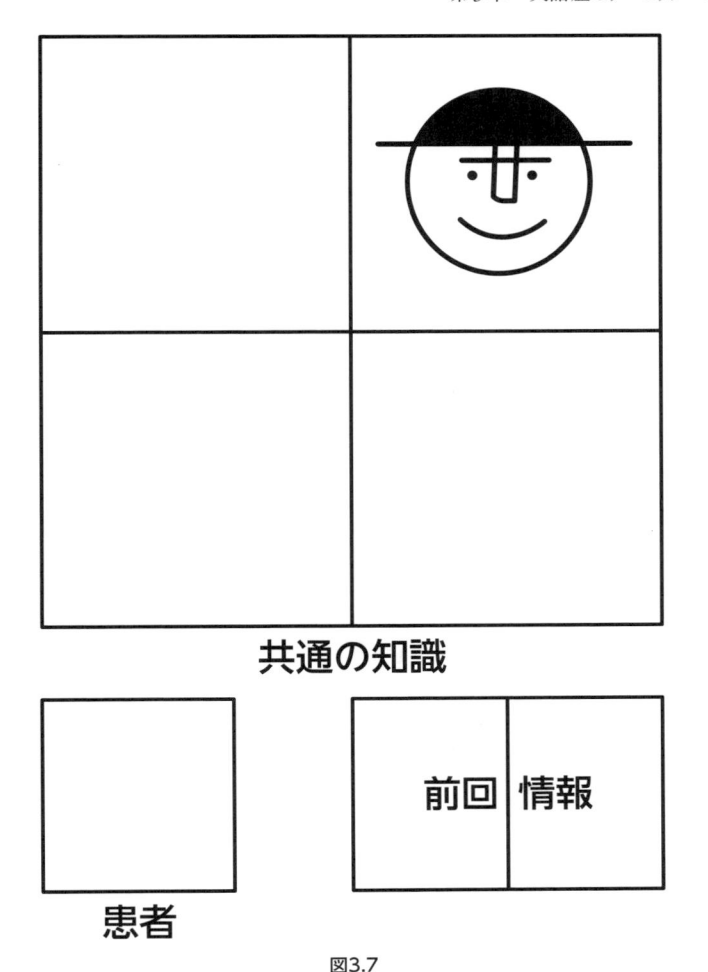

共通の知識

前回｜情報

患者

図3.7

　こうしたタイプの認知プロセスの活性化は、セラピストに患者が1枚の絵を見せて質問するというような、通常の治療で行われている訓練では生じえない。

　この場合は、情報伝達行為の内容が話し手にも聞き手にも示されていることになり、構成要素によって情報価値が異なるというような状況が生じない。こうした状況は、聞き手の「存在／知識についての知識」と「テーマへの集中／テーマの特定化」が過度になっており、患者側の選択のニーズが著しく縮小されていることになる（図3.7）。

　一方、情報伝達するべき状況を表す絵カードを患者しか見ておらず、前提となる知識が適切に示されていない場合は、テーマについても聞き手の知識についても不確定度が高すぎるため、それぞれの要素に適切な情報価値を付与することができず、テキストの生成は著しく困難になる（図3.8）。

　ここまで示してきた治療方法は、複数の意味単位が組み合わされた言語シークエンスの解読や産出を患者に教えていく際にも活用できる。複数の意味単位を適

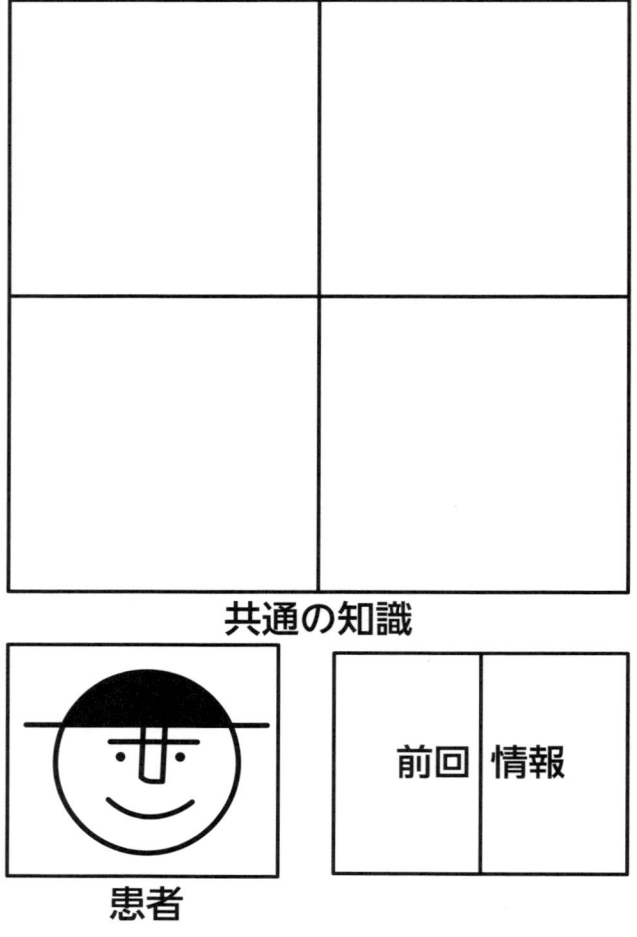

図3.8

切に組み合わせられれば、コミュニケーション行為が成功裡に行われるような状況に患者を対峙させればよい。

　例として、4枚の絵カードで構成されたセラピストと患者の「共通の知識」世界、つまり前提となる知識として、次の絵柄があげられているとしよう。

　　―男の子が満杯の手車を押している。
　　―男の子が空っぽの手車を押している。
　　―男の子が赤い手車を押している。
　　―男の子が黒い手車を押している。

　この場合「男の子が手車を押している」だけでは十分な情報伝達価値はもたない。この「共通の知識」世界では、どの男の子も手車を押しており、セラピストも患者もそのことは了承しているからだ。この場合、聞き手が知らないのは、子どもが押している手車の特徴である。

　こうした状況で正しいコミュニケーション行為を行うためには、2つの意味単位の組み合わせを行うことが必要になる。男の子と手押し車の関係を表す意味単位と、手押し車の属性についての意味単位との2つである。

　男の子についての属性が加わると、コミュニケーション状況はさらに複雑になる。たとえば「金髪の」「黒髪の」といった属性である。これを加えると、コミュニケーション行為を成功裡に遂行するために組み合わさなければならない意味単位は3つということになる。

　類似の治療モダリティを活用して、テキストの情報処理と密接に結びついた言語要素の活用の必要性をコミュニケーションに導入していくこともできる。たとえば冠詞、代名詞、接続詞などの要素である。

### ■産出訓練よりも解読訓練を優先する

　この種の治療方法は、解読の訓練にも、産出の訓練にも活用することができる。

　治療方略の組み立て（第2部を参照）については、治療開始当初においても、また治療が進んだ段階においても、適宜に解読の訓練を強調していくことが必要だという点に注目したい。

　むしろ、訓練の開始当初の段階では、ほぼ全部が解読のための訓練となる。

　解読障害は、ほぼすべての失語症患者に観察されるものであり、それは「運動性失語」と分類されてきた患者にも当てはまる。また産出で活性化できない規則と、解読で活性化できない規則との間には、かなりの対応関係がみられる。とはいえ、通常では解読と産出では、患者が対応できる意味単位の複雑性のレベルは異なり、解読では対応できても産出では対応できないことが多いのはもちろんである。ある1つのタイプの意味単位を産出できる患者は、解読でもそのレベルに対応するタイプの規則を活性化することができるが、解読の規則のレベルが次のレベルになると、たちまち困難に陥るというケースはよくみられる。

　たとえば「男の子が母親に花を贈る」というタイプの構造を産出できない患者が、解読においては同じ構造の文を正確に解読できたとしても、「母親は男の子から花を受け取る」という文になると、著しく解読の困難が増すことが認められる。

　さらに、解読は訓練のモダリティ（種類）としても使いやすく、解読を介して、産出の背後にあるのと同じ規則の活性化を促すことができる。

　いずれにせよ、適切なシグナルを導入することで、解読の訓練によって患者の注意を言語シークエンスの組織化にとって基本となる要素に向けることができる。

　訓練開始当初に言語産出を行わないことで、さまざまな代償メカニズムの活用を避けることができるし、ジェスチャーや本来の複雑性を欠いた言語による代償といった病的な行為の進展を抑えることができる。患者が、発症初期にアクセス可能な産出規則を無秩序に活性化させてしまうと、これらの代償が現れてしまうのだ。

　ここで強調しておかなければならないのは、解読の訓練からいつ産出の訓練に移行するかについては、厳格な定義が存在していないという点である。

　事実、いくつかの規則については解読の訓練を続けながら、それとは別の規則については産出の訓練に移行するというようなニーズが出てくることは多い。

　対話について前提となる知識（テーマと聞き手の知識）を患者に開示するという治療状況は、解読の訓練についても活用できる。患者とセラピスト両者に見えるように置かれた1組4枚程度の絵カードを使い、これを共通の知識とする（第2部参照）。

　患者は同じもう1組の絵カードのなかから1枚を適当に選ぶ。セラピストは、患者だけが見ているこのカードの内容を「当てる」ために、患者が手にしているカードにあるイメージに対応する言語シークエンスを産出する。

　この場合も、コミュニケーションは、限定されたテーマについて行われ、話し手は、患者と共通の限定された知識を有しているという前提で行われる。患者の中枢神経系が予期しなければならない要素は、語彙的にも統語的にも、また情報的にも限定されており、患者が課題を遂行しやすいようになっている。

　つまり患者は、セラピストからの情報伝達が、かなり限定された知識についての情報伝達であることがわかっているからだ。

　例をあげてみよう。前提となる知識が、4つの異なる行為を遂行している神父だということにしよう。患者の中枢神経系は、セラピストによる神父の行為に関わる言語シークエンスの産出を予期しなければならないのだが、この場合の神父は、笑うか、泣くか、歌うか、寝ているかの行為しかしないことがわかっているのだ。

　患者がどの絵カードを抜き取ったかを想像しようとして、セラピストは「あなたが、どのカードをひいたか、私が当ててみましょう。神父は笑っていますか？」というような質問をする（あるいは「神父は寝ていますか？」「神父は歌っていますか？」、など）。

　患者が言語シークエンスを正しく解読できたかどうかは、セラピストが次に、共通の知識を表す絵カードのなかから、言語化したカードを指し示すことによって確認される。

　この訓練では「間違いゲーム」とでも呼べるものが重要な役割を果たす。つまりセラピストは、あえて間違いを犯し、患者が選んだカードと対応しない言語シークエンスを患者に提示することで、患者がどう反応するかを観察することができる。

　セラピストが犯すエラーは、患者の病態に応じたものでなければならない。音韻的なエラー、統語的なエラー、あるいは語彙のエラーなどが考えられる。患者は自分の予期した答えと、セラピストの答えを比較しなければならないので、エラーに応じて、どの規則に自分の認知過程（知覚、注意、記憶、判断、言語、イメージ）を集中せねばならないかが変わってくる。

　セラピストが計画的にどのようなタイプのエラーを犯すかは、患者の障害についての正確な評価を行うためにもきわめて重要である（第2部参照）。

# 文献

ANOKHIN, P.K.: Biologia e neurofisiologia del riflesso condizionato. Bulzoni, Roma 1975.

AUSTIN, G.L.: Other minds, cit. in Sbisà M., Gli atti linguistici. Milano, 1978.

AUSTIN, G.L.: Come agire con le parole, in Sbisà M., Gli atti linguistici, Milano, 1978.

BASSO, A.: Il paziente afasico, Feltrinelli, Milano, 1977.

BATES, E., CAMAIONI, L., VOLTERRA, V.: Performativi senso-motori, in «Sviluppo del linguaggio e interazione sociale», a cura di L. Camaioni. Il Mulino, Bologna, 1978.

BERNSTEIN, N.: The coordination and regulation of movements. Pergamon, London, 1967.

BOBATH, B.: Emiplegia dell'adulto, valutazione e trattamento. Ghedini, Milano, 1979.

BOCK, K.: Cognitive Psychology of Syntax. Psychol Rev. 89: 1, 1982.

BROWN, G., YULE, G.: Discourse analysis, Cambridge, University Press, Cambridge, 1983.

CAMAIONI, L.: Lo sviluppo del linguaggio in una prospettiva interazionale, in Tornatore L., Imparare a parlare. Loescher, Torino, 1983.

CAPPELLI, A.: Rappresentazione della conoscenza con accenni alla sua utilizzazione in riabilitazione. Riab. e Appr. 4, 39, 1984.

CASTELFRANCHI C.: Un modello delle capacità linguistiche, Riab. e Appr., 4, 13, 1984.

CASTELFRANCHI, C., PARISI, D.: Linguaggio, conoscenze e scopi. Il Mulino, Bologna, 1980.

CARAMAZZA, A., BERNDT, S.R.: Semantic and Syntactic processes in aphasia. Psychol. Bull. 85: 898, 1978.

CHOMSKY, N.A.: Aspects of the theory of syntax, Cambridge, 1965.

CONTE, M.E.: La pragmatica linguistica, in Feltrinelli, Milano, 1983.

CONTE, M.E.: La linguistica testuale, Feltrinelli, Milano, 1977.

DE BEAUGRANDE, R., DRESSLER, W.U.: Introduzione alla linguistica testuale, Il Mulino, Bologna, 1984.

DE BEAUGRANDE, R.: Text discourse and process, Norwood. 1980.

DRESSLER, W.: Introduzione alla linguistica del testo, Officina, Roma, 1974.

DEL CORONA, L. PIERONI, A. PRESCIMONE, M.A.: Ipotesi per una valutazione riabilitativa dell'afasico. Riab. e Appr., 4, 39, 1984.

ELIA, A.: Per Saussure contro Saussure. Il Mulino, Bologna, 1978.

HALLIDAY, M.A.K., HASAN, R.: (1976) cit. da Brown, G., Yule, G.

HYVARINEN, J.: Sensorimotor interaction in parietal association cortex. Behav. Brain Sci. 3: 506, 1980.

LEGRENZI, P.: Storia della psicologia, Il Mulino, Bologna, 1980.

KANIZSA, G., LEGRENZI, P.: Psicologia della gestalt e psicologia cognitivista. Il Mulino, Bologna, 1978.

KINTSH, W., VAN DIJK, T.A.: Toward a model of text comprehension and production. Psychol. Rev. 85, 363, 1978.

LECOURS, A.R., LHERMITTE, F.: L'aphasie, Flammarion, Paris, 1979.

LEONTJEV, A.A.: Psicolinguistica, Ed. Riuniti, 1972, Roma.

LEONTJEV, A.A.: Teoria dell'attività verbale, Laterza, Bari, 1973.

LEWIS, D.: (1972), cit. da Brown e Yule, 1983.

LUCCIO, R.: La psicologia cognitivista, in Legrenzi, P., Storia della psicologia. Il Mulino, Bologna, 1982.

LUHMANN, N.: (1972), cit. da S. Schmidt, 1982.

LURIA, A.R.: Traumatic aphasia, Mouton, den Haag, 1947.

LURIA, A.R.: Le funzioni corticali superiori nell'uomo. Giunti, Firenze, 1967.

LURIA, A.R.: Problemi fondamentali di neurolinguistica, Armando, Roma, 1975.

MILLER, G.A., GALANTER, E. PRIBRAM, K.H.: Piani e struttura del comportamento, Angeli, Milano, 1973.

NEISSER, U.: Psicologia cognitivista. Giunti, Firenze, 1976.

NEISSER, U.: Conoscenza e realtà, Il Mulino, Bologna, 1981.

PARISI, D.: Il linguaggio come processo cognitivo. Boringhieri, Torino, 1972.

PERFETTI, C.: La rieducazione motoria dell'emiplegico. Ghedini, Milano, 1979.

PERFETTI, C.: Le regole del recupero e il recupero delle regole, Riab. e Appr., 1, 5, 1980.

PERFETTI, C.: Il piede, analisi strutturale e ipotesi riabilitative. Riab. e Appr., 4, 57, 1984.

PERFETTI, C.: Condotte terapeutiche per la rieducazione motoria dell'emiplegico. Ghedini, Milano, 2ª ediz. 1984.

PERFETTI, C.: La rieducazione dell'afasico: ipotesi per un sistema funzionale della comunicazione linguistica. Riab. e Appr., 4, 13, 1984.

PUCCINI, P., PERFETTI, C.: Lo sviluppo del sistema funzionale della manipolazione. SIMFER 12, riassunti, 1981.

PIERONI, A.: Recensione a Reéducation de l'aphasique adulte, A. Tissot. Riab. e Appr. 4, 92, 1984.

SBISÀ, M.: Wittgenstien, Ubaldini, Roma, 1975.

SBISÀ, M.: Gli atti linguistici, Feltrinelli, Milano, 1983.

SHIFFRIN, R., SCHNEIDER, W.: Controlled and automatic information processing. Psychol. Rev. 84, 1, 1977.

SCHLIEBEN LANGE, B.: Linguistica pragmatica. Il Mulino, Bologna, 1980.

SCHINDLER, T.D.C.: Breviario di patologia della comunicazione. Omega, Torino, 1983.

SCHMIDT, S.: Teoria del testo e pragmalinguistica, in M.E. Conte, La linguistica testuale, Feltrinelli, Milano, 1977.

SCHMIDT, S.: Teoria del testo. Il Mulino, Bologna, 1982.

SCHMIDT, R.: A schema theory of discrete motor skill learning. Psychol. Rev. 82, 225, 1975.

SEARLE, J.R.: A taxonomy of illocutionary acts. Minnesota Press, 1975.

SORNICOLA, R.: Sul parlato. Il Mulino, Bologna, 1981.

STALNAKER, R.: Presuppositions. Journ. of Phylosophical Logic, 2, 447, 1973.

TISSOT, A.: Reeducation de l'aphasique adulte, Masson, Paris, 1980.

UMILTÀ, C.: I modelli in neuropsicologia. Riabilitazione e apprendimento, 4, 5, 1984.

VAN DIJK, T.A.: Testo e contesto, Il Mulino, Bologna, 1980.

WEBER, M.: (1961) cit. da Schmidt, S., 1982.

WEINRICH, H.: Text syntax des franzosischen artikels, in Sprache in texten. Clett, Stuttgart, 1976.

# 第4章

# 失語症を
# システムの損傷として
# とらえる<sup>脚注1</sup>

倒れてからもう8年が過ぎた。

僕の物語は信じられないような物語、

「完全な不能」から「完全に目覚めている」への物語だ。

苦しいことだらけだったけれど、嬉しいこともあった。

大変だった、本当に大変だった！

言語については、僕が耐えてこなければならなかった道のりは、

想像を超えるものだ。言語は何か「神聖」なもの。

誰かと話ができるということは、僕に幸福感を感じさせる。

「普通の人間」に戻るための秘訣は、毎日の勉強と訓練だ。

8年続けたけれど、まだ終わっていない！

話すことができる、あまりうまくはない。

でも話すことはできるし、書くこともできる。

そして、これから少しずつうまくできるようになるとわかる！

ジョヴァンニ

---

脚注1　このテキストは、2015年3月19〜21日に、サントルソの認知神経リハビリテーションセンターで開催された日伊学術会議における、言語聴覚士のアンナ・マリア・ボニバー（Annna Maria Boniver）の講演をもとに書かれたものである。

## はじめに

　患者ジョヴァンニの言葉は、「人間というシステム」が、脳卒中に倒れた後で自らを再組織化していくなかで出会う数々の困難を的確に表現している。ジョヴァンニは、8年前に始めたその歩みのなかで、次々と現れる障害に立ち向かわなければならなかったし、相反するさまざまな感情を経験することになった。しかし彼はモチベーションをもち続けることでそれらを克服し、長い期間にわたって、毎日の地道な努力を続けてきた。

　「ジョヴァンニというシステム」は、重要な運動機能および言語機能を喪失したが、たゆまぬ努力、そして信念をもつことで、いまだ部分的であるとはいえ、自分の中枢神経系の再組織化を勝ち得ることができたのだ。

## ルリアの脳の機能システム

　私たちがいう「機能系／機能システム」とは、ルリアの心的プロセスのモデルを基本としている。ルリアのモデルは脳の3つの機能系に基づいており、これについては複数の著作のなかでルリア自身が広範に記述している（表4.1）。

### ■第1ブロックの機能系

　第1ブロックの機能系はルリアが「エネルギー・ブロック」と呼んだもので（Luria, 1973）、皮質トーヌスの維持と、皮質の覚醒状態を保証するものであり、「大脳皮質領域の監視や心理活動の選択」を行い、脳幹‐大脳辺縁系によってつかさどられる。

　そして、ある一定の生体の状況を継続的に維持するために働く。たとえば、口腔内の水分調節のバランスであるとか、身体的な状況の恒常性に必要なものを監視するシステムとして働く。また、身体から入ってくる求心性情報にも関与し、そこに差異が生じた場合に活性化が生じる。

　この構造が活性化するのは、システムが恒常性プロセスに不均衡を感知した時であるが、求心性感覚系が、皮質にすでに存在している情報と内容の異なる情報

表4.1　ルリアの脳の機能システム（1966）

---

　■第1ブロック
　　脳幹・網様体・辺縁系：大脳皮質領域の監視、心的活動の選択
　■第2ブロック
　　側頭葉・頭頂葉・後頭葉：情報の受容、加工、保存、構成、抽象化
　■第3ブロック
　　前頭葉：行為のプログラミング、調整、チェック

---

をもたらした時にも活性化する。前頭前野皮質が「高次レベル」の課題を遂行する時にも、網様体の働きにより、皮質のトーヌスは複雑な活動の遂行に適した状態に維持される。

　網様体は、中枢神経系のなかでももっとも旧い部分であり、脊髄から視床まで広がっている。その名称の由来は、ニューロンがまるで網のように配置されていることからきている。

### ■第2ブロックの機能系

　第2の機能系は、「求心性情報の受容、加工、保存、構成、抽象化」を保証するシステムで、側頭葉、頭頂葉、後頭葉より成り立っている。

　その中でも感覚情報（聴覚、体性感覚、視覚）の受容と分析は第1次領野（area）が、保存と構成は第2次領野が、抽象化は連合野と呼ばれる第3次領野が担っている。特に、第3次領野の「角回」は側頭葉、頭頂葉、後頭葉の各機能が合成（統合）される非常に重要な部分である。また、言語機能に関連する第1次領野は左脳と右脳に対称的に存在しているが、第2次領野と第3次領野は左半球に側性化している。つまり、言語機能は左右非対称である。

　このように第2ブロックの第2および第3領野は、第1次領野とは異なり、大脳半球に非対称的に配置されている。第2領野は情報の統合を担い、第3領野は情報の抽象化（暗号化）と貯蔵に関わっている。

　ルリアは第3領野の下頭頂小葉（角回）を「情報の調節と行動計画の領域」あるいは「超感覚モダリティの領域」と定義しているが、これはもともとの感覚モダリティに規定されずに情報を受け取ることができるからである。このために「超感覚モダリティ」といわれ、このおかげで、記憶されている内的スキーマに従って、末梢の感覚器で獲得した具体的な情報の抽象化プロセスが可能となる。

　解剖学的には、第3領野は、側頭葉、頭頂葉、後頭葉が合流する地点にある。そして、加工される情報は、多感覚情報である。つまり、視覚・触覚・運動覚・聴覚・前庭覚情報であり、それらが統合され、抽象化のプロセスを経てこの領野に記憶されるが、この領野が十分に発達するのは子どもが4〜6歳の時であるといわれている。第3領野は言語の組織化とも密接に関係しており、これについてルリアは、『失われた世界：脳損傷者の手記』という著書のなかで、レブ・ザゼツキーの日記についての記述を通して説明している。

### ■第3ブロックの機能系

　第3ブロックの機能系は前頭葉領域における活動である。ここでは「行為のプログラミング、調節、チェック」が行われる。人間がほかの動物に比べて最も進化している領域である。行為の決定とその保存、プログラムの作成、プログラム遂行中の調整と制御に関わっている。高次レベルの課題であり、系統発生的にみてもっとも新しい前頭前野皮質がこの機能を担っている。

　意図の表明、プログラムの計画、遂行中の活動のチェックといったものは、「アウトプットされる活動」であるという点、遠心情報であるという点が共通してい

**表4.2**　ルリアの失語症分類（1975）

■力動性失語（左前頭・頭頂領域の障害）
　発話の形成障害、思考を発話に導く言語図式の崩壊
■求心性運動失語（左中心後回の障害）
　感覚フィードバック機構の障害、構音障害
■遠心性運動失語（ブローカ領域の障害）
　言語表出の障害、発話非流暢
■聴覚・失読失語（ウェルニッケ領域の障害）
　言語理解の障害、発話流暢
■聴覚・記憶失語（左側頭深部領域の障害）
　言語記憶の障害、呼称、喚語困難
■意味失語（左頭頂・側頭・後頭領域の障害）
　文法構造理解の障害、言葉の選択困難

るが、これを担っているのが、前頭葉である。前頭葉皮質は、皮質下構造、辺縁系構造、網様体、小脳、そしてすべての大脳皮質領域と密接につながっている。

### ■ルリアの失語症分類と言語システムの崩壊

　ルリアはこのように心的モデルを3つのブロックの機能系に図式化しているが、これはあくまでも説明上の必要からである。脳のシステムが3つに分離されているわけではなく、互いに連結し合い、情報の絶え間ない統合を行っている。つまり、ある1つの活動の遂行には、複数の脳領域が参画しているのであり、そのなかには解剖学的に離れた場所にある領域も含まれる。

　したがって、システムのどこかに損傷を受けると、ルリアも強調しているように、システム自体にほころびが生じてしまうのである。

　著書『神経言語学の基本的諸問題』のなかで、ルリアはいくつかの症候群と6つの失語症状を、損傷個所による分類だけでなく、言語システムの崩壊の例として記述している（表4.2）。こうして、損傷個所に特異的な機能異常を局在的に対応させようとする、損傷個所による失語症の分類が克服されることとなった。

　言語のリハビリテーションにおける私たちの課題は、損傷によって変質をきたしたシステムの再組織化を、言語治療訓練を通じて助けていくことにある。

## オースティンの言語行為論

　認知神経言語訓練を組み立てるにあたっての理論的ベースは、言語哲学に準拠したものである。

　20世紀半ば、オースティンが言語行為論を提示した。彼は著書『言語と行為』（1962）のなかで、言語行為とは、3つの行為（発語行為、発語内行為、発語媒介行為）が同時的に存在することによって生ずるとしている。

　オースティンは、これらの3つの行為を区別して記述するのは、あくまで理論的観点としての問題であり、実際はすべての行為に、これら3つの行為（act）が同時的に存在していることを強調している。

　「発語行為」とは、文法的また構文上の関係性を遵守しながら、あるイントネーションで、意味を伝えるために何かを話すという行為である。

　そのようにして生じた発話行為は、第2の言語行為である「発語内行為」、つまり「尋ねる」「答える」「記述する」「知らせる」「物語る」といったような、言語相互作用の類型のなかに位置づけられる。

　それと同時的に、私たちは意図を伝え、コミュニケーションの目的を達成させようとする。これが「発語媒介行為」といわれるものである。

　私たちの発話によって伝えられた意図は、それを聞いている人間に発語媒介効果を及ぼすことになる。つまり、私たちの意図を認識して、対話者は自分たちの思考を変化させることになる。

## コミュニケーション行為における3つの原則

### ■第1の原則：コミュニケーション行為における情報の内容

　70年代から80年代の言語研究もまた、言語の再教育のための訓練に備えるべき要件や構造について、新たな知見をもたらしてくれた。

　ドイツの言語学者ヴァインリッヒ（1988）は、外国語の教授法についての研究も行っており、すべてのコミュニケーション状況に容易に認めることのできる3つの原則があると指摘している。

　第1の原則は、私たちが言葉に出し、まだ聞き手が認識する「情報をもった内容」が存在するという原則である。ヴァインリッヒによると、相互コミュニケーションというのは、各自がそれをどう構築するか選択するものであるが、コミュニケーション当事者にとっての「既知の情報（テーマ）」と、新たな「未知の情報（レーマ）」を含んでいる。話し手および聞き手の中枢神経系は、この2つの種類の情報に対して、違ったかたちで対処することになる。「新しい」情報の方が、言語プロセスも認知プロセスも多くの活性化を必要とし、「すでに知っている」情報では脳活動が節約できる。私たちの脳が容易に認識できるものであるし、記憶のなかに蓄えられている百科全書的知識に結びつけることが可能だからである。

　学校の授業などで、あまりに未知の情報を多く含んだ内容に対しては、注意を維持するのが難しいばかりでなく、内容を正しく解釈していくのも難しいというのは、誰でも経験したことがあるはずだ。反対に、授業の内容がすべて自分たちの知っている情報である場合には、退屈してしまうというリスクがある（復習のチャンスとしてとらえればよいのだが！）。

　情報のレベルによって脳の働き方が異なるのであれば、治療訓練を組み立てるにあたっても、この事実を考慮することが必要となってくる。というのも、患者は脳損傷のせいで、言語を理解したり産出するための言語過程を正しく活性化できなくなっているからだ。

　情報内容が「未知」あるいは「既知」に偏りすぎていると、患者にとって課題が難しくなりすぎる。むしろ情報のさまざまな類型を区別できやすいような課題を提言することが必要である。

　治療訓練のなかでこうした原則を考慮していくために、私たちは治療訓練の道具として、同じ絵柄が2枚ずつある写真カードを使うのがよいのではないかと考えた。つまり2組からなる写真カードのうち1組は、患者にもセラピストにも見えるように配置され、両者にとっての既知の情報を構成することになる（通常「共通の知識」世界と呼ばれるもの）。一方、もう1組の写真カードは患者だけしか見ることができず、そのつどごとに「新しい」情報、つまり「レーマ」となる情報を構成することになり、それについて両者のコミュニケーションが行われることになる（Perfetti, 1985）。

　図4.1にある写真を使った例をあげてみよう。コミュニケーションのテーマは「女の子」であり、レーマは彼女が行っている行為（「切る」あるいは「食べる」）と、対象物（「リンゴ」と「ケーキ」）となる。この例でわかるように、情報の変数は2つだけである。つまり行為と対象物のみに限られている。行為の主体には変化はない。つまり主語の情報価値は非常に少なく、ほぼ0に近い。一方、女の子の行っている行為と対象物は、コミュニケーションにおける解読あるいは産出を行うための重要な要素になる。4枚の写真のなかでこれらの要素に差異があるため

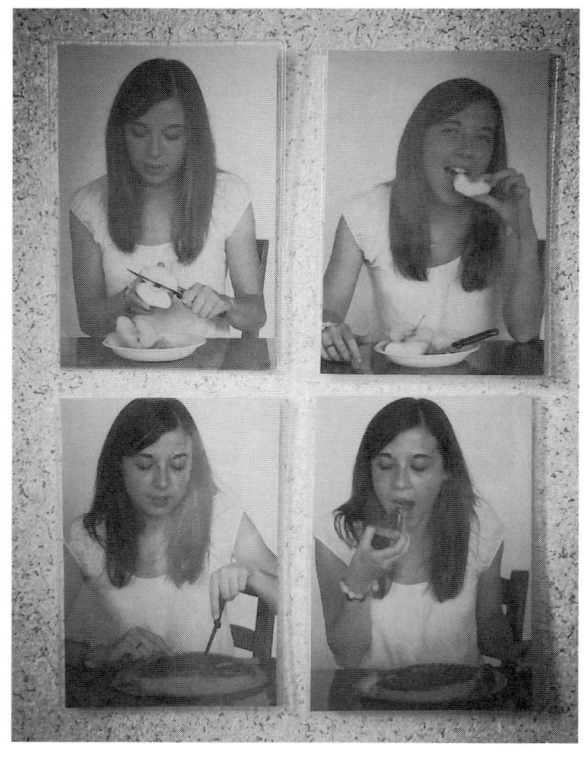

図4.1

に、情報価値の高い要素となっているからである。

　女の子が「ケーキ」あるいは「リンゴ」という対象物に対して行える行為は実際はたくさんあるが、そのうち共通認識のなかで「食べる」と「切る」という2つの行為に限定されているために、患者は、写真の場面を解読あるいは産出するにあたり、考慮しなければならない知識にいわば境界線を引くことができる。

　患者は自分の手元にある4枚の写真のなかから1枚を選び、選んだ写真について何が「既知」であり何が「未知」なのかを区別しなければならない。このように非常に簡略化されてはいるが、患者は日常のコミュニケーションの場合と同じ言語過程・認知過程を活性化させる必要に迫られることになる。

### ■第2の原則：コミュニケーション行為における教示的要素

　ヴァインリッヒが次にあげている原則は、言語のもつ「教示的な」側面についてのものである。ヴァインリッヒは言語の教示的要素とは、道路標識のようなものであると説明している（Weinrich, 1988）。

　教示的要素としては数多くのものがあるが、空間あるいは時間を示す直示（たとえば、空間－時間を表す副詞）、人称に関わるもの（人称代名詞）、すでに言及されたもの、あるいはこれから言及されるであろうものについての前方照応的および後方照応的要素（関係代名詞の「che」や、定冠詞、不定冠詞など）、名詞の語尾変化、動詞および形容詞の変化（男性形と女性形の区別、複数と単数の区別、行為が現在なのか過去なのか、あるいは確実なものなのか想定なのかを示す動詞の時制）などがある。

　単語の並べ方も、教示的要素である。"Marco pettina Sara"「マルコがサラの髪をとかす」と "Sara pettina Marco"「サラがマルコの髪をとかす」という2つの文章の意味の違いは、（イタリア語の場合は）言語要素の並べ方の順序によって生じてくる。行為を起こす主語は、文頭に来ることが多い。

　"andare"（行く）と "venire"（来る）といったような、移動を示す動詞も教示的要素を含んでいる。どちらの動詞も、主語の空間移動を示すものであるが、"venire"（来る）の場合は、聞き手に近づくという意味を含んでいる。それをよく表しているのが "Vado anch'io"（Vadoは andare の一人称単数形、つまり主語が「私」）と "Vengo anch'io"（Vengoは動詞 Venire の一人称単数形）の違いである。どちらも「私も行きます」という意味になるが、聞き手の方へ行く、あるいは聞き手と共に行く場合には、andare ではなく venire が使われる。

　"più"（英語の more にあたる）と "meno"（英語の less にあたる）のような副詞による言語要素の比較表現も教示的要素である。ルリアの患者レブは「象はハエより大きい」と「ハエは象より大きい」という2つの言語表現のうちどちらが正しいかという選択に生涯悩まされ続けた。象とハエの大きさはきちんと認識しているのにもかかわらず、その比較関係を質問されると、どちらが「より大きいのか」という関係性を定めることができなかったのだ。空間－時間的情報と言語情報を統合するのが困難であるために、副詞の比較級（più）と大きいほうの動物（象）の名前の関連性を認識することができない。「より大きい」という形容詞が修飾しているのは、比較される動物のうち最初にくる動物であり、副詞 più の前に置

かれ、文中での位置も決まっている。

　これらの例をみてみると、教示的要素を正しく解釈するためには、言語機能といわれるものに属していないようにみえるさまざまなプロセス（みえるだけだが）の活性化が必要であることがわかる。

### ■第3の原則：コミュニケーション行為におけるテキスト性の基準

　第3の原則は、テキスト言語学による、「テキスト（文）」の定義、つまりテキストは「完結したコミュニケーション・ユニット」だとする定義である。

　通常は「テキスト」というと、文章を構成する単語の総体という意味でとらえられているが、テキスト言語学によると、"Yes"あるいは"No"という肯定あるいは否定表現も、テキストと考えられる。完結したコミュニケーション・ユニットというのは、長さによって規定されるのではなく、コミュニケーションとしての価値をもつための条件を備えているかどうかが問題とされるからである。

　ド・ボウグランドとドレスラーは共著『テクスト言語学入門』において、「テキスト」がコミュニケーション価値をもつための条件としての「テキスト性の基準」を細かく論述している。「テキスト性の7つの基準」は、コミュニケーション行為を、言語活動と認知活動からなる複合的な活動ととらえるものである（表4.3）。

　「結束性（La coerenza）」は、認知レベルでの関係性を説明するもの、つまり表現された概念間を結びつける「環（リング）」の構築を意味する。「結束構造」とは、テキストを構成する要素の文法的な依存関係を基礎とするものである。たとえば推論プロセスは、耳に入ってきた情報と、表現されていないが両者の知識のなかにある情報を結びつけて、一見すると結束性のないコミュニケーションに結束性を維持させることができる。たとえば「今何時ですか？」という質問に対して、「9時25分です」という答えもあるし、「もう遅いよ」と答えが返ってくる場合もあるだろう。返答の結束性は、私たちの記憶のなかにある情報をたどることで見出される。後者の返答の場合、コミュニケーションに参加している両者が何かをするための時間を決めていた場合には結束性があることになる。

　「整合性（La conformita）」は、コミュニケーション相互作用の中で欠けたリングを構築していく中枢神経系の働きのことである。たとえば、話し手が「今何時ですか？」と問うと「今○時○分です」と答える。しかし、2人が一緒に仕事をし

**表4.3**　テキスト性の基準

---

1. 結束性
2. 整合性
3. 意図性
4. 容認性
5. 情報性
6. 場面性
7. テキスト間の相互関連性

---

ている時に「今何時ですか？」と問うと、「もう時間がない」と答えるかもしれない。なぜそう言うのかを、「仕事が遅くなっているので時間通りにするためにはスピードを上げなくてはいけない」と、そうした足りないリングを心的に構築することである。

「意図性（L'intenzionalità）」は、意識の志向性であり、話し手が「何かに向かう」こと、コミュニケーションの目的を達成することである。

「容認性（L'accettabilità）」は、聞き手側の期待、どのような知識を得られるかの期待である。聞き手が、話し手側に対する容認性を下げれば、コミュニケーションは困難になり、まったくコミュニケーションが成り立たない場合もある。この容認性という問題は失語症患者とのコミュニケーションの中では非常に多く起こる問題である。

「情報性（L'informatività）」は、表現された内容に含まれる既知および未知な知識、期待されていたあるいは期待されていなかった知識の総体を意味する。

「場面性（La situazionalità）」は、コミュニケーションの場面における、テキストの文脈の重要性に関わる基準である。言語行為を遂行している全体状況の中でいわれたコミュニケーションの内容の重要性を意味する。この文脈性には言語要素以外の情報も含まれ、言語行為が前頭葉的な思考の側面からより正確になるために必要なアクセサリー部分になる。

「テキスト間の相互関連性（L'intertestualità）」は、1つのテキストとそれに先行する他のテキストとのつながりを示すものであり、テキストの重要性を、すでに知らされ、受け入れているテキストをベースに規定するものである。より複雑なコミュニケーション行為や、より複雑な文章を解読したり産出したりする時の要素で、さまざまなものをどのように"つなげて"いくかということである。


ここではテキスト性の基準についておおまかにしか触れることしかできないので、文章末にあげた参考文献を参照にしてもらいたい。とはいえ、ここで短く述べたことからだけでも、患者がテキストを聞いた時に、これらの基準が満たされているかをどこまで認識できるか、また患者がテキストを産出する時にどこまでこれらの基準を守ることができるかを評価することの重要性が理解できるはずだ。

テキスト性の基準は、訓練を組み立てる際にも応用されなければならない。言語の理解の場合も産出の場合も、これらの基準を使いこなすための認知プロセスの回復を導いていくような訓練であるべきだ。たとえば失語症患者の場合、複数の情報のなかから、その場面での意味のある情報を区別することが難しいことが多い。視覚的な認知のみが要求され、言語的な要求がない場合にも、そうした困難が生じていることもある。また別の例としては、患者が「容認性」を著しく狭めてしまっており、耳に入ってくるものを拒否して、そのコミュニケーション場面において意味がないものとして処理しようとすることもあるが、それは自分の知っていることと耳に入ってくることを照合し、コミュニケーションを正しく解釈することが難しいからである。

## 言語の「解読」とは何か?

　ここまでは、訓練を組み立てるために参考にしている理論について述べ、言語哲学およびテキスト言語学の研究者の仕事について言及した。

　治療訓練とは、脳損傷によって変質した諸機能の再組織化を目指して、患者に提言される「経験」だといえよう。病態の改善を目的とした訓練を提言するにあたって、システムがどのように機能しているのかを知る必要があるし、病変によってどのような変化が生じているのかを知ることが必要だ。

　ルリアは、言語の理解の仕組みを分析し、言語の基本機能である「解読」を行うためにはどのようなプロセスが必要かを明らかにしている。

　まずルリアが最初の条件としてあげているのが、単語の理解である。そのためには音素認識が正常であることが必要、つまり単語を構成する音を区別する能力が必要である。これが変質しているのが感覚性失語症、いわゆる「聴覚失認」の最大の特徴であり、この場合は、音素システムの聴覚組織化に崩壊がみられる。

　言語の理解にはまた、各要素に帰属される意味を知ることが必要であり、そのためには、耳から入ってくる内容の解釈に至るまでの複雑なプロセスを経ることとなる。失語症の場合は、複雑なテキストの理解のみに限定されている患者もあるが、いかなる患者においても、常にこのプロセスのどこかのレベルで理解の困難が生じているということを忘れてはならない。

　言語の理解に必要なもう1つの条件は、単語で構成されるシステムの構造を認識できるということである。言語要素は単独に分析されるが、それと同時に各要素間の関係づけもなされている。システムの構造を理解するためには、複雑な文法関係や、統語関係を理解する必要がある。これは「遠心性運動失語」の場合は難しい課題となるのだが、それだけでなく空間的－時間的な組織化ができることも必要で、「意味失語」の場合は、こちらが問題となる。さらには、ワーキングメモリー（作業記憶）が健全であることが必要で、前頭葉に大きな損傷を負った失語症患者の場合はこれが問題となる。構造を正しく理解するためにはまた、システムが処理した複数の可能性を照合することも必要となる。

　ルリアが最後に解読の必要条件としてあげたが、コミュニケーション全体の理解である。「力動性失語」の場合、副次的な部分がシステムにより抑制されないため、記憶あるいは注意や集中力の障害と相まって理解プロセスが阻害される。

　このようなルリアによる神経心理学的分析から推論できるように、「言語テキスト」の理解には、だいたいのところ自動的に行われる解読プロセスだけではなく、その他の認知プロセスの活性化も必要とされており、そうした認知プロセスの活性化によって、耳から入ってきた表現の意味をとらえることができる。

　スパーバー（Sperber）とウィルソン（Wilson）によると（in Bertuccelli Papi, 1993）、正しい解釈に達するためには、関連性の原則（principio di pertinenza）に則った推論過程を経ることが必要になる。人間の精神は、自分が聞いたことは関連性があるとして、示された複数の可能性のなかから意識的な選択をすることに

なる。同時に、記憶のなかに登録されている補助的仮説（ipotesi ausiliare）の総体（これが「文脈」と呼ばれるもの）を評価し、複数の可能な解釈を複数の可能な文脈と照合する。文脈—解釈というペアが、関連性の原則を満たして初めて、解釈に到達するのである。ベルトッチェッリ・パーピはこれを「精神の合理性は、その社会的表現の不特定さを考慮に入れねばならない（Bertuccelli Papi, 1993）」と説明しているが、これからもわかるように、精神の機能について現実的なモデルを構築するのは、きわめて難しい。

　そうすると、言語リハビリテーションの課題もまた、非常に複雑なことに思えるが、今まで述べてきた各学問分野の理論家たちとは異なり、臨床で働く言語聴覚士には、きわめて豊かな情報源がある。つまり患者のなかに、止まることのない、継続的な発展を実際にみることができる。長期にわたる患者の観察、プラスあるいはマイナスの予後予測要素といったものが、治療訓練の選択にとっても新たな治療提言を見つけていくためにも重要なツールになる。経験としての治療訓練を患者に提示する時には、現実の状況を反映するものであることが必要だが、患者が容易にアクセスできるものでなければならない。あまりに複雑な解読訓練を提言したのでは、多くの認知プロセスを同時に活性化させることを要求することになり、訓練としての価値自体が失われてしまうことになりかねない。

## どのような訓練を提示するのか？

　言語の解読を回復するために、ここで「訓練の課題集」を作ろうとは思っていない。それぞれの言語聴覚士が、観察によって得られるすべての指標をベースに、それぞれの患者の困難を改善するためにもっとも適した訓練を選択したりつくりあげたりしていくことが必要になる。

　代償メカニズムがすでに固まっている場合、発症から時間が経過している場合には、別の選択もしていくことが必要になる。人間システムは、自発的にも回復をしていこうとするものであるが、その場合に選択されるストラテジーは、アクセスが容易で自動的であり、均一的なプロセスを踏むものであるため、私たちはできるだけ早い時点でそれらを抑える必要がある。失語症患者は、理解の困難を「やる気」で埋め合わせようとすることが多い。つまり耳を傾ける代わりに、対話相手の言う内容を言語化しようとする様子もしばしば見受けられる。

　プラハ派の言語学者ヤコブソンは、解読プロセスにおける困難が、産出プロセスの困難に影響を与える程度は、産出プロセスの困難が解読プロセスの困難に与える影響よりもはるかに大きいと主張した（Jakobson, 1971）。

　私たちは、子どもの言語学習においても、解読が産出に先行することを知っている。言語発達の最初の段階では、子どもは自分で言語化できるよりもはるかに多くのことを理解できる。

　こうした理由、あるいは失語症のリハビリテーションに携わっている者なら誰でも知っている他の理由から、ここではいくつかの解読訓練を記述する。解読訓練では、患者との間に構築される相互作用のタイプがそれぞれ異なっている。

　それでは認知神経リハビリテーションにおける言語療法の訓練はどのように行われているのだろうか。訓練には言語の「解読訓練」と言語の「産出訓練」があるが、ここでは「解読訓練」について説明する。

## 言語聴覚療法としての解読訓練

　失語症に対する言語聴覚療法としての解読訓練には、テーマやレーマの異なる「1セット4枚の写真で構成されたカードを活用した訓練」がある。これが最もよく活用される治療訓練であるが（第2部の絵カードを使った治療訓練も参照のこと）、「指示タイプの写真を並べていく訓練」、「質問を選択する訓練」、「セラピストがわざと間違えてテキストを朗読する訓練」などもある。言語聴覚士はコミュニケーション状況をどのように段階的に複雑にしてゆくかを考慮する必要がある（表4.4）。以下、具体的に説明していく。

　「解読」という言葉の意味を理解するために、「テーマ」と「レーマ」という観点から4枚の写真を見てみよう（図4.2）。テーマは「既知のもの」で、レーマは「未知のもの」だが、この4枚の写真を見ると、どこが既知か、どこが未知かというのはすぐにわかるだろう。つまり、ここにある4枚の中で既知の情報というのは「女の子」である。女の子は4枚に共通のテーマだ。未知の情報というのは4枚の中で女の子が「何をしているのか」、それが「レーマ」である。そのレーマの中に変数が2つ入っている。「行為の変数」と「対象物の変数」と私たちが呼んでいるものである。先程、「既知のもの」と「未知のもの」とでは脳の働き方が違うことを強調した。つまり、このテーマである女の子というものについて患者の脳は働く必要がない。それに対してビスケットを食べているのか、コーヒーに浸しているのか、こちらのレーマについて患者の脳は活性化されないといけない。

　次に、患者の脳がテーマとレーマを区別するために、セラピストがどういったことをしてあげなければいけないかを考えてみよう。まず、視覚的な分析をしてこの4枚の写真に共通なものと違うものを分析することができる。しかし、もう少し難しいのは、この4枚の写真の内容を正確に「解読」するということである。
　次の4枚の写真を見てみよう（図4.3）。この4枚の写真は先ほどの4枚の写真に比べると解読が少し簡単になる。患者が解読しなければならない内容が1つになっているからだ。つまり、ここでは女の子がいてすべて「切る」という動作を

**表4.4　言語聴覚療法としての「解読」の訓練**

---

■1セット4枚の写真で構成されたカードを活用した訓練
■写真を並べていく訓練
■質問を選択する訓練
■セラピストがわざと間違えてテキストを読み上げる訓練

---

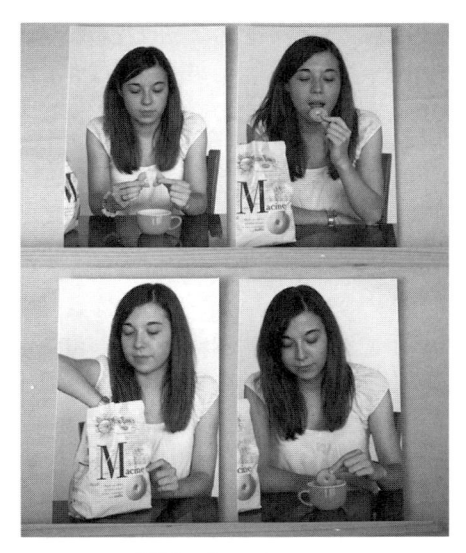

**図4.2**　テーマとレーマ

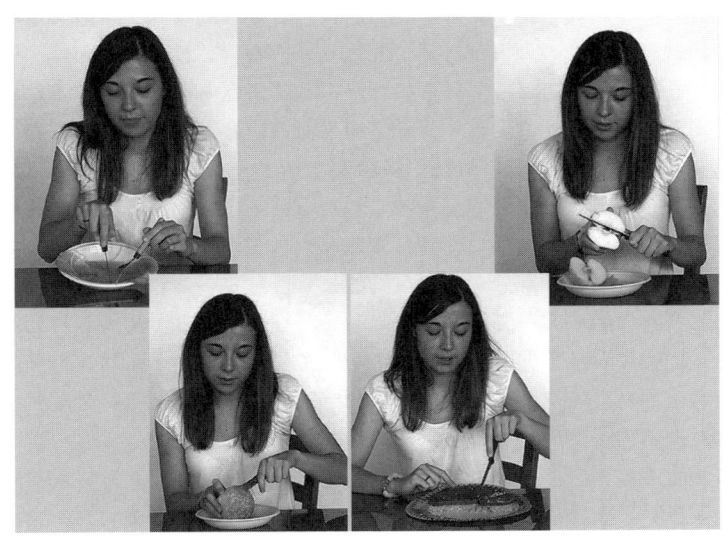

**図4.3**　テーマとレーマ

している。何を切っているかというところだけが異なる。

　このように解読の訓練では4枚の写真カードを使う。同じ写真が2セットになっている。そのうちの1セットはセラピストも患者も机の上に置いて見える状況になっている。それが作業をする世界である。私たちが共有する知識世界を4枚の写真に限定し、それを訓練の対象とする。この訓練は簡単そうに見えるかもしれないが実際には難しい。言語哲学、あるいはテキスト言語学から得た知見を活用して開発されたのが、こうしたテーマやレーマの異なる4枚の写真を使った言語の再教育になる。

　解読の訓練を行うためには「解読がどのように行われているか」を知る必要がある。失語症患者がテキストを解読するための訓練はさまざまな言語的な相互作用の原則をすべて含んだものでなければならない。セラピストの役割は、彼らがテキストを理解できるようにすることである。彼らに提示する文章の中に、コミュニケーションにおける「情報の内容」、「教示的要素」、「テキスト性の基準」を導入し、その再構築ができるように患者を導いていくことが重要である。

　解読がどのように行われるかを理解するためにもルリアの助けを借りたいと思う。ルリアはテキスト（文）の解読というのは語彙要素の理解だということ、つまり個別の語彙要素を理解するのが中枢神経系の最初のニーズになると述べている。そして、ある語彙要素を理解するためには「音素」の理解ができることが前提条件になる。これは「聴覚・失読失語」の患者の場合に第1の大きな問題になる。また、テキストを理解するためにはその中に含まれている「意味」を理解することが必要となる。これが「意味失語」の患者の障害になる。次に、語彙要素を理解するためには、それぞれの語彙間の語彙規則というものを理解しなければならない。これが「遠心性運動失語」の患者の大きな問題となる。

　また、ルリアは解読を行うためには言語に移行されたシステムの文章的、文法的あるいは統合的構造の理解が必要だと述べている。これはコミュニケーション全体の理解ということをいっているのだが、ルリアはそれを説明するためにイタリアの言語学者アレキサンドラ・ジーノの手記の内容を採用している。彼の手記は健常者の場合にテキストの解読や解釈がどのように行われるかが記されている。これを読むと解読が複合的な多岐にわたるシステムであることがわかる。

　解読というのも産出と同様に非常に複雑なシステムである。健常者の場合では解読のプロセスの多くの部分がほぼ自動的に行われる。これは理解の伝達性を深めるために我々の脳にとって非常に大きなメリットである。解読が自動的に行われないと、回復にとって非常に時間がかかってしまう。たとえば、外国語を通訳する場合がそうだ。イタリア語から日本語へ翻訳する場合、それを素早く行うには解読プロセスの多くの部分が自動的に行われている。

　ところが患者の場合は、健常者では自動的に行われているシンプルな解読も難しいことが多い。失語症患者に解読を教えていくためには、まずシンプルな状況から段階的に解読を教えていくことが重要である。そして、教示的な内容、患者にとって難しい教示的な内容を含めた形で提示していくことが重要になる。脳が自動的に解読できない状態になると、さまざまに可能な解釈がいくつも生み出されて、それを照合するという作業を行わなければならなくなる。自動的に行われていないそれらの比較の中から、意識的に選択を行うという必要性が出てくる。

　そこでまず複数の可能な解釈というものが生み出され、意識的にその中から選択され、そこから可能な内容の評価、あるいは可能な内容の解釈といったものが生み出される。そして、その脳の機能システムに内容の評価と解釈がうまく適合して認識された場合、その解釈が採用されるかたちになる。これが健常者の場合には自動的に行われている。一方、患者はこれをすべて行わなければいけない。つまり、かなりの負荷が患者の脳にかかっているということが想像できるだろ

う。したがって、私たちは患者を介助しながら、訓練の中で想定された情報の完全な解釈ができるように患者を導いていく。訓練では非常に複雑な活動が行われているように見えるが、実は私たちが日常的に誰かの話を聞く時にはいつもこうした脳の機能システムをまわしているのである。

　それではどうやって訓練を選択していけばよいのだろうか。言語聴覚療法においても、認知神経リハビリテーションの観点や手続きに基づいて、患者に訓練を選択していく。まず、患者の何を改善するかを選択し、それをもとに訓練を選択していく。何を改善するかを選択するためには、患者を詳細に観察することが必要になる。セラピストはそれぞれの知識をもとに、患者のポジティブあるいはネガティブな要素を観察しながら、どの部分を改善できるのかを見極めていかなければならない。セラピストがある1つの訓練を選ぶということは、患者の解読の状況において、ある1つの要素を改善したいということである。それは回復への仮説の構築、ある"賭け"を行うということになる。

### ■ 1セット4枚の写真で構成されたカードを活用した解読訓練

　「1セット4枚の写真で構成されたカードを活用した訓練」には次のような基本的な手順がある。まず、先程の4枚の写真カードを2セット用意し、1セットの4枚をテーブルの上に並べる。そして、残りの1セット4枚の写真から1枚を患者の手で引かせ、セラピストに見せないように指示する。この選択した1枚の写真は患者からは見える。そのうえでセラピストはどれか1枚の写真について文章で発語する。たとえば、「あなたの引いた写真は女の子がナイフでケーキを切っていますね」と文章で言語記述する。これに対して患者はその言語記述が正しいかどうかを「イエス」か「ノー」で解答する。あるいは、患者はテーブルの上の4枚のどれかを指差してもいいだろう。その後、セラピストと患者は手で引いた一枚の写真がテーブル上の4枚のどれと同じであるかを照合して確認する。この認知問題に正解することがテキストの解読である（図4.4）。

　この解読の訓練では1セット4枚の写真カードを2セット使って訓練をしてい

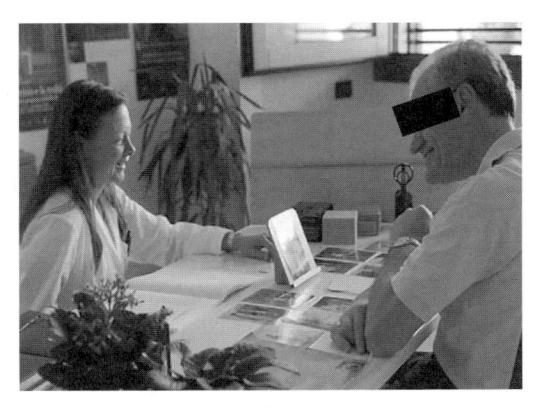

図4.4

る。先ほどテーマとレーマのところで出てきた食べ物を切っている女の子の絵と
かパニーニを食べている女の子の絵とか、そうしたどの部分の解読に働きかけた
いかに合わせて必要な組み合わせの写真が2セットになっている。患者の能力に
応じてその写真を選んでいく。訓練の内容をシンプルに表すために最も適切な写
真を選ぶわけである。

　こういったさまざまな写真を使って訓練をするということのメリットやアドバ
ンテージは、その変数を1つだったり2つだったり3つだったり4つに変えるこ
とが可能だということである。つまり、解読すべきテキストの長さを変えること
ができるということである。つまり、個別の語彙的要素の理解といったかたちで
訓練を提示することもできるし、言語間の文法、構造的な関係性の理解といった
ものを中心においた解読のための訓練を行うこともできるし、コミュニケーショ
ンの全体の比較といったことを中心にする訓練を行うこともできる。写真を変え
ることによってさまざまな調整ができるということである。

　訓練で4枚の写真を使うのはセラピストのメリットになる。どの変数を操作す
るかということが明確ならセラピストは訓練がやりやすくなる。また、それがう
まくいったかどうか患者の回答からそれを検証するのもやりやすくなる。しか
し、4枚の写真の「モダリティ（種類）」での訓練、あるいはそのシチュエーショ
ンの記述のみでは「レベル（難易度）」が限られてしまう。患者がセラピストの言
語記述を解読するという点では、この4枚の写真の種類だけでは限定されてしま
い、訓練の難易度を展開できない。

　そこで、コミュニケーションの交換、つまりセラピストと患者との意図の交換
という状況をさらに展開させるためには、4枚の写真のモダリティの内容を変え
て患者に提供することが必要になる。セラピストはそのために数多くの訓練道具
（1セット4枚の写真）を用意しておく必要がある。

　こうした解読の訓練は「言語の再教育」において非常に重要である。たとえ
ば、子どもの言語の発達も解読から始まる。解読は言語学習の最初の一歩であ
る。事実、子どもはまず解読から学習を始める。言葉の理解ができるレベルに達
して初めて話すことができるようになるわけである。ルリアは成人の失語症にお
ける脳の再学習プロセスも、多少異なるけれども子どもの言語学習と同じような
道筋が含まれると述べている。その意味で言語の解読を失語症の再教育の中心に
置くべきだ。健常者でも、外国語を学習する場合、最初の脳活動は解読から始ま
る。また、患者の場合、解読はある程度は残存している場合も多いが、ともかく
いきなり最初に産出の訓練をするのではなく、解読の訓練から入ることが重要で
あると考えている。いきなり産出を求め、文法の生成を産出の方から入ってしま
うと、かえってその呼称のシステムを亢進させてしまう結果になるからである。

　以上の理由から、私たちは常に解読訓練から適用してゆく。これは認知神経リ
ハビリテーションにおける言語聴覚療法が、伝統的な言語聴覚療法と異なる最大
の特色の1つになっている。伝統的な言語聴覚療法は患者の症状に応じて訓練を
提示していくというのが基本的なやり方である。しかし、それはオースティンの
言語行為における「発語行為」に働きかける言語の再教育であるといえる。つま

り、コミュニケーション行為としての言語的な相互作用、自己と他者の「意図」が考慮されていない。これに対して認知神経リハビリテーションにおける言語聴覚療法では、「発語内行為」や「発語媒介行為」を言語の再教育に導入し、「対話（会話）」の回復に働きかけているのである。

### ■指示タイプの写真を並べていく解読訓練

　テーブルの上に4枚から8枚の写真を置いて、セラピストがその並べ方を指示していくというやり方である。この方法を使うと、解読課題に空間的な教示を組み入れることができるし、文法的あるいは構文の観点からして長く複雑な記述を使うことが可能になる。患者の能力に応じて、適切な差をつけた数枚の写真を選ぶ。これらの写真をテーブルの上に並べ、写真の少なくとも一辺が、もう1枚の写真の一辺と接するように並べていく（図4.5参照）。

　次に、このように適当に並べた写真の置き方を（再現するように）、患者に指示していく。患者はもう1組の同じ写真をもっており、セラピストの指示に従って写真を1枚ずつ並べていくことになる。セラピストが並べた写真は、目隠しのスクリーンで隠れており、患者には見ることができない。患者は全部の写真を並べ

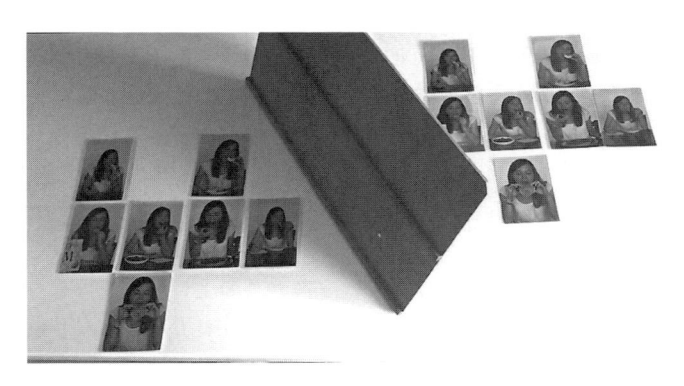

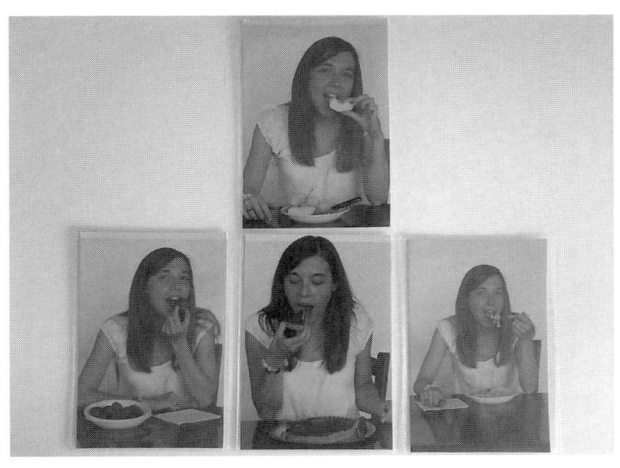

図4.5　指示タイプの写真を並べていく訓練

終わった時点で、それをセラピストのものと比べて、自分の解読が正しかったかどうかを確認することになる。

　こうしたコミュニケーション状況を提示できるのは、複数の情報を含んだ言語構造を正しく認識できるようになった患者である。写真を並べていくためには、患者は「上、下、右、左」といった空間教示を解読しなければならない。上下、左右といった対立関係にある位置の区別が間違いやすいので、写真を「左下」から並べていき、「上」と「右」という空間指示語だけを使うという方法で、困難程度を低減することも可能である。

　最初の3枚から4枚の写真を並べたら、患者は次の写真をどこに置くかを解読するのみだけでなく、すでに並べられているどの写真の隣に置くのかも解読しなければならない。

　たとえば「リンゴを食べている女の子は、ケーキを食べている女の子の上に来ます」とセラピストが述べた場合、患者は、「上」という空間教示を正確に解読しなければならないのに加え、すでに並べられている複数の写真のうちのどれが「ケーキを食べている女の子」なのかも解読しなければならない。そしてその「上」に並べられるかどうかも確認しなければならないことになる（図4.3参照）。

　患者が情報に対する注意や短期記憶をうまく活性化できない場合は、課題は難しくなる。そうした場合は、指示の文章全体を何度か繰り返すこと、あるいは文章を分割し、最後にもう一度文章全体を述べると言った工夫が必要となる。

　文章シークエンスの順番を変更すると、患者にとって課題が難しくなることも観察された。選択すべき写真の記述から始めて、次にもう1枚の写真に対する位置の指示をすることもできるし、まず位置と位置決めの基準となる写真を記述し、最後に患者が手に取って並べるべき写真の記述へとつなげることもできる。

　たとえば「リンゴを食べている女の子は、ケーキを食べている女の子の上に来ます」ともいえるし、「ケーキを食べている女の子の上に、リンゴを食べている女の子が来ます」ともいえる。患者は、ある特定の語順で記述がなされるだろうと期待していることが多い。そうした事実からも、この訓練は、同じ意味を伝えるために複数の言い方があるという、言語のもつ変容性に患者の注意を向けるための訓練ともいえる。

### ■質問を選択する解読訓練

　言語の解読を学習する治療状況として「質問」を中心とした訓練も提示できる。

　私たちは、自分がもっている情報と、自分がもっていない情報の間に差異がある時には、自然と質問が浮かんでくる。

　「あなたの名前は？」「どこに行くの？」「調子はどう？」といった質問を私たちは頻繁に使っている。日常生活では、わからないことがあれば質問をするし、自分が勉強したことを正しく理解したかどうか確認したい時も質問をする。

　子どもは、「表明」よりも前に「質問」を覚える（Camaioni, 2001）が、こうした生物学的行動は、人間というシステムには、遭遇する「情報の空白」を埋めるというニーズがあることを示すものといえる。

　ヴァインリッヒは、その著書『Wege der Sprachkultur』(1985) で、質問をするという能力は、「知らないこと」を「知ること」に変化させるための最高の手段であると述べている。

　哲学もまた、質問をする能力の重要性を教えてくれる。ソクラテスはプラトンとの対話のなかで、「知らないことがわかっている」から、質問をしていると述べている。質問に対する哲学の関心は、特に20世紀の半ばから、「解釈学」あるいは「テキスト解釈」の哲学として大いに研究されるようになった。

　こうした哲学的アプローチの代表的研究者の1人であるガダマーは、「質問が思考を開き、既知と未知の間の宙づり状態にする」としている。

　失語症の患者の行動を観察してみると、「問いかける」ということができていない様子がしばしば観察できる。言語外行動においても、質問するということがあまりない。おそらく重篤な患者においては、何かを知っているか／わかっているかを自覚すること自体が難しく、「質問する」という行動は、ジェスチャー・レベルでも活性化されないのだと考えられる。

　これから紹介する「質問を選択する訓練」の例は、患者に情報を収集するというニーズを引き起こそうとするものといってよいだろう。

　解読訓練においては、入ってくる複数の情報について、それぞれの情報価値の大きさを区別できなければ、正しく回答することはできない。したがって、最初から、テーマとレーマを区別することに慣れることが重要である。ただしこの段階では患者はまだ自分から質問をすることはできないので、セラピストがいくつかの質問を用意して、患者をガイドすることが必要になる。患者に提示されている訓練の状況のなかでそれぞれの情報のもつ情報価値を区別できるようにガイドすることが必要となる。

　2人の共通認識の世界として、1人の女の子が、それぞれ次の行為をしている4枚の写真を提示する。

　女の子が水のボトルを手に取る。

　女の子がビールの缶を手に取る。

　女の子が水を飲む。

　女の子がビールを飲む。

　患者には、セラピストにも見える位置に、この4枚の写真を並べるように指示する（図4.6）。この段階は視覚による解読が要求されているのみであり、言語的な解読は要求されていないが、患者の写真の並べ方に秩序がないことに注目すべきだ。つまり、要求された課題は理解しているが、写真を観察してどのように並べるのが機能的だと考えることはしない。たとえば、内容の異なる写真、「水のボトルを手に取る」と「ビールを飲む」という写真が隣り合わせに置かれたりする。

　並べ方を変えるように、写真を注意して見るようにと指示すると、情報変数を1つずつ考慮して、つまり最初は飲み物の種類で、次に遂行している行為に応じて（あるいはその逆で）、写真を並べ替えることができることもある。

　多くの場合は、他の写真や、その時の訓練で使っている写真を使って、どうやったら意味的に秩序のある並べ方ができるかの例を示すことが必要となる。

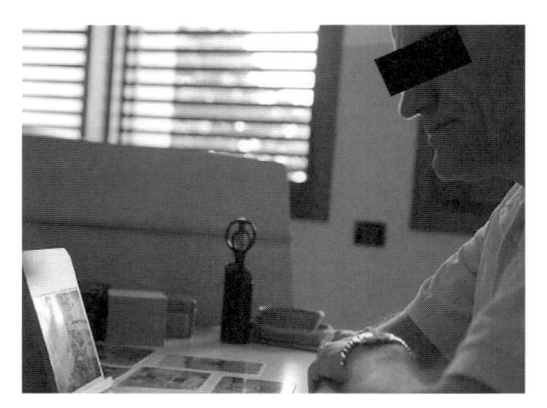

**図4.6**　質問を選択する訓練

　こうした患者の行動は、視覚分析が困難だということだけでなく、情報の収集が不確実であり、うまく組織化されていないことを示すものであると考えられる。

　たとえば「これらの写真の間の差異はどこにあるのだろうか？」「これと似ている写真はどれだろう？」「何が写っているのだろう？」といったことを考え、セラピストとの情報交換はどのような情報について行われるのかを、少なくとも視覚的にでも理解しようということがないのがわかる。

　同様の困難は、訓練で使われている写真カード（同じものが2組ある）のなかから、まったく同じものを見つけて組み合わせるようにと要求した時にも観察される。患者はたとえば「水のボトルを手に取る」と「水を飲む」という写真を組み合わせたりするのだ。

　秩序だった並べ方ができたら、セラピストが例としてあげるいくつかの質問のなかから、この状況にもっとも合ったものを「選ぶ」ように要求する。たとえば「どんな質問をしたらよいでしょうか？"女の子は何をしていますか？"でしょうか？　それとも"女の子は誰ですか？""女の子はどこにいますか？""女の子は何歳ですか？"」

　これらの質問を1つずつ示していった時、そのなかから、この状況で意味のある唯一の質問を選択できるという能力は、この後で行う4つの写真の記述の解読課題を成功に導くためには不可欠な前提条件であると考えられる。

　多くの患者は、このいわば「準備」段階のおかげで、徐々に解読課題がうまくいくようになっていく。セラピストが患者の選択した写真はどれだと思うかの記述を始めると、記述を言い終わる前に、あるいは自分の選択した写真とは符合しない要素が登場した時点で反応するようになる。

　セラピストが提言するいくつかの質問から適切な質問を選ぶことは、情報交換はどの情報について行われるのかに患者の注意を向けるガイドとなるだけでなく、解読課題への参加準備の態度を活性化させることを意味すると考えられる。

## ■セラピストがわざと間違えてテキストを朗読する解読訓練

　最後に紹介する解読訓練は、セラピストの朗読の間違い（エラー）を患者が指摘するかたちをとる。ルリアも指摘しているように、「解読」は複合的な機能系であり、脳損傷後にはさまざまなかたちで変質がもたらされる可能性がある。

　多くの失語症患者では、「黙読」が大変難しく、まったくできない患者もいる。また、1人では黙読へのアクセスが不可能だが、他の人の行う朗読についていくことができる患者もいる。

　ここで紹介する治療状況では、患者とセラピストが共有する知識は、書面に書かれたテキストである（図4.7）。セラピストが文章を音読するが、その長さは、患者の注意、記憶、視覚・聴覚による知覚の能力に合わせたものとする。

　セラピストは、必要ならば同じ文章を何度も繰り返して「音読」する。患者がテキストを理解したといった時点で、もう一度文章の音読を繰り返すが、その際、各行ごとに間違いを1つ挿入するつもりであることを知らせておく。患者はセラピストの間違いに気がついたら、そこで音読を中断して知らせねばならない。

　この治療訓練では、患者は文を読むというプロセスを、単語レベルから始めて思考レベルへと、介助を受けながら進んでいくことができる（Luria, 1967）。

　セラピストの間違いのタイプとしては、さまざまなものが考えられる。最初は複数種類の間違いをして見せて、患者がどのような間違いならば比較的簡単に気がつくことができるのかを評価していく。最初は認識が比較的たやすい間違いから始めて、徐々に難しい間違いを導入していく。

　アルファベットの文字レベルあるいはシラブル（音節）レベルの間違いを導入することで、単語のグラフィック／聴覚レベルでの分析を促すことになる。

　一方、単語全体の間違いに気づくためには、各要素あるいはシラブルの合成と、単語の意味の認識ができなければならない。

　患者のなかには、ある単語を同義語に置き換えたり、テキストの全体の意味は変更しない単語に置き換えた場合に、間違いに気づかない患者がいる。これは、聞いている内容の意味について仮説を立てていることを示すものではあるが、各

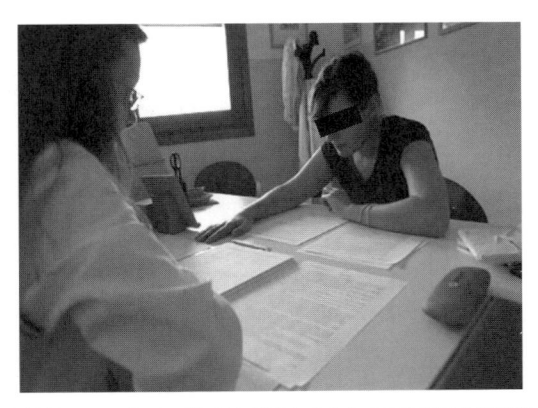

**図4.7**　セラピストがわざと間違えてテキストを朗読する訓練

要素の知覚分析に困難があることがわかる。

　ある単語を、テキストとの整合性からすると互換性のない単語に代えた時にも、これに気がつけない患者がいる。この場合は、テキストの意味についての仮説をたてることができていないか、あるいは、聞いている内容に対応しない仮説を抑制できていないからだと考えられる。

　通常の状況では、読み手が予想している意味と、テキストが実際に提示する意味との比較が素早く行われており、自分の仮説が当てはまらなかった時には、すぐにその仮説を抑制し、修正するということが行われる。テキストの数行を戻って読み直すというのは、私たちが誰でも経験することだ。それはこちらが予測していたこととのコントラストに気づくからで、読み方が悪かったことに気づくからだ!

　患者のなかには、間違いを見つけられず、音読を中断することなく最後まで終わらせてしまう者もいる。こうした行動を改善するためには、音読のスピードを落として解読を容易にしたり、課題への注意の持続を促すことが必要になる。

## ジョヴァンニの言葉

　　　　　言語を理解することが、プロセスだなんて
　　　　　考えたこともなかった。
　　　　　言語とはつまり「話せること」だと思っていた。
　　　　　最初の何か月かは、僕も随分と解読の訓練をした。
　　　　　「意味」を理解しなければならなかった、
　　　　　単語に大きな注意を向けねばならなかった。
　　　　　そして、それにはすごく大きなメンタル・エネルギーを要した。
　　　　　だから 1 時間の訓練の後は、僕はいつもヘトヘトだった!
　　　　　だけど、少しずつ、他の人の話を聞く喜びを再発見することができた。
　　　　　でも、2 つの相対する感情がわいてきたのを覚えている。
　　　　　話を聞くことの喜びとならんで
　　　　　もう 1 つ嫌な感情。
　　　　　というのも、僕は自分の思いを言葉にすることができなかったからだ。
　　　　　僕は沈黙の囚われ人だった。

　　　　　何年もたった今、思い返してみると、
　　　　　言語の再組織化の道のりは、
　　　　　ゆっくりで、大変で、あまり充足感のあるものではないと言えるかもしれない。
　　　　　だけれど、必要だし、他に代えられない。
　　　　　今僕が話したり、書いたりできることは、
　　　　　解読の訓練をした成果にもよるものだ。
　　　　　今、話をする時にも活性化できるプロセスは、
　　　　　何年か前は、理解の課題でしか活用できなかった。
　　　　　解読の訓練は、僕の脳を準備し、導いたのだと思う
　　　　　現在へと、僕にとっても再び「言葉」でできた現在へと。

　　　　　　　　　　　　　　　　　　　　　　　　　ジョヴァンニ

　何年にもわたって、認知神経リハビリテーションの言語訓練を続け、回復を目指しての歩みを続けてきたジョヴァンニの言葉は、私たちが説明しようとする要点を如実に表してくれているのではないか。それは、脳損傷によって変質したシステムの再組織を目指す認知神経リハビリテーションでは、その中心に患者を据えることの重要性だ。

　私たちリハビリテーション専門家が患者の回復を促進するために活用できるツールが訓練なのであり、訓練はそれぞれの患者が呈する困難を改善していくために組み立てられた訓練でなければならない。

　そうした訓練を提示するためには、患者を観察しなければならない。機能系がどのように組織化されているかについての知識をもたなければならない。各部がどのように機能し、統合されるのかを理解し、リハビリテーションに有益な指標を集めていかねばならない。

### 謝辞

　私の師であるカルロ・ペルフェッティ教授に感謝する。教授は研究、仕事、人生において、私にとっての尽きることのない教えの源である。

　ジョヴァンニ・メネゴン氏にはその信念と、自分の脳の可塑性を信じてくれていることに対し感謝する。そして研究と仕事の仲間であるフランチェスカの協力に感謝する。

### 参考文献

Austin J.L. (1962), How to do things with words, Clarendon Press, Oxford; trad.it. (1987) Come fare cose con le parole, Marietti, Genova

Bertuccelli Papi M. (1993), Che cos'è la pragmatica, Bompiani, Milano

Camaioni L. (2001), Psicologia dello sviluppo del linguaggio, Il Mulino, Bologna

De Beaugrande R.A. Dressler W.U. (1981), Introduzione alla linguistica testuale, Il Mulino, Bologna

Jakobson R. (1971), Il farsi e il disfarsi del linguaggio, Einaudi, Torino

Luria A.R. (1967), Le funzioni corticali superiori nell'uomo, Giunti Universitaria, Firenze

Luria A.R. (1978), Problemi fondamentali di neurolinguistica, Armando, Roma

Luria A.R. (1973), Un mondo perduto e ritrovato, Ed. Riuniti, Roma

Perfetti C. (1985), L'esercizio terapeutico nella rieducazione dell'afasico, Marrapese, Roma

Sperber D. Wilson D. (1986), Relevance: communication and cognition, Basil Blackwell, Oxford

Weinrich H. (1989), Vie della cultura linguistica, Il Mulino, Bologna

Weinrich H. (1988), Lingua e linguaggio nei testi, Feltrinelli, Milano

# 行為と言葉の訓練室

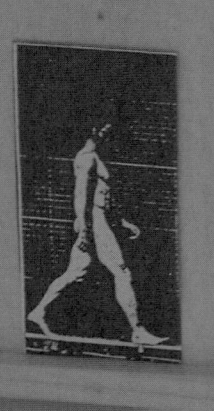

言語は行為である。
なぜならそれは、既知のものと、
よって意味を生み出す「創造」

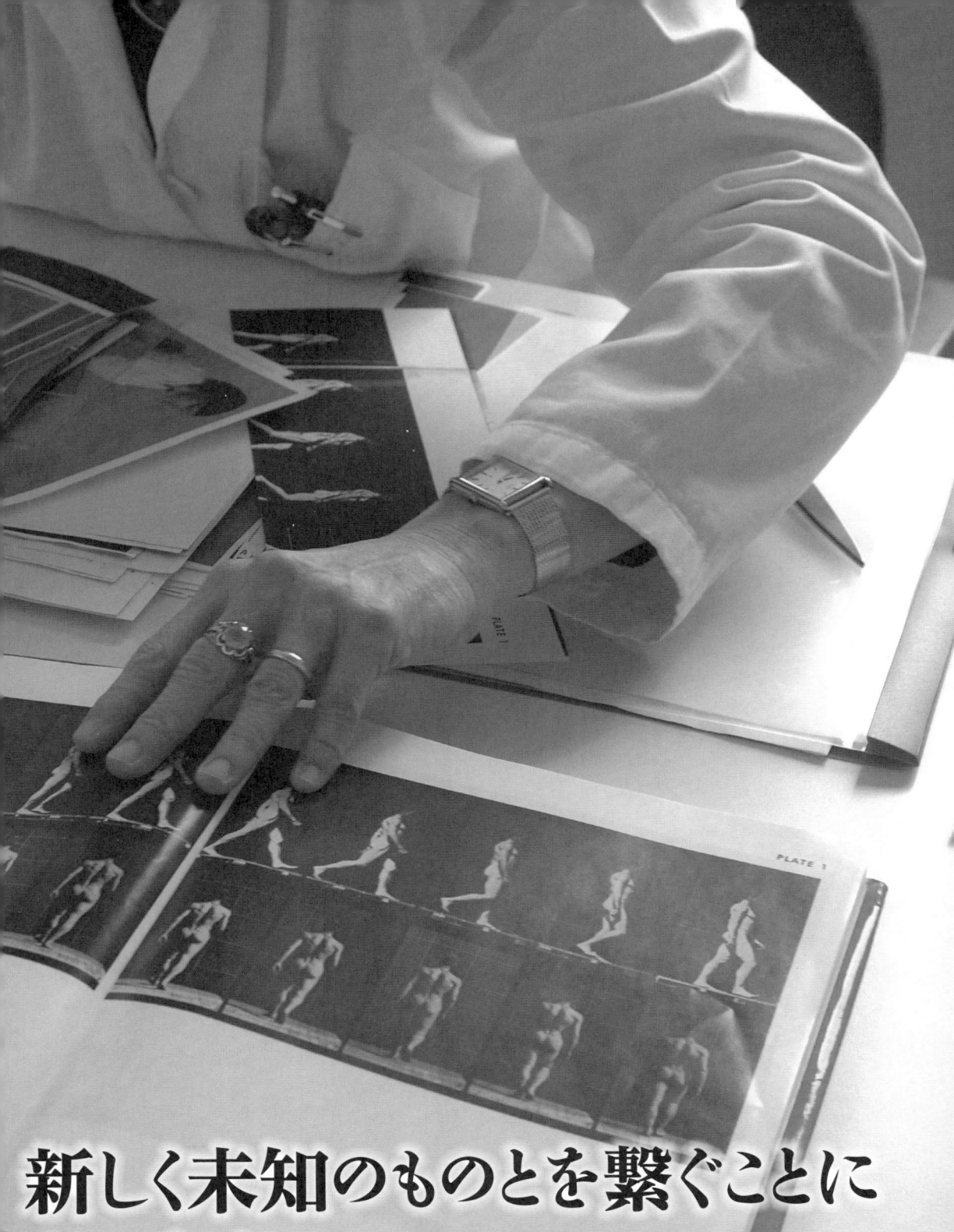

新しく未知のものとを繋ぐことに
だからだ。

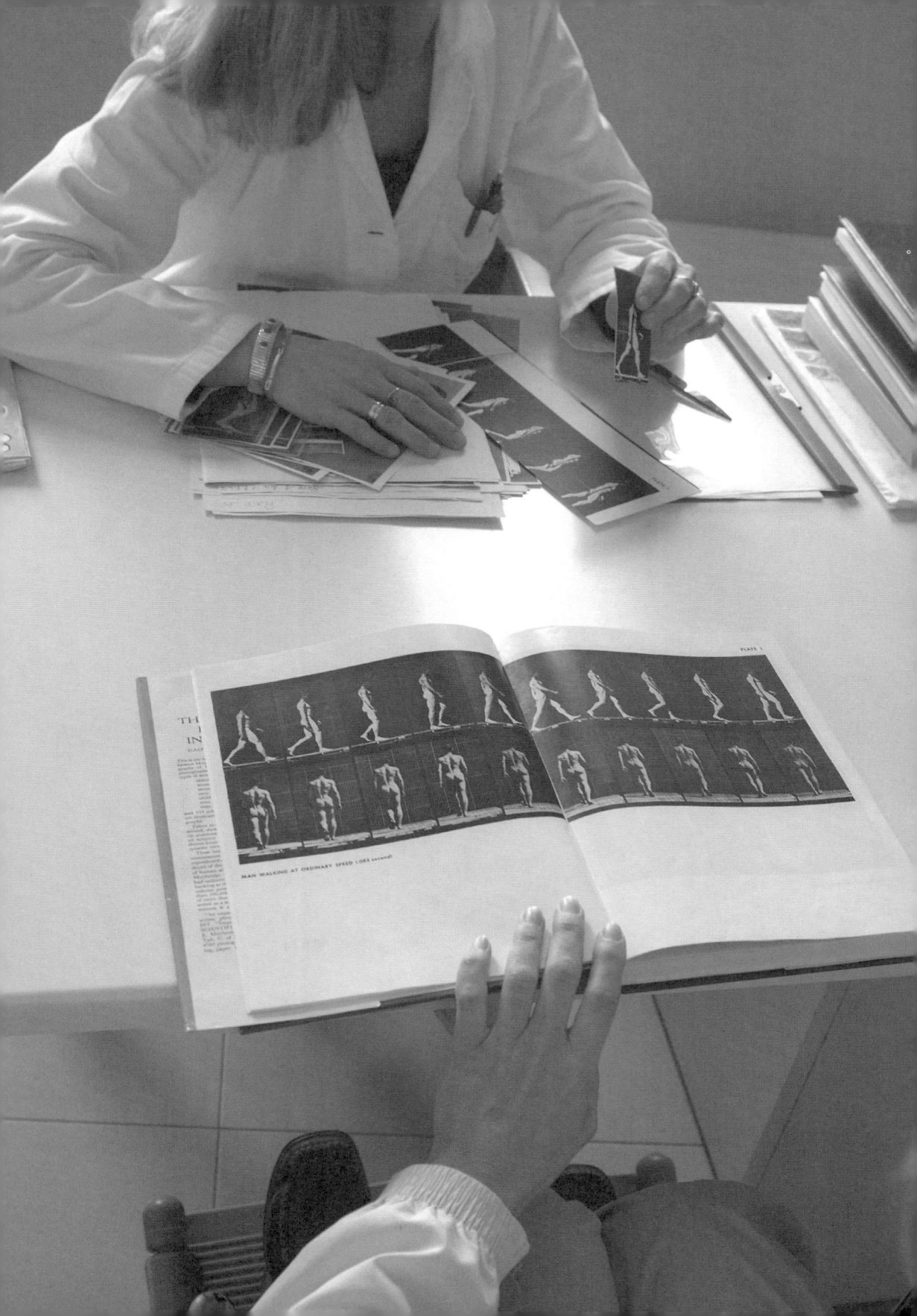

MAN WALKING AT ORDINARY SPEED (.083 second)

PLATE 1

# 第2部
## 失語症を治療する

# 第5章
# 言語の再教育の原則

## 失語症の再教育の進め方

### ■情報伝達タイプのリハビリテーション

　私たちはまず片麻痺の再教育、それも手の運動機能再教育から、新しいリハビリテーションの取り組みに着手したのだが、やがて中枢神経系、特に片麻痺に関わる中枢神経系の問題に対する私たちの主張が、他の損傷についても有効であることに気がついた。

　たとえば、リハビリテーションで「注意」を活用することは、手のみならず、体幹の運動回復や頭部の制御、さらには言語や呼吸の再教育にも有効である。また、触覚情報の活用は、手の病態に対してだけでなく、足の病態、あるいは他の病態についても有効なことがわかってきた。つまり、私たちが提言するアプローチ（その後多少の変更はあるが）は、片麻痺以外の病態に対しても、また手だけでなくすべての身体部位についても、応用できることに気がついたのである。そこで1980年以降、他の病態にも取り組むようになった。そのなかには神経系の病態（たとえば小児麻痺や言語障害）もあれば、整形外科系の疾患や呼吸器系の疾患によるものもある。

　ここでは、言語の再教育について、その治療の原則について述べる。

　私たちは「運動」の障害に対する従来のリハビリテーション方略に対して批判を行ってきたが、「言語」の障害についても同様のことが言える。まず考察したい

のは、失語症の再教育の進め方についてである。従来の失語症の再教育では、言語が情報伝達の手段であるという大切な要件がほとんど考慮されていない。

　失語症の治療に携わる人間ならば、どのような治療方略が行われてきたかはよく知っているはずだ。

　もっともよく使われる手法は「構音練習」である。患者に刺激を与え、構音素を産出させるものである。患者にはそれ以上要求しても無理なのだから、患者が音節（シラブル）あるいは音素を産出させられればそれで十分というわけである。実際のところは、構音練習はあまり役に立たないと研究者たちも認めているのだが、失語症用のテキストの大部分は、その80％が構音練習で占められている。最近ティソ（Tissot）のマニュアルがイタリア語に翻訳されたが、これでもそうだ。「Pa」という音を単独で産出するのは、「Pane（パン）」あるいは「Papa（教皇）」の「Pa」を産出するのと同じでないことは誰でもわかる。形態的に似ているだけであって、活性化されるニューロンの回路はおそらく別物であろう。

　もう1つ、失語症の治療で頻繁に使われる手法である「呼称訓練」についても、同様の考察ができる。私たちは、こうした訓練が、語彙規則の活性能力を回復させるために有効だとは考えない。呼称訓練では、患者の前にいくつかの物体、あるいは物体の写真や絵を置き、「これは何ですか？」と質問し、「ペン」「はさみ」といった答えが出てくるのを待つ、あるいは出てくるような介助を行う。このようにして、患者が、日常生活のコミュニケーションのなかで、「ペン」あるいは「はさみ」といった言葉を使えるようになると期待するのである。

　しかし、こうした方法では、それが不可能なことは皆わかっているはずだ。呼称が活性化できるからといって、日常生活でのコミュニケーション活動が活性化できるとは言えない。呼称は正しくできて、同じ言葉、同じ動詞、同じ形容詞を会話のなかで使えない患者がいるのは、誰もが知っているはずだ。こうしたことが生ずるのは、おそらく、上記の2つの状況では、中枢神経系の活性化の仕方が異なっているからだろう。

　失語症患者に言語記述活動を行わせる、もう1つのタイプのアプローチに対しても同じように反駁できる。失語症の再教育として、言語リハビリテーションが提案してきたもう1つの訓練として、「場面記述の訓練」がある。セラピストが、ある場面が描かれた絵を患者に示し、何が描かれているかを問う訓練である。

　その絵には、走っている男の子が描かれているとしよう。セラピストが患者に「何が描いてありますか？」と質問し、患者は「男の子が走っています」と答えなければならない。

　これが、情報伝達（コミュニケーション）タイプの言語行為でないことは明らかだ。患者には、セラピストに対して、セラピストにとって「未知の情報」を伝達するという必要性がない。


### ■「既知」と「未知（新規）」

　繰り返し述べてきたように、すべての情報伝達プロセスにおいて、話し手は、言語要素を活用しながら、聞き手にとって「既知」の知識と合わせて、一連の

「未知」の知識も述べなければならない。つまり、聞き手がすでにもちあわせている古い知識とともに、聞き手がまだもっていない新しい知識を述べることが必要である。対話に含まれるそうした知識とは、言語学者たちが「テーマ」とか「トピック」とか「コンセプト」などと呼ぶものである。

　例を挙げてみよう。私が講義で100%あなたたちに「未知なこと」、つまりあなたたちが知らないことを話したら、おそらく数分であなたたちは退屈してしまうだろう。それは、私の話すことに関して、あなたたちが何の知識ももちあわせていないからだ。反対に、私が「既知なこと」だけ、つまりあなたたちがすでに知っていることしか話さなかった場合も、同様にあなたたちは退屈するだろう。

　つまり対話において情報伝達行為を成功させるためには、話し手は、「既知」の要素と一緒に「未知」な要素を、聞き手の中枢神経系にとって最適なレベルで配合することが必要なのだ。

　これが中枢神経に重要な問題となるのは、中枢神経系では「既知」の知識と、「未知」の知識では情報処理の仕方が異なるからである。話し手は、話し手がすでに知っていると想定した知識については、その部分を拡張しても意味がないと考える。そして、時間節約のため、また自分の中枢神経系および聞き手の中枢神経系に余計な負荷をかけないために、この部分を「要約」しようとする。反対に、ある要素が未知であると想定した場合には、その部分を「拡張」しなければならない（私がよくやるように、同じ内容を繰り返す、多くの言葉を使うということ）。こうすることで、聞き手の中枢神経系が、理解しやすい状況をつくりあげ、限界容量のある認知プロセス（注意や記憶）の負荷を最小限に抑えようとするのだ。

　中枢神経系のある部分、たとえば大脳皮質の後部（頭頂葉、側頭葉、後頭葉）は、要約という作業を担っており、前部（前頭葉）は拡張という作業を担っている。これは運動にも言語にも共通して言えることだ。「既知」の知識と「未知」の知識では、言語翻訳処理が、脳の別の領域で行われている可能性も排除できない。

　さて、言語の再教育の話に戻るが、以上の考察からして、患者に「既知」の知識についての言語産出だけをさせていたのでは、つまりセラピストにも患者にもわかっている知識の言語産出をさせる方法、たとえば呼称訓練だけでは、脳のある部位の活性化は行われない可能性もある。そして、この方法では回復は難しいということになる。

　私たちの認知的な言語リハビリテーションの思考の出発点をまとめてみよう。患者に言語を産出してもらう時も解読してもらう時も、言語行為を要求する時には常に情報伝達というニーズが考慮されていなければならない。つまり「未知」な要素と「既知」の要素の両方を含むものでなければいけないと考えるのである。

　絵カードに描いてある場面を言語記述するという「従来」の治療訓練では、患者もセラピストも同じものを目にしている。したがって、それを「男の子が走っている」という言語へ翻訳することには、情報伝達という観点からの意味がない。セラピストも患者も「男の子が走っている」という場面を見ているわけで、ここでは聞き手に対して、新規な情報獲得のための知識を伝達するという試みは行われていないことになる。

# 情報伝達状況の組み立て方

## ■「テーマ」と「聞き手が何を知っているかの明確化」

　こうした考察を試みたうえで、私たちは逆を試みることにした。つまり、「男の子が走っている」絵カードは、患者しか見ていない、セラピストは患者がどの絵カードを見ているのか知らないという状況を設定してみたのだ。しかし、こうすると状況は大きく変化し、患者にとって難しくなりすぎる。つまり、聞き手であるセラピストにとって、すべてが「未知」であり、患者はすべての知識を述べなくてはならないことになるからだ。情報伝達として、患者にとっては複雑すぎる。そこで私たちは、別の治療戦略をとることにした。もちろん、患者を情報伝達状況に対峙させなければいけないという点は変わらない。

　まず、対話がどのように構成されているかの分析から始めてみた。つまり、対話を構成する時に、もっとも難しい要素は何かを考えてみた。それがわかれば、患者が対話を処理できるような適切な介助がみつけられるのではないかと想定したからだ。

　簡単に言うと、通常の場合、情報伝達を組み立てるのが一番難しいのは次のような場面である。

　1）テーマ（話題、主題、既知）がはっきりしていない。
　2）聞き手が何を知っているのかがはっきりしていない。

　まず、話し手は、何について話したらよいのかという、対話のテーマが明確でないと、対話を組み立てるのが難しい。

　また、聞き手が何を知っているのかがわからない時にも、対話を組み立てるのが難しくなる可能性がある。話し手は、聞き手が何を知っているかについての仮説を立てる必要があるのだ。私も、もしも今聞いている人たちの99％がセラピストだということを知らずにこの会場に連れてこられて、運動の組織化について話してくれと言われたら、語彙の選択などを始めとして、対話の組み立てが今よりずっと難しくなるはずだ。

　いつも私が例に挙げるのは、列車のコンパートメントの相客の例だ。長旅で、まったく知らない人と2人で列車のコンパートメントに乗り合わせたという経験をした人は少なくないはずだ。そして相客と楽しく会話を交わした経験をした人もいるだろう。しかし、会話を始めた当初は、居心地悪く感じなかっただろうか？　それはなぜだろう？　まず、何を話したらよいのかわからないからだ。また相客が何を知っているのかについての確かな仮説を立てることができないからだ。どのサッカーチームのファンなのか、スポーツが好きなのか、政治好きなのか、どの政党寄りなのか、どんなイデオロギーをもっているかなどがまったくわからない。

だからこういう場合、たいていは天気の話になる。それが、誰にとっても「既知」の話題であり、それに対する政治的あるいはイデオロギー的な意見があるわけでもないし、どこのサッカーチームが好きでも関係ない。要するに誰にでも通用する話題だからだ。つまり、話のテーマを何にしたらよいかわからない、聞き手の知識についても仮説の立てようがないという状況では、対話を成立させるのが難しい。

さて、この2つの要素が、対話をつくりだすうえで考慮しなければならないもっとも難しい要素だとするのなら、この部分を簡素化すれば、失語症患者にとっての介助（ファシリテーション）となるのではないだろうか。もちろん情報伝達の意図、つまり未知の要素を伝えるというニーズは、この場合も必要だ。

つまり私たちは、テーマを明確化すること（患者が何について話さなければならないかがわかるということ）、またセラピストが何を知っているかを患者に伝えておくことが必要ではないかと考えた。

### ■セラピストが規則を教える方法と患者が自分で規則を引き出す方法

教育には2つのやり方がある。1つは規則（ルール）そのものを教えるという方法である。もう1つは（おそらくこちらの方が有効度が高い）、教えられる側が自分で規則を引き出せるような状況を設定してやるという方法だ。移住先の言語をまったく知らずに移住する人々の状況は後者にあたる。自国に戻ってきた時には、学校でその言語を学んだ人たちよりもうまく会話ができるようになっている。文法の本を読んで規則を覚えたわけではないのだが、「規則の抽出器」である脳が、外国人との頻繁な接触のなかで、情報伝達に必要な規則の抽出を余儀なくされたからである。

セラピストも同じである。私たちにも2つの可能性がある。患者に規則を教えるという方法がまずあるが、これはなかなか難しい。というのは、私たち自身も、完璧に規則を知っているわけではないからだ。もう1つは、患者の脳を、規則を引き出さなければいけないという状況に対峙させるという方法である。

そこで私たちが考えたのは、次のような状況である。患者の目の前に置かれる絵カードについて、患者が簡単にテーマを把握でき、セラピストがそれについて何を知っているかを推論できやすいようにしたのだ。

## 治療訓練の基本形

### ■治療場面の設定

たとえば、患者の前に、4枚でひと揃いの絵カードを並べる。それぞれの絵カードに描かれているのは、「男の子が歩いている」「男の子が食べている」「男の子が読んでいる」「男の子が書いている」図柄である（**図5.1**）。この4枚の絵カードは、患者にもセラピストにも見えるようになっており、患者にとっては、セラピストが知っている知識を表していると同時に、情報伝達行為の対象となる話題も表している。患者の前には、同じ4枚の絵カードのコピーが伏せて置かれてい

セラピスト／対話者

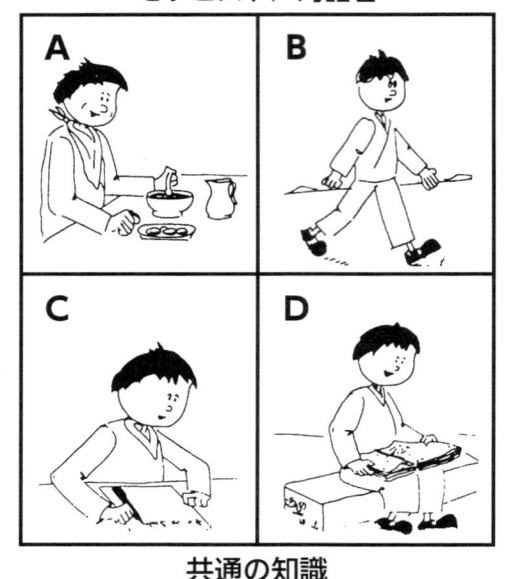

共通の知識

セラピスト／対話者

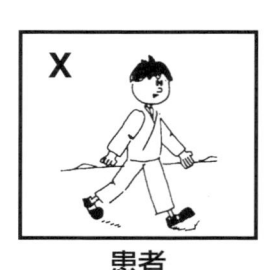

患者

図5.1

る。セラピストは、まずゲームの説明を行ってから「私に見えないように、図柄を1枚だけ表に反して、そこに何があるか言ってください」と要求する。患者は、セラピストが見えないように、1枚を適当に表に反して、そこに何があるかをセラピストに伝えなければならない。

　情報伝達という観点から、この状況を分析してみよう。2人の話し手の前に、対話の「共通の知識」世界を、つまり1人の男の子が、いくつかの行為（例の場合は4つ）を遂行できるという共通の世界が提示されたことになる。そして患者の前にだけ、その共通世界に準拠した1枚のカードが開いて置かれている。

　先ほど分析した2つの要素、テーマの特定化と、聞き手の知識についての仮説という観点から考えてみよう。この場合、テーマを推定するのは容易である。患者とセラピストの前には、「男の子が歩いている」「男の子が食べている」「男の子が読んでいる」「男の子が書いている」という絵カードがある。テーマは「男の子が何をしているのか」でしかありえない。

　もちろん、これは現実に比べると極端に簡素化されたテーマである。現実の男の子はもっとたくさんのことができる。飛び跳ねたり、ボールをけったり、水に飛び込んだりといろいろなことができるわけだが、治療場面では、患者を介助するという観点から、非常にシンプルな共通世界が設定されていて、そこでは男の子はこの4つの行為しかできないのだ。

　こうした状況を設定することで、ここで話しているのは、いろいろなことができる一般的な男の子ではないこと、対話は、「歩く」「食べる」「読む」「書く」という4つの行為しかしない男の子をめぐって行われることが患者にわかる。

　次に2点目の、「聞き手の知識についての仮説」をみてみよう。この状況では、患者はこの男の子についてセラピストが何を知っているかが完全にわかっている（これは介助の行きすぎかもしれない）。つまり患者に対して「男の子が何をしているのかについて話しますが、聞き手はこの男の子が4つの行為しかしないのを知っています」と言われているようなものなのだ。

　このように、テーマを限定し、またセラピストの知識についても患者に伝え、極端に簡素化された治療場面（状況）をつくりだしたことになる。

### ■情報伝達価値を付与する

　今度はこの状況を、情報伝達という観点からみてみよう。患者に対して要求されているのは、情報伝達価値がまったく異なる言語要素を組み合わせるという作業だ。患者が表に反した絵カードが、「男の子が歩いている」図柄だったとしよう。この文脈では「男の子」という言葉と、「歩いている」という言葉の情報伝達価値はまったく異なる。設定した治療場面では、どれも同じ「男の子」が4つの「行為」を行っており、「男の子」という言語要素は実際のところ情報伝達価値はない。どの行為を遂行しているのも「男の子」なのは明らかであり、その言葉を発しても新たな知識を聞き手に伝えたことにはならないからだ。

　ところがもう1つの言語要素「歩いている」は、高い情報伝達価値をもっている。事実、言語産出数が制限されている失語症患者（ほぼすべての患者が、発症当初は、産出する要素の数が著しく限られていることはご存知の通りだ）は、課題を理解できると、「男の子」という言葉は発せずに、「歩いている」とだけ言うようになる。言葉の産出数が限られている場合、情報伝達価値の高いほうの言語要素のみを選択するからだ。

　私たちは、患者を大変簡略された状況に対峙させるわけだが、情報伝達価値を維持するというニーズは保たれている。失語症患者は「男の子」と「歩いている」という2つの知識を、それぞれに異なる情報伝達価値を付与して活性化させなければならないのだ。

　この治療訓練の意味は、その他の治療場面と比較して考えてみるとよいだろう。たとえば患者とセラピストが共有する知識は、ある男の子が4つの行為を行っている世界ではなく、「男の子」「女の子」「女の人」「男の人」が「歩いている」世界だとしよう。そして患者が表に反した絵カードには、やはりここでも「男の子が歩いている」図柄が描かれていたとしよう。彼が産出しなければならない言語要素は同じく「男の子が歩いている」ではあるが、それぞれの言語要素がもつ情報価値は前にあげた例とは異なる。この場合、情報価値が高いのは「歩いている」ではない。このテーマの4人の人物は全員が「歩いている」からだ。重要度の高い要素は、歩いている人間、つまり「男の子」「女の子」「女の人」「男の人」となる。

　これでわかるように、「男の子が歩く」という文章は、これを構成する各要素の情報価値から切り離されていたのでは、それ自体としては何の意味ももたない（ちょうど、文脈や目的から切り離された手関節の背屈が意味をもたないのと同じだ）。そ

して情報伝達の価値は、「文脈（コンテクスト）」によって決定されていくのである。

　この2つの状況を比較して、それぞれのテーマが何であるかみてみよう。男の子が4つの異なる行為を遂行している第1の例では、患者は男の子が何をしているのかを述べることが求められており、「歩いている」と答えることになる。「男の子」「女の子」「女の人」「男の人」が歩いている第2の例では、テーマは「誰が歩いているのか？」になる。発語数が限られている患者は、「男の子」と答えることになるはずである。

　ここでは訓練場面の骨組みの部分しか述べていないが、こうした非常にシンプルな治療システムが、いくつかの理由から十分に有意味であることが明らかになった。

　まず、患者に、情報伝達価値の付与を要求できるし、セラピストがもっとも有意味だと判断した要素に患者の注意を向けることができる。患者に「動詞に注意を向けてください」「名詞に注意を向けてください」と口頭指示することが、必ずしも効果をもたらすわけではない。そうした従来の治療方略は、規則を直接的に教えようとするものである。一方、私たちが提言する治療システムを使えば、患者の中枢神経系は、その時々の状況が要求するものに応じて、どの言語要素に注意を向けなければならないかを判断しなければならない。

## 言語の産出訓練と解読訓練

### ■ゲームのルール

　このようなアプローチは、言語の産出訓練だけでなく、言語の解読訓練にも応用でき、患者の注意を、解釈すべき言語要素に導いていくために有効である。

　この場合も、患者とセラピストの目の前に、4枚ひと揃いの絵カードが提示されており、これが情報伝達の行われる共通世界となる。患者の前には内容は同じの別の4枚の絵カードが伏せて置かれており、あるいはセラピストがカードゲームのように4枚の絵カードを手に持っている状況で、患者はそのなかから適当な絵カードを1枚手で引き出す。

　ここまでは、先ほどの訓練と同じだが、ここからゲームの展開が変わってくる。ここで「ゲーム」という言葉を使ったが、ゲームというのはまさに、ルールがあって参加者全部がそれを守らなければ成立しない。

　さて今度は、セラピストは「あなたが選んだのがどれだか、私が当ててみましょう」と患者に言う。男の子がさまざまな行為を行っている絵カードを使っているとしよう。セラピストはたとえば「男の子は歩いています」と言い、患者はそれに対して「Yesそうです」あるいは「No違います」と答える。セラピストは、患者が引き出した絵カードが見えているのだが、見えていないふりをする。しかし絵カードが見えているので、セラピストは患者の病態に応じたエラーを犯すことができるのだ。

　たとえば、男の子（Bambino）、女の子（Bambina）、男の人（uomo）、女の人（donna）がそれぞれ歩いているカードを使った訓練で、患者が「男の子Bambino

が歩いている」カードを引き出したとしよう。セラピストは患者が失文法であれば、「女の子Bambinaが歩いているのですね」と聞くことができる。失文法の患者は、正しく答えるのが、なかなか難しいだろう（訳注：イタリア語の文法では、名詞の語末がoならば男性名詞で「男の子」、語末がaならば女性名詞で「女の子」になる）。

　セラピストが、重篤な解読障害のある患者の治療をしている場合には、別のタイプのエラーが適切だろう。たとえば「女の人が歩いているのですね」という問いかけだ。患者の「Yesそうです」あるいは「No違います」の答えから、セラピストは、患者の解読困難を理解することができる。事実、この訓練状況は、患者の障害を評価するのにも有効である。

## ■「Yes」と「No」も情報伝達価値である

　ここまで紹介した例は、最少の有意味な言語要素を解読あるいは産出させるために使われるストラテジーである。私たちの通常の作業は、実際はもっと複雑である。

　とはいえ、ここで確認しておきたいのは、こうした方法をとることで、「歩く」とか「食べる」とか、あるいは重要な運動性失語でYesとNoしか言えない患者も、情報伝達価値をもった言語要素を産出していることになるという点である。これは、呼称訓練や場面記述の訓練などのように、患者とセラピストが同じものを見ているケースでは起こりえない。

　こうした新しいリハビリテーションの進め方の効果はどうなっているか？　まずまずの効果といったところだろうか。ただし、まだ私たちはこうした方向に進む道筋の始まりの部分にいるにすぎない。

　将来的には2つの方向に進めていきたいと考えている。1つの方向としては、患者がさらに複雑な言語シークエンス、つまり文法的に複数の文で構成された言語シークエンスを産出するように導いていくことである。もう1つの方向は、話し言葉に特徴的な言語要素の産出を患者に教えることである。接続詞、前置詞、冠詞など、情報伝達の構成に必要不可欠なすべての言語要素を教えることが必要である。

＊本論文はPerfetti, C: Uomini e machine. Editrice Speciale Riabilitazione, 1987.からの部分抜粋である。

# 第6章
# 絵カードの活用方法

## 対話（コミュニケーション）のルールに働きかけるための絵カード

　本書に付録の絵カードは、訓練器具（道具）の例として、変質した諸規則（ルール）に特異的に働きかける治療訓練で活用することができる。

　治療訓練の場で活用する絵カードを、セットとしてすべてコード化して紹介することはできないため、症例に応じて、治療訓練のためのコミュニケーション状況をそのつどつくりあげていくことが必要である。そこで、それに必要な絵カードを提示するのがよいだろうと考えた。

　すでに説明されているように（第3章を参照）、治療訓練の文脈は、**図6.1**に示されている複数の要素で構成されている。

　患者の前にはカードスタンド（B）が置かれ、ここには患者が適当に選んだ絵カードが置かれる。その絵カードは、患者とセラピストの両者に見える位置に置かれたカードスタンドに表示されている複数の絵カード（A）のどれかと等しいものとなる。

　もう1つのカードスタンド（C）は、オプションとして使われるもので、ある特定の知識表象を予備活性化するために必要な要素を表す絵カードを表示するために使われる。

　こうしたカードスタンドの代わりに、オーディオ機器を使ってもよい。現実の状況に対応する写真を使えば、作業時間も少なくてすむし、作業モダリティもさ

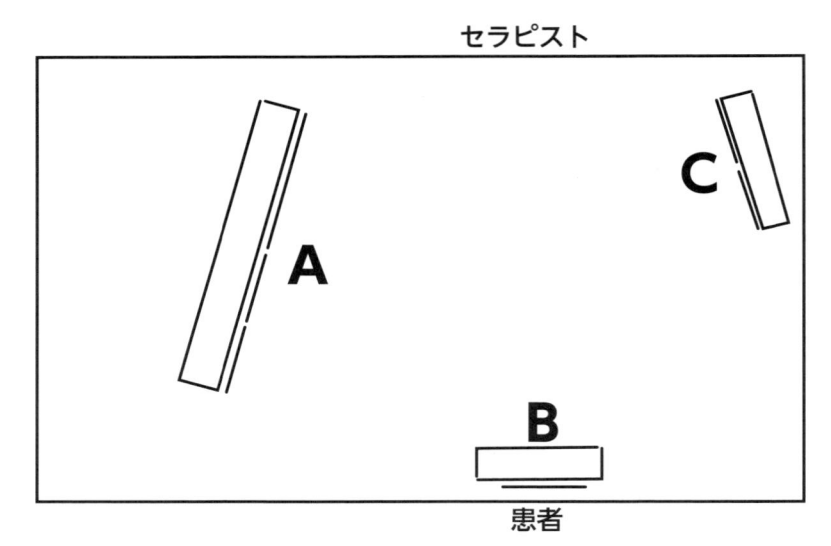

**図6.1**　絵カードスタンド

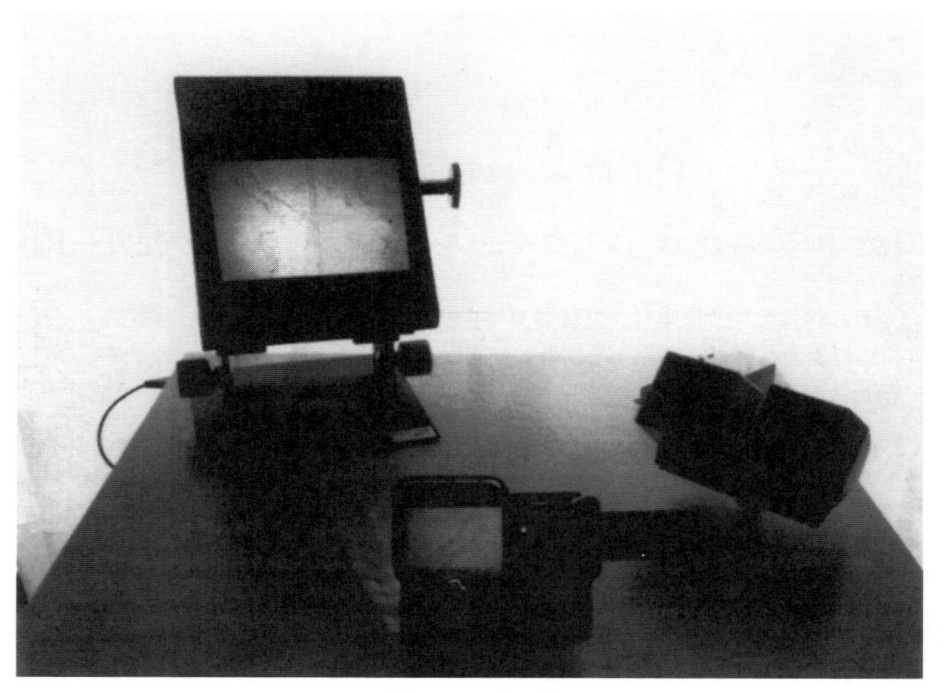

**写真1**　オーディオ機器

らに自動化されたものとなる（**写真1および2**）[脚注1]。

---

脚注1　訳注：写真は原著刊行当時のものなので、こうした機器は現代からは古く感じられるが、原理
　　　　は同じであり、現代であればパソコンやタブレットなどさまざまなIT機器を使用することが
　　　　考えられる。

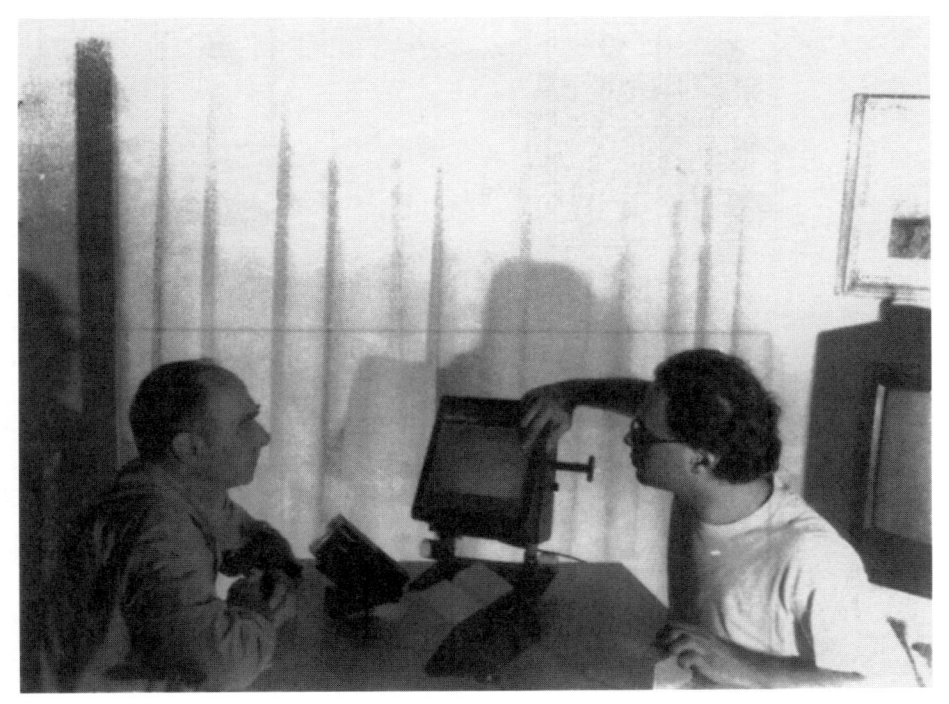

**写真2**　患者（左）とセラピスト（右）

　添付の絵カードの例をベースとして、さまざまな訓練器具をセラピストが作成していくことが可能である。

　絵カードを活用して行う治療訓練は、構造的なあるいは語彙的な複雑性に応じて、いくつかのグループに便宜的に分類される。

　絵カードはまず、第1の段階では「解読」のための治療方略として活用される。

　第2の段階では、介助付きで行う「産出」のための治療方略での活用となる。すでに紹介した介助方法を使いながら、単一の意味単位（文のユニット）から始めていく。

　第3の段階では、テキスト中に組み込まれた複数の意味単位を産出する訓練となる。

　こうした訓練を患者に提言するのは、患者が単一の意味単位の活性化に必要な規則を制御できるようになった時点とし、接続詞や、テキストに一貫性をもたせるための規則の活用を学習することを目的とする。

　第7章には、3人の失語症患者を対象として行った治療訓練を録音し、書き起こしたものが記されている。

　治療訓練に活用する絵カードは、2枚あるいは4枚を一揃いとした2組のセットとなっている。それぞれが、解読訓練あるいは産出訓練で活性化するさまざまな意味単位を表している。

　1組のカード（2枚あるいは4枚の絵カード）は、カードスタンドの上に提示し、

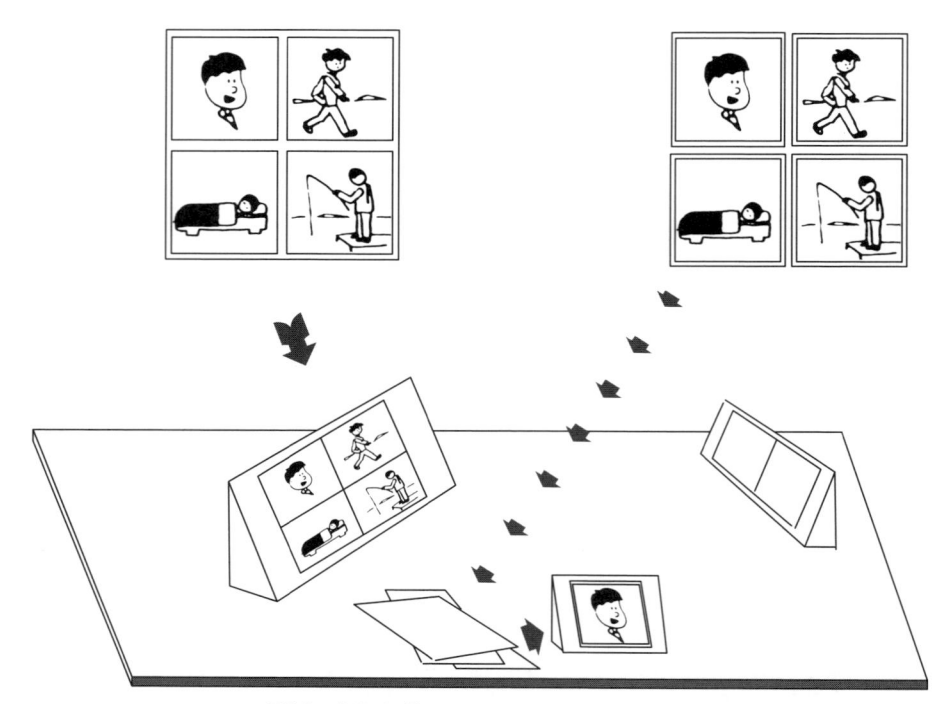

図6.2　患者が1枚引く（男の人が歌っている絵カード）

　これが対話者（患者とセラピスト）の有する共通の知識となる。
　もう1組はカードを切り離し、患者に渡しておく。患者はそのなかから、適当な1枚を引き抜くことになる（図6.2）。
　予備活性化のメカニズムを必要とする絵カードでは、そのなかから2枚以上のカードを、テーブルの上の適当なスタンドに表示する。
　対話プロセスのなかで、もっとも重要なコミュニケーション・ダイナミズムを有する要素をどれにするかに応じて（語彙要素、あるいは構造要素）、絵カードをさまざまなかたちで組み合わせることができる。

## 絵カードの意味単位を変化させる

### ■動詞の変化

　語彙要素を引き出すための絵カードとして、同じ人物が複数の行為を行っている図柄がある。たとえば、「男の人が 歌っている／歩いている／釣りをしている／寝ている」（図6.2）あるいは「女の子が 笑っている／書いている／釣りをしている／寝ている」（絵カード1）状況を表す絵カードである。
　このような状況では、「動詞」がもっとも重要なコミュニケーション・ダイナミズムを有しており、これを中心として、コミュニケーションの主要なプロセスが展開される。

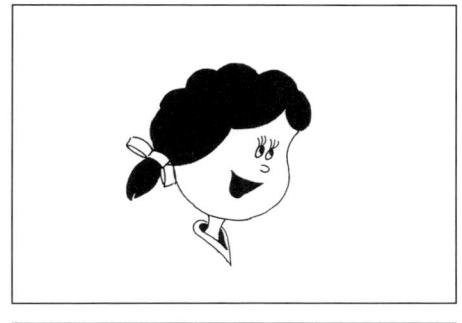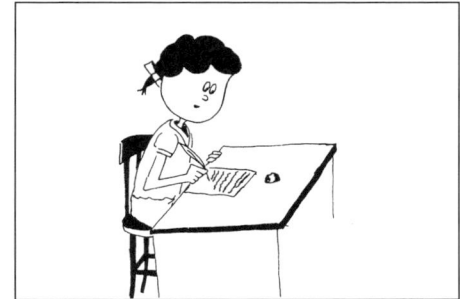
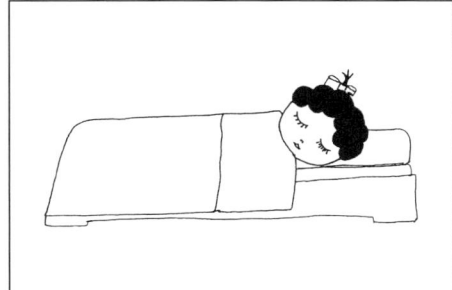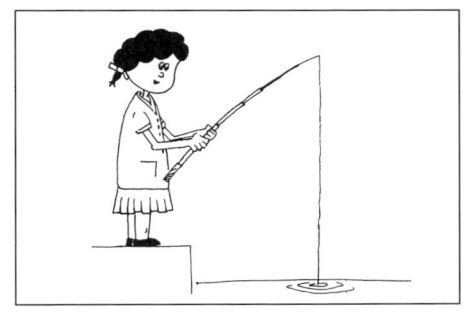

**絵カード1**　動詞の変化

## ■名詞の変化

　同様に、複数の人物が同じ行為を遂行している図柄の絵カード（猫／男の人／女の人／犬、が食べている）（**絵カード2**）は、患者の注意を、行為主体の「名詞」に向けるためのものであり、これがうまくできるかが、言語コミュニケーション行為の成功にとっての鍵となる。

　上記の2つのグループの訓練は、十分に複雑性を抑えた治療方略であるため、重篤な解読障害を示す患者にも活用が可能である。

　ただしその場合には、情報の拡大を適宜行うことが必要になることもある[脚注2]。

## ■目的語の変化

　行為の対象となる「目的語」を変化させたい場合には、たとえば「女の人が、アイスクリーム／ぶどう／パン／菓子を 食べている」という図柄のカードを使うことができる（**絵カード3**）。

---

脚注2　たとえば、「遊んでいる子ども」を表す図柄の場合、解読訓練の場面で、「子どもはボールで遊んでいる」といったようなタイプの補足的教示を付け加えることも可能だ。こうした教示は、情報的観点からすると冗長レベルを増大させることになり、解読のための介助となる。1つの同じ図柄に対し、選択のために複数の教示を収束させることで、重篤な解読障害の場合の介助となりえるのだ。しかしこうした介助の導入には特に注意しなければならない患者もいる。聴覚レベルでの分析および統合プロセスに障害の見られる患者だ。この場合は、制御下に置かなければならない要素が多くなりすぎて、過剰な負荷になってしまうことがある。

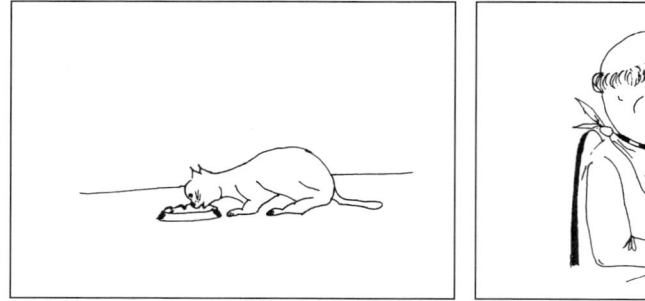
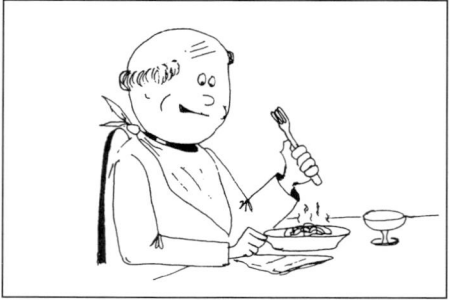
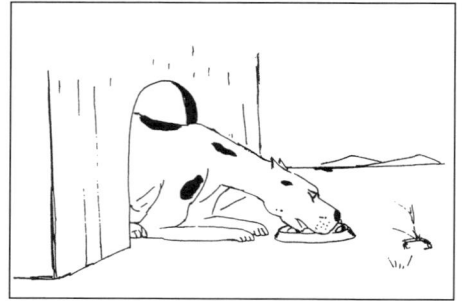
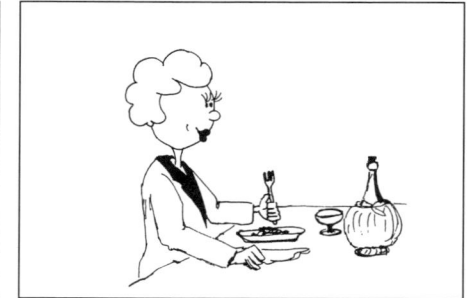

**絵カード2　名詞の変化**

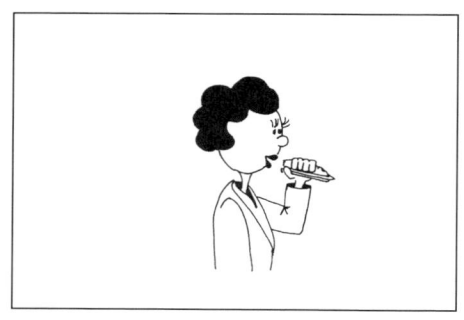
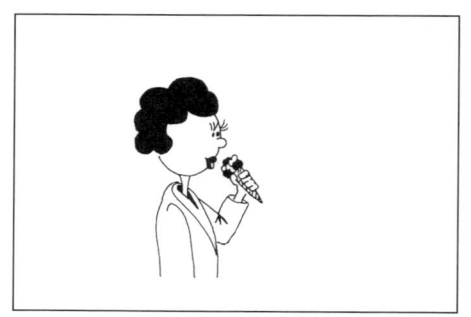
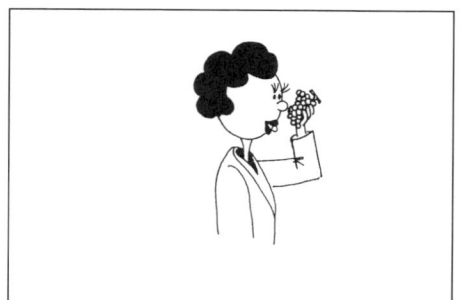
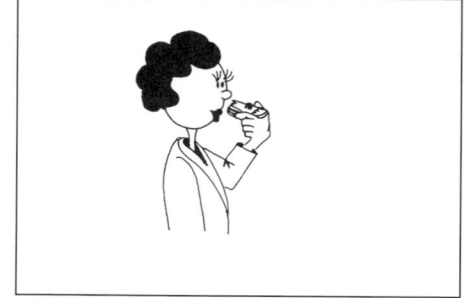

**絵カード3　目的語の変化**

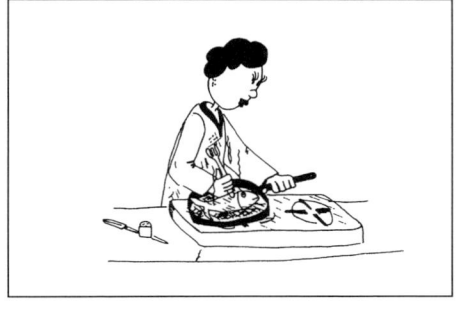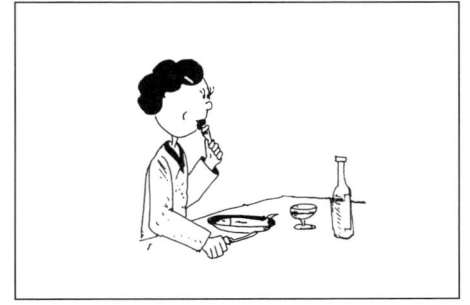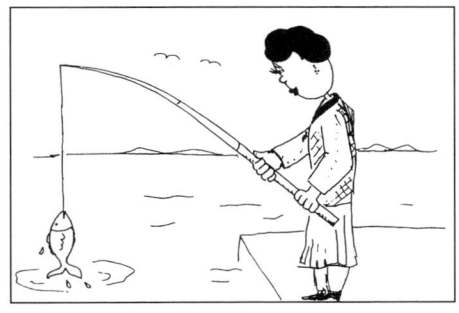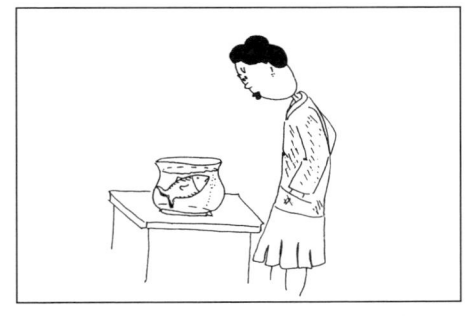

**絵カード4**　動詞の変化の強調（語尾）

### ■動詞と名詞の変化の強調

　治療訓練のある段階になると、意味単位を構成する要素の数を増加させたり、発話の語尾あるいは語頭にもっとも重要な要素をもっていく（どちらも介助となる）という方法が適切な場合がある。

　そうした場合に使えるカードは、動詞が、その動詞の成立に必要な2つの項の中央に置かれるような事象や関係性を表す図柄となる。たとえば、「女の人が、魚を、食べている／料理している／釣っている／見ている」（絵カード4）。

　名詞の変化に問題がある場合は、単数／複数、男性名詞／女性名詞の変化に注意を向ける訓練が有効と考えられる。たとえば、「男の子が遊んでいる。女の子が遊んでいる。女の子たちが遊んでいる。男の子たちが遊んでいる」といった図柄である（絵カード5）。

　この種の訓練は、音声の組織化に障害のある場合の訓練にも活用でき、伝統的に「構音障害」と称されてきた障害に対して、産出課題として提言できる。

　構音障害については、さまざまな複雑性をもたせた単独の音素を「産出させる」だけの訓練を行い、患者がそのうち有意味な要素に組み立てられるだろうと期待するのは、あまり適切とは思われない。

　言語機能がヒエラルキーに準じて構成されているという仮説が確認されつつあるからだ。構音のサブルーティーンは、自動化され統合度の高い手続きであり、これらに向けた直接的な分析レベルでの改善は難しいと思われる。

　これに対し、語彙的あるいは構造的な選択規則に関わる負荷を軽減するという作業の仕方の方が、実効性があるように思われる。

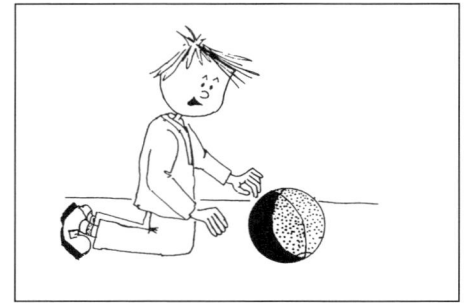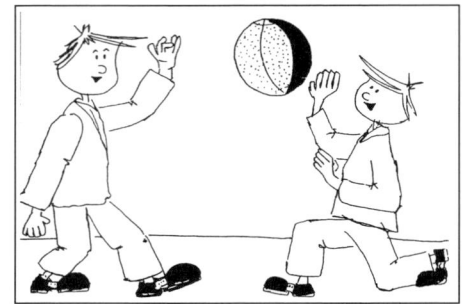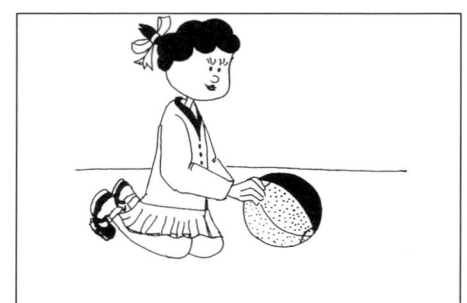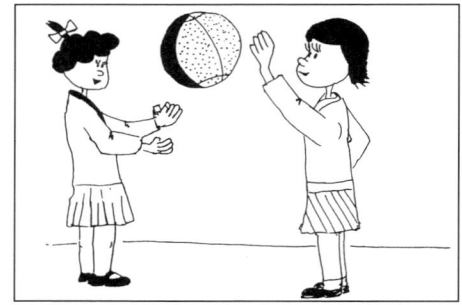

**絵カード5**　名詞の変化の強調（語頭）

　事実、「構音」と呼ばれてきた機構の変質は、活性化する意味単位の複雑さや数に比例して現れることがよく知られている。

　シンプルで、統語（統辞）構造も複雑でない意味単位は、制御負荷が低くなり、低レベルの規則へのアクセスが比較的容易になる。

### ■動詞と名詞の変化の組み合わせ

　語彙要素の選択がさらに複雑な訓練としては、**絵カード6**あるいは**絵カード7**に示されているような絵カードが使える。これにより、複数の動詞と名詞の要素が組み合わさったテキストの解読と産出へと、患者の注意を向けていくことができる。この場合、コミュニケーション行為は、「犬」あるいは「女の人」が置かれた関係性を表現する動詞と名詞の両方が正確に活性化されないと成立しない。

### ■前置詞と空間指示語の変化

　「前置詞」、あるいは「前、後、上、下」などの関係性を表す要素の産出に向けた訓練では、**絵カード8**にあるような絵カードを使うことができる。

　**絵カード8**の「ネズミ」を「魚」に変えれば（付録参照）、それらを適宜組み合わせて、「空間指示語」と名詞を同時に活性化させることもできる。たとえば「猫が、箱の上／後／下／前の、ネズミ／魚　を食べる」といった組み合わせが考えられる。

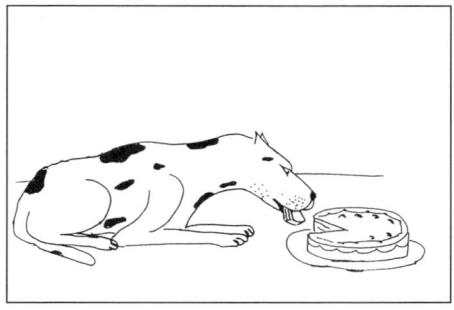

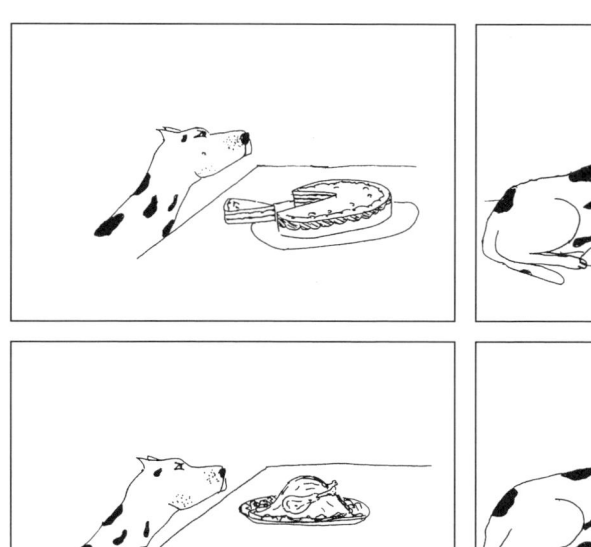

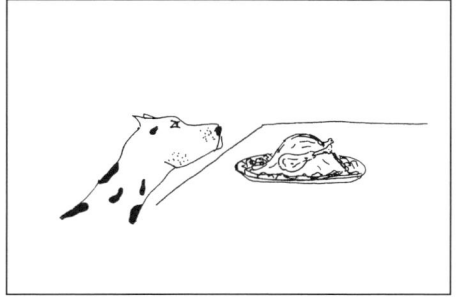

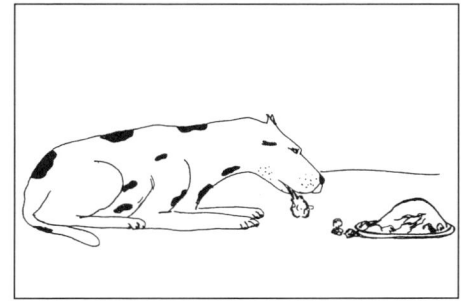

**絵カード6**　動詞と名詞の変化の組み合わせ

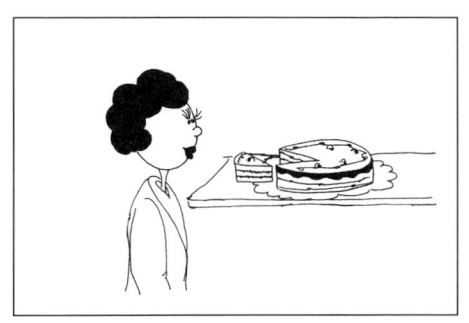

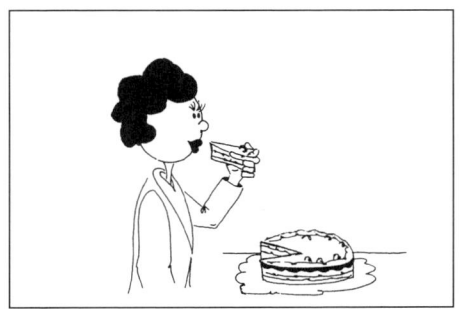

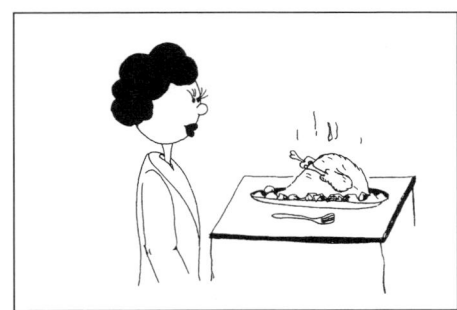

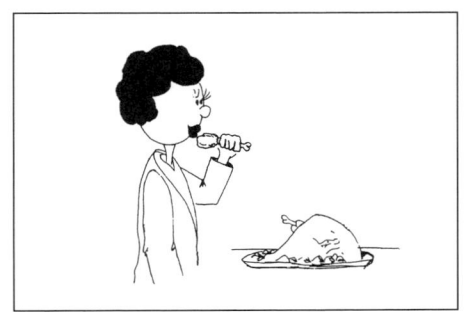

**絵カード7**　動詞と名詞の変化の組み合わせ

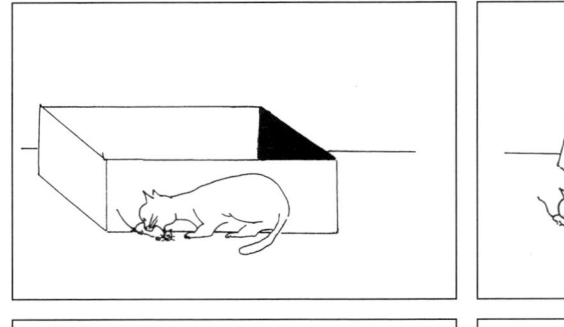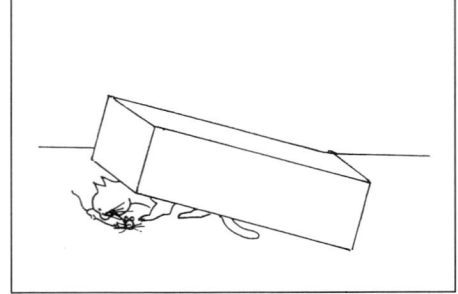
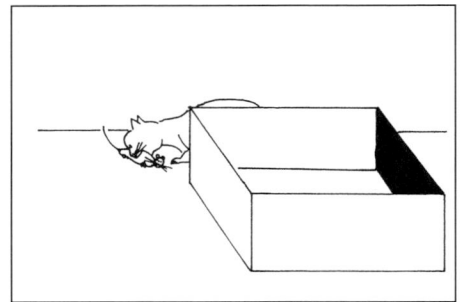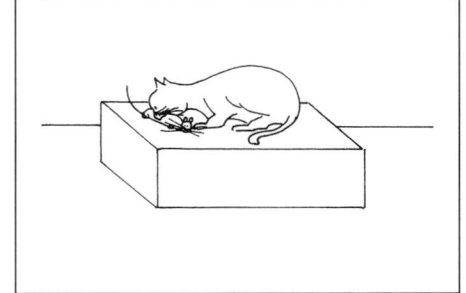

**絵カード8**　前置詞と空間指示語の変化

### ■小詞の変化

　同じ種類の訓練として、「前／〜中／後」といった時間を表す「小詞」の活用の訓練もある。これには、**絵カード9**にあげたような絵カードが使用できる。

### ■語順や受動態の変化

　**絵カード10**は、統語規則の活用に変質がある患者、特に「語順」や「受動態」の活用に問題がある患者で使える例としてみて欲しい。

　逆の状況がセットとなっている図柄、たとえば「男の子が鶏を追いかける／鶏が男の子を追いかける」と「犬が鶏を追いかける／鶏が犬を追いかける」、あるいは「男の子が小鳥を追いかける／小鳥が男の子を追いかける」と「男の子が小鳥たちを追いかける／小鳥たちが男の子を追いかける」（付録参照）といった図柄を適宜組み合わせることで、患者の注意を、語彙の変化と、名詞の語尾変化に向けるなどの訓練を行うことができる。

　さらには、解読あるいは産出の訓練として、質問によって注意をある特定の行為者（たとえば「男の子」あるいは「鶏」）に向けることで、受動態の規則の活用を練習することもできる（113ページの脚注3を参照）。

　受動態の主要な働きは、発話のなかで特に注意を引きたい名詞要素を文頭にもってくるということである。

　この場合、「鶏」を文頭に置く要素とする、「鶏が男の子を追いかける」「鶏が男の子に追いかけられる」「鶏が犬を追いかける」「鶏が犬に追いかけられる」などの意味単位を活性化させ、患者が適当に選択した絵柄を言い当てるというかたち

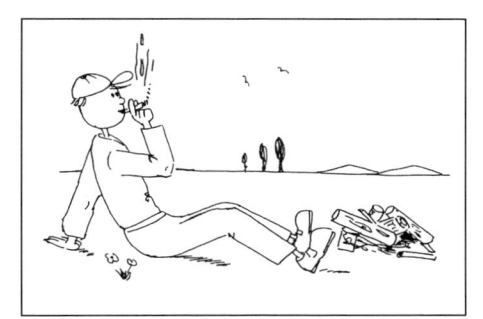
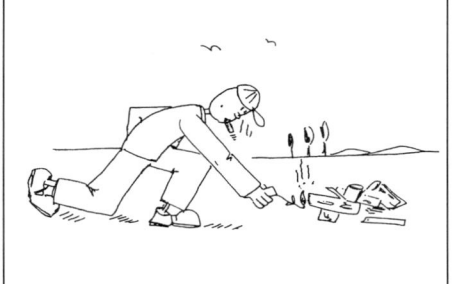
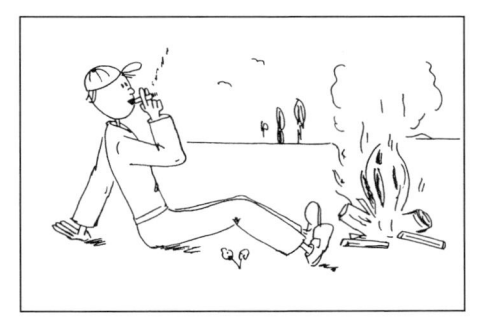

**絵カード9**　小詞の変化

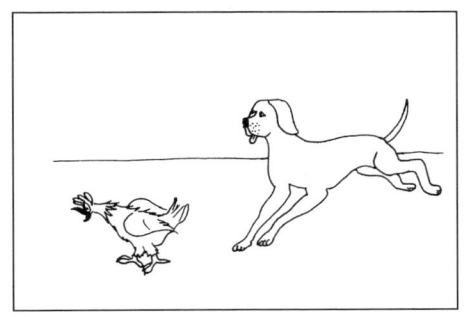
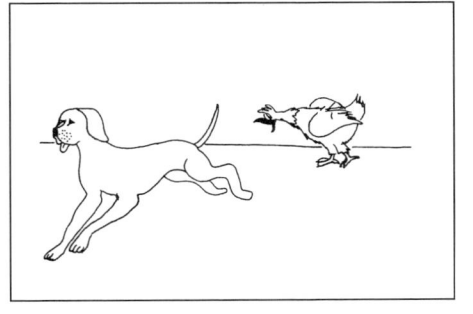
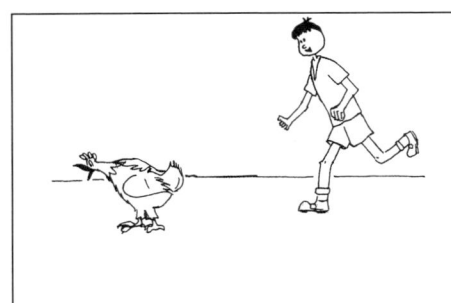
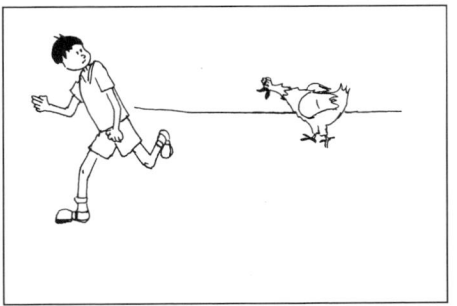

**絵カード10**　語順や受動態の変化

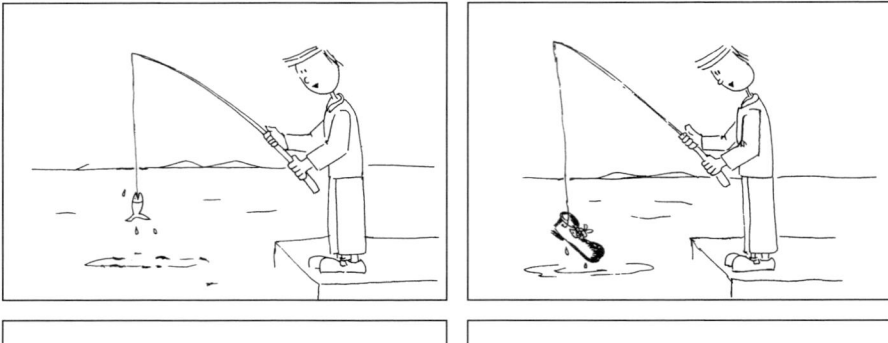
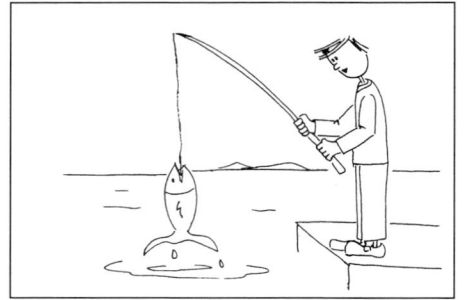
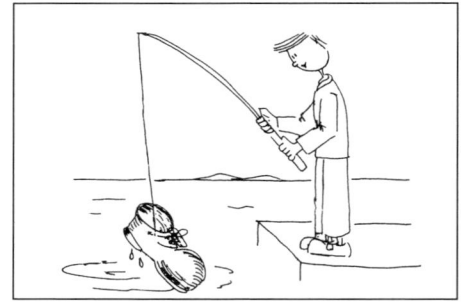

**絵カード11　形容詞の変化**

　で、解読の訓練を行うことができる（絵カード10）。

### ■形容詞の変化

　それぞれの名詞に、「形容詞」を加えることで、別の種類の組み合わせもできる。こうした場合、注意は形容詞に向けられ、さらに広範囲な制御手続きが必要となる。**絵カード11**の「男の人が 大きな／小さな 魚を釣り上げる、男の人が大きな／小さな 靴を 釣り上げる」と「男の人が 大きな／小さな 魚を、長い／短い 釣竿で 釣り上げる」（付録参照）がその例である。

### ■予備活性化

　さらに複雑な意味単位の組み合わせとしては、事前に活性化させた情報を使って認識可能な事象や関係性を表す絵カードを使う方法がある。これが「予備活性化」と呼ぶものである。

　**絵カード12**に示した例では、2人の男の子が、女の子にリンゴを渡している絵柄を示す前に、別の2枚のカードが予備活性化のために患者に提示されている。前述の2人の男の子のうち1人がリンゴを木から採っている絵、もう1人の男の子がリンゴを地面から拾っているという2枚の絵が示されている。

　こうした工夫をすることで、患者には「男の子が、女の子に、木から採ったリンゴをあげる」「木からリンゴを採った男の子が、女の子にリンゴをあげる」といった発話を要求することになる。

　同じような手続きは、意味単位のなかの1つの要素が、コミュニケーション行

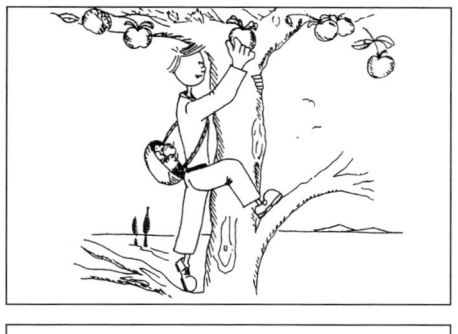
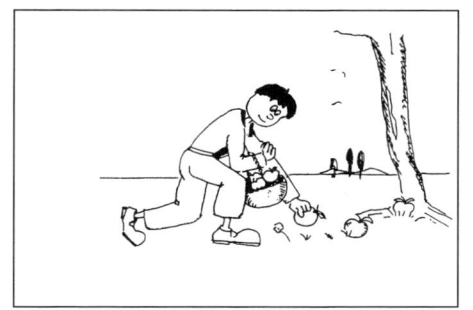

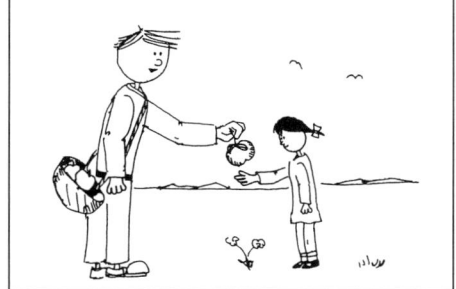
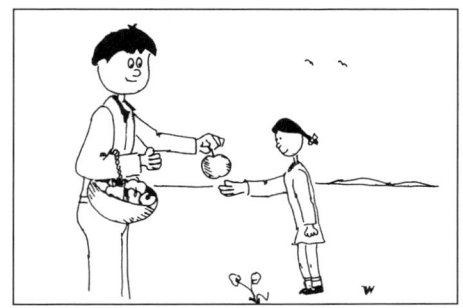

**絵カード12　予備活性化**

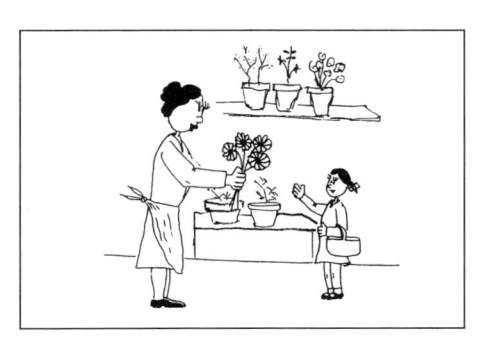
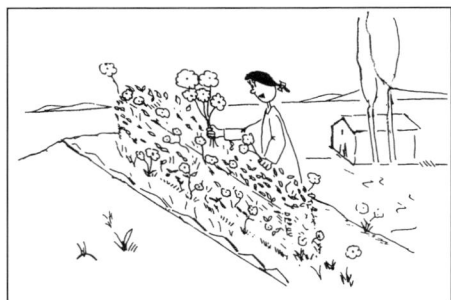

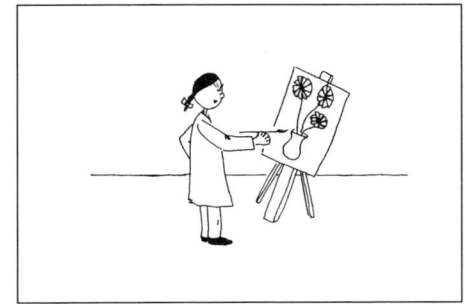
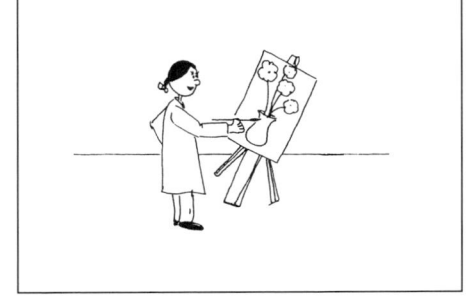

**絵カード13　予備活性化**

為のゲームのなかですでに活性化されているような状況でも行われる（絵カード13）。

## ■物語（ストーリー）

　意味単位の組み合わせをさらに複雑にしたものとして、論理的－時系列的な順番で並べると「物語（ストーリー）」を構成するように作られた絵カードがある。**絵カードの14aおよび14b**がその例であり、1人の登場人物が連続して起きる複数の状況のなかに描かれている。

　これらの絵カードを使うと、選択した絵カードに対応する図柄が何かを対話者（セラピスト）に伝えるためには、患者は複雑な発話を産出しなければならない。

　この場合、連続する図柄はすべて、対話者2人の共通の知識として、カードスタンドの上に表示される。次に、患者は自分の手元にあるカードのなかから、適当に1枚を選ぶ。これはカードスタンドに並べられた絵カードの1つと同じ図柄である。

　たとえばそれを説明するのに、「男の人がバスを待っており、雨が降っている」という発話だけでは、どの図柄に相当するかわからない。「鞄を頭の上にかざして雨から濡れないようにしている」とか、「1人で」とか、「1人ではない」というさらなる特定化が必要になる。

　セラピストが正しく解読を行えるためには、患者が聞き手にとって必要なすべての要素を含んだ発話を産出することが必要となる。絵カードの図柄はかなり似通っており、たとえば、「4人の人物がバスを待っていて、太陽が出ている」図柄では、それが雨が止んだ後なのか、雨が降り始める前なのかを言わなければ、どれなのかが特定できない。

　解読の訓練は、セラピストが、複雑性を加減しながら発話を産出していく。

　たとえば、問題となる図柄を特定するのには不十分なセラピストの質問に対して、患者がイエスと答えた場合には、セラピストは、可能性のあるもう1枚の絵柄を指し示す。

　患者が選んだ図柄が、「男の人が鞄を頭の上にかざし、雨が降り止もうとしている」場面だとしよう。セラピストの「男の人が、鞄を頭の上にかざして、バスを待っていますか？」という質問に、患者が「そうです」と答えた場合には、セラピストは、まだ雨が降っているなかで男の人が鞄を頭の上にかざしている図柄を示して、さらなる要素を付加して発話を完成させることが必要であることに、患者の注意を向けるようにする。

## ■物語のシークエンスをつくる

　意味単位を組み合わせて、ある程度複雑なシークエンスにするには、何組かの絵カードを同時に使うという方法もある。各組から患者が絵カードを1枚ずつ適当に選んで、図柄のシークエンスを作るというやり方だ。

　例としてあげられているのは、**絵カード15aと15b**を使った、魚のさまざまなシチュエーションである。絵カードの1組は「魚が、水槽のなかで／流し台のな

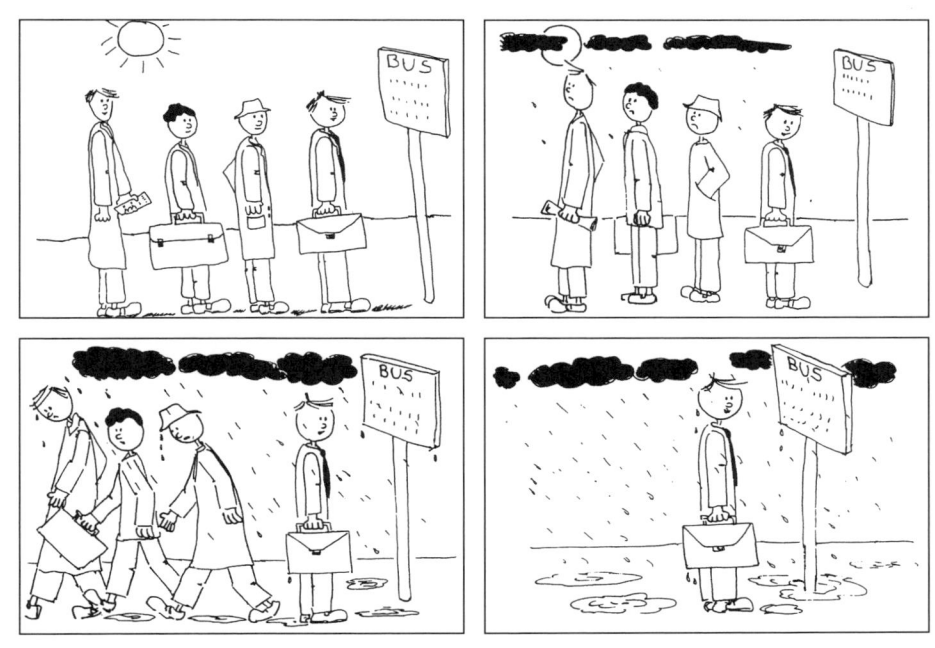

**絵カード14a**　物語（ストーリー）

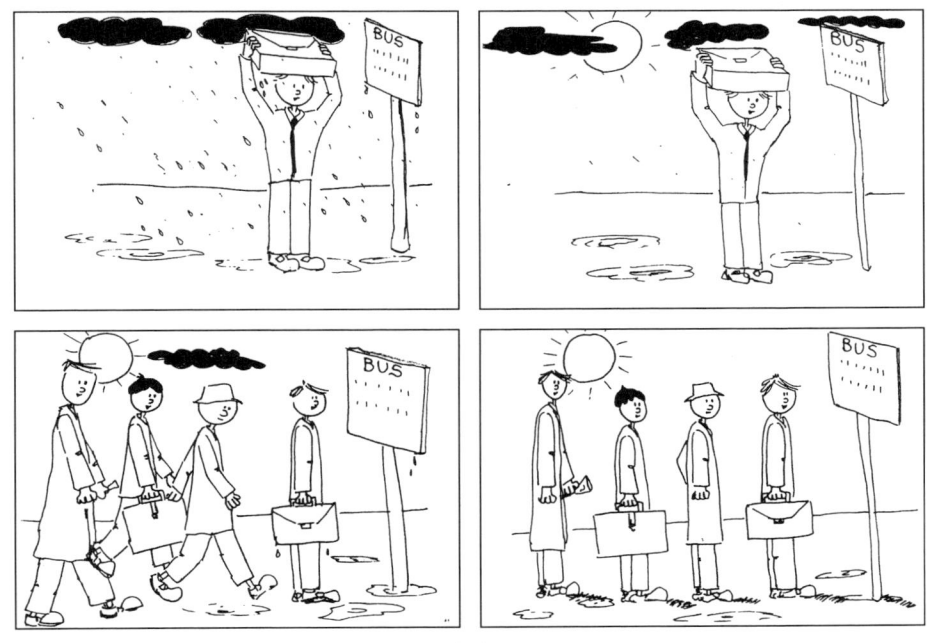

**絵カード14b**　物語（ストーリー）

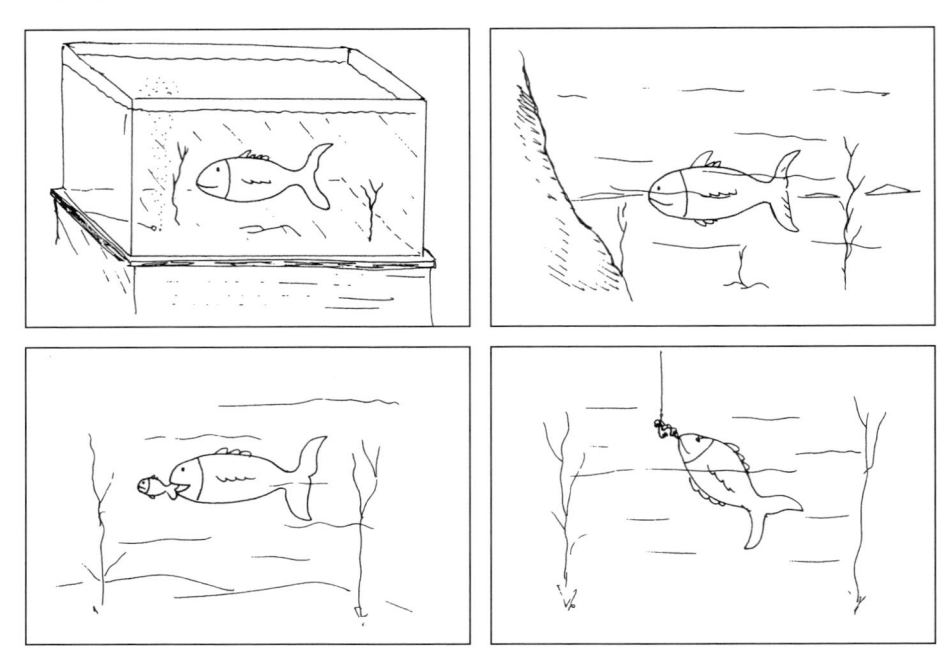

**絵カード15a**　物語のシークエンスをつくる

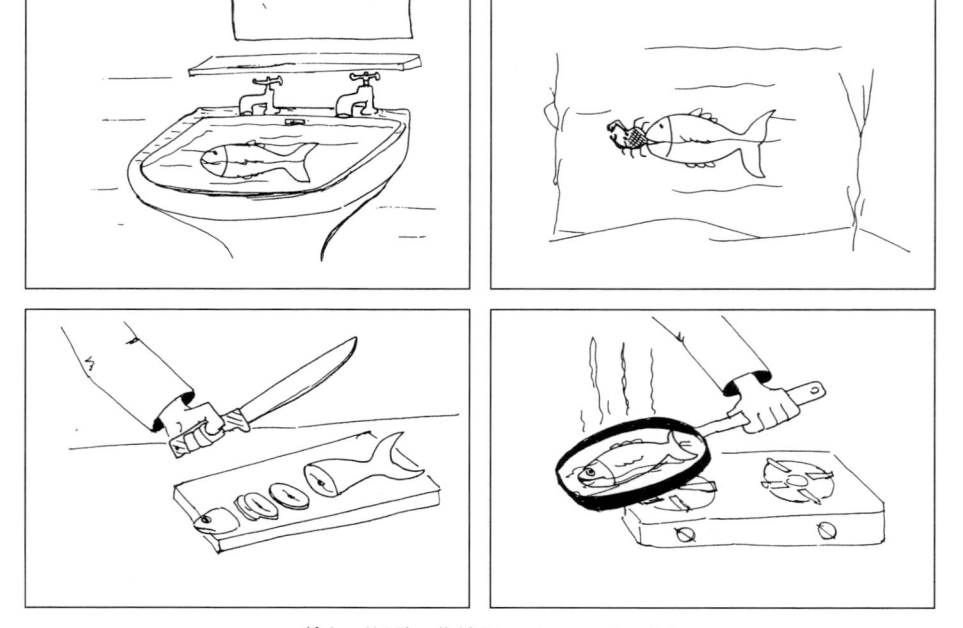

**絵カード15b**　物語のシークエンスをつくる

かで／海で、泳いでいる」、2つめのセットは「魚が、ミミズ／かに／魚を、食べる」、3つめのセットは「魚が、釣り上げられる／フライにされる／切られる」となっている。

　あるいは家のなかでさまざまな行為を行い、それから外に出て行って遊ぶ男の子のストーリーでもよい。いずれにせよ、複数組の絵カードから、各1枚を適当に選択してから、情報伝達を行うという方法になる。

　魚の物語（ストーリー）のケースでは、組み合わせがどのようなものであっても、魚が泳いでいて、何かを食べていて、それから人間に何かされるというストーリーであるという点が、介助になっている[脚注3]。

　一方で、魚がどこで泳いでいるのか、何を食べているのか、どのようなかたちで人間に扱われるのかというのが、情報的な価値をもつことになる。

　このようにして、「魚が水槽のなかを泳いでいて、ミミズを食べ、その後フライにされる」といったタイプのシークエンスができあがる。こうしたシークエンスを、解読あるいは産出のためのさまざまな情報処理の手続きの対象とし、上記の発話を呼び起こすための規則の活性化を行わせる。

　あるいはもっと複雑な、たとえば「切られた魚は、海のなかを泳いでいて、魚を食べていた魚である」といった発話を呼び起こすための規則の活性化を図る。

---

脚注3　　この訓練の考え方は、受動態の想起にもまた活用することができる。

# 第7章
# 臨床事例

## 言語リハビリテーションの実際

　付録の絵カードを利用して失語症患者に実施した言語聴覚療法について、3症例の訓練場面の一部を文字起こしした。文字に起こした素材では、実際の治療訓練の状況を十分に伝えるには限界があることは承知しているが、治療訓練の実施の方法として具体的な例を提示したいと考えたからである。

　紹介する3症例はすべて解読に重い障害がある。症例1は、言語の産出が欠如しており、言語構造と統語的な側面における選択的な解読障害がある。症例2と症例3は、語彙要素の喚起に障害を伴うことで、言語産出への無気力を示した。

　文字起こしを行ったのは、症例とセラピストとの間で展開される実際のやりとりを伝えたかったからである。

　「選択」という用語が意味するのは、患者が提示されたカードのなかから1枚を選択するということで、こうして選択したカードをめぐって、対話者との情報の交換が行われる。各コミュニケーション行為は、セラピストが、双方が見ることのできる絵カード（共通認識のカード）のなかから、1枚を指し示して終了する。

　患者にしか見えない絵カードの内容が、文字起こしのテキストから明白でない場合は、その内容を括弧内に記してある。省略符号（・・・）は患者の言語行為が中断していることを示し、その多くは、解読プロセスにおいても産出プロセスにおいても、「病的無気力（沈黙）」が生じていることが原因である。

R：セラピスト
P：患者

## ●症例　LS氏

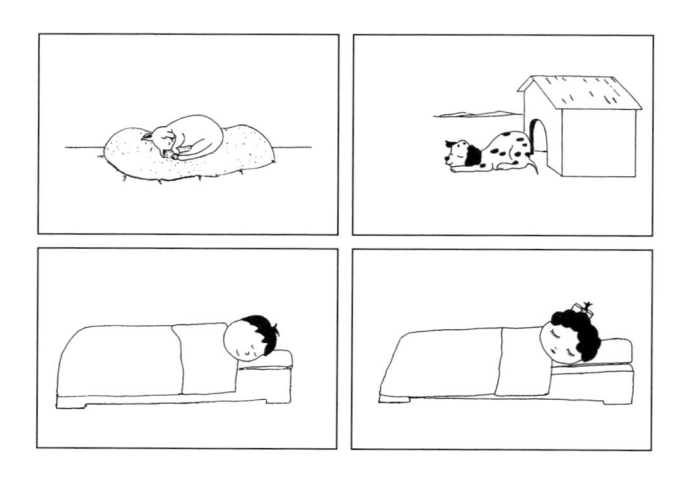

R：このカードの登場人物は全員寝ています。犬、猫、男の子、女の子。手元に
　　あるカードのなかから1枚選んで下さい。あなたが誰を選んだか、私が当て
　　てみましょう。犬が寝ていますか？<sup>脚注1</sup>

P：（選択：犬）はい。

R：すぐに当たりましたね。犬が寝ていますか？　これですか？（指さす）

P：はい。

R：いいですね。もう一度選んでください。

P：（選択：女の子）

R：今度もまた、犬が寝ていますか？

P：いいえ。

R：猫が寝ていますか？

P：いいえ。

R：もしかしたら、男の子が寝ていますか？

P：いいえ。

R：すると残ったのはと・・・女の子が寝ているのですね。

P：はい。

P：（選択：男の子）

R：次に行きますよ。猫が寝ていますか？

---

脚注1　患者はジャーゴン失語のタイプで語彙の深刻な欠損を呈するため、少なくとも初期には解読に
　　　　特化した訓練を提示する。この訓練では、情報伝達の観点からしてもっとも重要な要素は名詞
　　　　であるが、患者はこの訓練においても、また引き続き行ったもっとも重要な要素が動詞となる
　　　　訓練においても、困難を示した。

Ｐ：いいえ。

Ｒ：犬が寝ていますか？

Ｐ：いいえ。

Ｒ：男の子が寝ていますか？

Ｐ：いいえ。

Ｐ：そうすると、犬が寝ているのでしょうか？

Ｐ：いいえ。

Ｒ：それでは、猫が寝ているのかな？

Ｐ：いいえ。

Ｒ：そうすると、男の子が寝ているのですか？

Ｐ：はい。

Ｒ：これですか？（指さす）

Ｐ：はい。

Ｒ：いいでしょう。引き続き、寝ている登場人物の1つを選んでください。私が
　　それを当てられるかどうかみてみましょう。　女の子が寝ていますか？

Ｐ：（選択：猫）いいえ。

Ｒ：もしかしたら、猫が寝ていますか？

Ｐ：いいえ。

Ｒ：犬が寝ていますか？

Ｐ：はい。

Ｒ：これですか？

Ｐ：いいえ。

Ｒ：それでは、何でしょうね・・・男の子が寝ていますか？

Ｐ：いいえ。

Ｒ：それでは、猫が寝ていますか？

Ｐ：はい。

Ｒ：あなたがもっているカードでは、猫が寝ているのですね。わかりました。こ
　　れですか？

Ｐ：はい。

Ｒ：いいですね、続けましょう。猫が寝ていますか？

Ｐ：（選択：女の子）いいえ。

Ｒ：もしかしたら、犬が寝ていますか？

Ｐ：いいえ。

Ｒ：男の子が寝ていますか？　これですか？

Ｐ：いいえ。

Ｒ：そうすると、女の子が寝ていますか？

Ｐ：はい。

Ｒ：これですか？

Ｐ：はい。

Ｒ：よくできました。

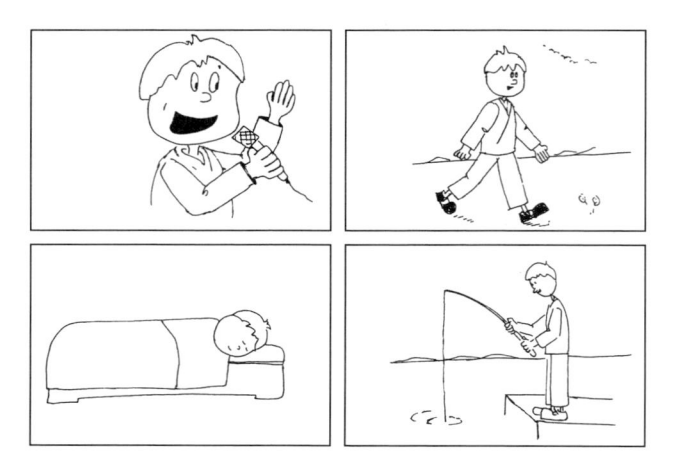

R：今度のカードには、「男の人が歌っている」「男の人が歩いている」「男の人が釣りをしている」「男の人が寝ている」という絵柄が描かれています。どれか1枚選んで下さい。私があなたの選んだ絵柄を当てます。男の人は歌っていますか？

P：（選択：男の人が歩いている）いいえ。

R：もしかしたら、寝ている？

P：いいえ。

R：歩いている？

P：いいえ。

R：そうすると、釣りをしていますか？

P：はい。

R：これですか？

P：いいえ。

R：もう1回始めからやってみましょう。男の人は歌っていますか？

P：はい。

R：これですか？

P：いいえ。

R：そうすると、男の人は寝ていますか？

P：はい。

R：確かですか？

P：いいえ。

R：もしかすると、男の人は歩いていますか？

P：はい。

R：これですか？

P：はい。

R：よくできました。続けましょう。男の人は歌っていますか？

P：（選択：男の人が釣りをしている）はい。

R：これですか？

P：いいえ。

R：男の人は歩いていますか？

P：はい。

R：これですか？

P：いいえ。

R：そうすると、男の人が釣りをしていますか？

P：はい。

R：これですか？

P：はい。

R：いいでしょう。ではまた1つ選んでください。頑張って下さい・・・男の人
　　は寝ていますか？

P：(選択：男の人が歩いている) いいえ。

R：歌っていますか？

P：いいえ。

R：もしかしたら、男の人は微笑んでいますか？　あなたが選んだ男の人は釣り
　　をしていますか？

P：はい。

R：これですか？

P：いいえ。

R：そうすると、寝ていますか？

P：いいえ。

R：そうすると、歩いていますか？

P：はい。

R：これですか？

P：はい。

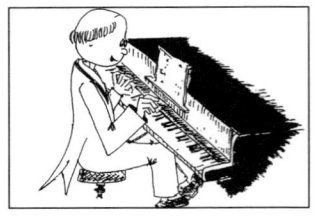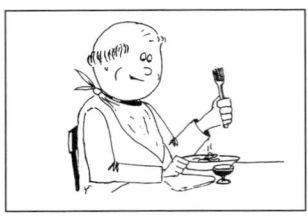
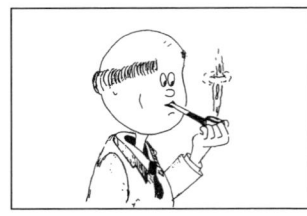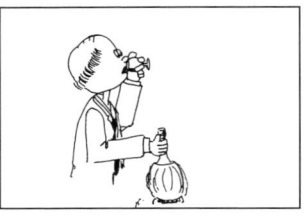

R：この絵カードに書かれた絵を見てください。「男の人が演奏している」、「男の
　　人が飲んでいる」、「男の人が（パイプで）喫煙している」、「男の人が食べてい
　　る」場面が描かれています。どれでもよいから1枚選んで下さい、私が、あ
　　なたがどれを選んだかを当ててみます。あなたが選んだ男の人はパイプで喫
　　煙していますか？

P：はい。

R：これですか？

P：（選択：男の人が演奏している）いいえ。

R：ミネストローネを食べていますか？[脚注2]

P：いいえ。

R：男の人はグラスで飲んでいますか？

P：いいえ。

R：そうすると、男の人はピアノを演奏しているのですね。これですか？

P：はい。

R：これですか？

P：はい。

R：いいでしょう、では次。男の人はパイプで喫煙していますか？

P：（選択：男の人が食べている）いいえ。

R：男の人はピアノを演奏していますか？

P：いいえ。

R：もしかしたら、男の人はミネストローネを食べていますか？

P：はい。

R：これですか？

P：はい。

---

脚注2　セラピストは解読がしやすくなるように、さらなる情報を盛り込んでいる。ここでは具体的に
　　　は、行為に関わる名詞を付け足している。次のやりとりではこうした介助は除かれており、そ
　　　の結果としてエラーが出てきている。

Ｒ：いいですね。この人物は、そうですね、ピアノを演奏していますか？

Ｐ：（選択：男の人が喫煙している）いいえ。

Ｒ：ミネストローネを食べていますか？

Ｐ：はい。

Ｒ：これですか？

Ｐ：いいえ。

Ｒ：それでは、グラスで飲んでいますか？

Ｐ：いいえ。

Ｒ：そうすると、男の人はパイプで喫煙しているのですね。

Ｐ：はい。

Ｒ：これですか？

Ｐ：はい。

Ｒ：とてもいいですね。次は、男の人はピアノを演奏していますか？

Ｐ：（選択：男の人が飲んでいる）いいえ。

Ｒ：ミネストローネを食べていますか？

Ｐ：いいえ。

Ｒ：グラスで飲んでいますか？

Ｐ：はい。

Ｒ：これですか？

Ｐ：はい。

Ｒ：とてもいいですよ。次は、共通認識の絵カードはどかせて、それでも覚えて
　　いるかを確認します。男の人はグラスで飲んでいますか？

Ｐ：（選択：男の人が飲んでいる）いいえ。

Ｒ：喫煙していますか？

Ｐ：はい。

Ｒ：これですか？

Ｐ：いいえ。

Ｒ：そうすると、男の人が演奏していますか？

Ｐ：いいえ。

Ｒ：男の人が飲んでいますか？

Ｐ：いいえ。

Ｒ：そうすると、男の人は喫煙していますか？

Ｐ：いいえ。

Ｒ：では、男の人はピアノを演奏しているのですね。

Ｐ：はい。

Ｒ：これですか？

Ｐ：いいえ。

Ｒ：男の人はグラスで飲んでいますか？

Ｐ：いいえ。

Ｒ：そうすると、残ったのは、「男の人が食事をしている」だけど。

P：・・・

R：続けましょう、大丈夫ですよ。また共通認識の絵カードをあなたの前に置きますよ・・・何の絵カードか私に言ってみて下さい。

P：ワインをくっつける・・・

R：ワインを飲む？これですか？

P：はい。

R：いいですよ。もう1枚選んでください。

P：（選択：男の人が食べている）

R：いいですか、男の人はピアノを演奏していますか？

P：はい。

R：これですか？

P：いいえ。

R：男の人はパイプで喫煙していますか？

P：はい。

R：これですか？

P：いいえ。

R：それではもう一度聞きますよ。男の人は演奏していますか？

P：はい。

R：これですか？

P：いいえ。

R：「いいえ」と言うのを怖がらないでください。よく聞いて。男の人が演奏している、男の人が飲んでいる、男の人が喫煙している、男の人が食べている。あなたが選んだ男の人は、演奏していますか？

P：（選択：男の人が食べている）いいえ。

R：男の人は飲んでいますか？

P：いいえ。

R：男の人は喫煙していますか？

P：いいえ。

R：そうすると、男の人は食べているのですね。

P：はい。

R：これですか？

P：はい。

R：いいですね。では再び絵カードをしまいますよ。でも使っているカードは引き続き同じで、男の人は喫煙したり、食べたり、飲んだり、演奏したりしています。わかりましたか？　おそらくあなたが選んだ男の人は、演奏していますね？

P：（選択：演奏する男の人）いいえ。

R：食べていますか？

P：いいえ。

R：喫煙していますか？

Ｐ：いいえ。

Ｒ：飲んでいますか？

Ｐ：はい。

Ｒ：これですか？

Ｐ：いいえ。

Ｒ：もう一度初めからやりましょう。男の人がピアノを演奏していますか？

Ｐ：はい。

Ｒ：これですか？

Ｐ：はい。

Ｒ：いいですね、もう1ついきましょう。選んだ男の人は飲んでいますか？

Ｐ：（選択：男の人が食べている）いいえ。

Ｒ：食べていますか？

Ｐ：・・・

Ｒ：男の人がミネストローネを食べていますか？

Ｐ：はい。

Ｒ：これですか？

Ｐ：はい。

Ｒ：私にその絵カードを見せて下さい・・・いいですね。いいですか、あなたの
　　もっているカードの男の人は何をしていますか？　私のところにあるカード
　　では、男の人は飲んだり、喫煙したり、演奏したり、食べたりしています。
　　あなたの選んだカードの男の人は何をしていますか？

Ｐ：（選択：男の人が喫煙している）パイプで喫煙しています。[脚注3]

Ｒ：これ？

Ｐ：はい。

Ｒ：いいですね。今度選んだカードでは何をしているか私に言ってみて。

Ｐ：（選択：男の人が飲んでいる）パイプのあれ。

Ｒ：これ？

Ｐ：いいえ。

Ｒ：私の方から聞くことにします。男の人は、喫煙したり、飲んだり、演奏した
　　り、食べたりしています。いいですか？　あなたのカードの男の人は食べて
　　いますか？

Ｐ：いいえ。

Ｒ：演奏していますか？

Ｐ：はい。

Ｒ：ピアノを演奏していますか？

Ｐ：いいえ。

---

脚注3　偶発的であるとはいえ、患者が正しい産出を行ったことに注目。こうした活性化の結果とし
　　　て、慣性現象が生じており、次のやりとりにおいてそれが保続として表れている。

R：では、残っているのは2枚ですね。「男の人が喫煙している」のと「男の人が
　　飲んでいる」の2枚です。あなたの選んだカードの男の人は何をしていま
　　すか？

P：・・・（ジェスチャーで飲酒する男の人をまねる）

R：ワインを飲んでいますか？

P：はい。

R：いいですね。次にいきましょう。あなたの選んだ男の人は何をしているか話
　　してみてください。

P：（選択：食べる男の人）la・・・（訳注：女性名詞単数の定冠詞のため、ここではミネ
　　ストローネかパイプを話そうとしている。）

R：ピアノを演奏していますか？

P：はい。

R：ピアノで音楽を演奏していますか？（訳注：ピアノは男性名詞のため、女性名詞
　　単数の定冠詞が先に話したことから、返答が「いいえ」と予測したものの異なってい
　　たため、音楽（la musica）という単語を挿入して確認しようとしたと考えられる）

P：いいえ。

R：そうすると、ミネストローネを食べていますか？

P：はい。

R：これですか？

P：はい。

R：いいですね、これで終わりにしましょう。

## ●症例　DP氏

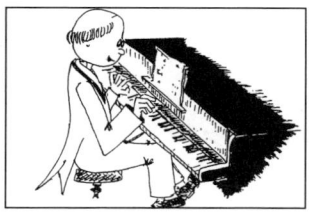 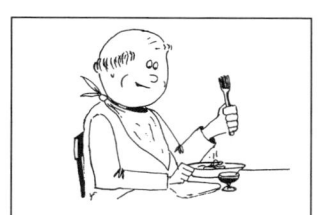

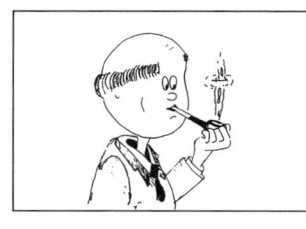 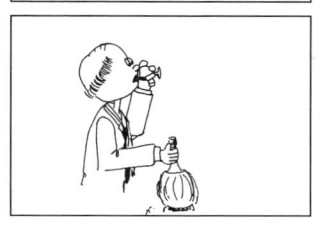

R：4枚の絵カードがあります。演奏する男の人、飲む男の人、喫煙する男の人、食べる男の人。ここから1枚の絵カードを選んで下さい・・・。あなたがどのカードを選んだのか私が当てられるかみてみましょう。それからあなたに確認します。

P：（選択：男の人が食べている）

R：男の人が食べている？

P：はい。

R：これ？

P：はい。

R：いいですね、では次。

P：（選択：男の人が飲んでいる）

R：男の人が喫煙している？

P：いいえ。

R：食べている？

P：いいえ。

R：飲んでいる？

P：はい。

R：これですか？

P：はい。

R：そうです、では次。

P：（選択：男の人が喫煙している）

R：この人は何をしていますか？演奏している？

P：いいえ。

R：飲んでいる？

P：いいえ。

R：喫煙している？

P：はい。

R：これですか？

P：はい。

R：そうです。では次に行きます。

P：（選択：男の人が食べている）

R：何をしているかを言えますか？　男の人ですよね？　[脚注4] 何をしている？

P：・・・ [脚注5]

R：少しお手伝いしましょうか？　男の人が演奏している？

P：いいえ。

R：男の人は飲んでいますか？

P：・・・

R：よく聞いてください。すると残るのは、男の人が喫煙しているか、男の人が食べているかですね。あなたの男の人は何をしていますか？ [脚注6]

P：・・・

R：喫煙している？

P：いいえ。

R：そうすると、食べている？

P：はい。

R：その男の人は何をしていますか？

P：食べている。

R：いいですね。次は何でしょうか・・・男の人が演奏している？

P：（選択：男の人が飲んでいる）いいえ。

R：その人は喫煙している？ [脚注7]

P：いいえ。

R：そうすると、食べているか、飲んでいるかですね。何をしている？

P：・・・

R：食べている？

P：いいえ。

R：飲んでいる？

---

脚注4　セラピストはテーマを強調し、患者の注意が情報価値の高い要素に向くよう指示している（このケースでは、遂行している行為）。

脚注5　患者はいかなる語彙項目も産出できない。

脚注6　セラピストは質問の仕方を変えて（結局はそれでも十分ではないのだが）、「食べている」という1つの語彙要素だけでも産出させようとしている。この状況では「食べている」という一言で情報伝達価値を満たしているからだ。しかし患者の特徴からして、この次の場面にみられるように、時には有意単位のごく一部を産出することもできているものの、まだかなり長い期間、解読の訓練を続けることが必要であることがわかる。

脚注7　ここから先は、訓練は解読のみとなり、複雑性レベルを徐々に上げていくことになる。このケースでは、「食べている」あるいは「寝ている」のがいつも同じ1人の登場人物ではないという点に注意を向けなくてはいけない状況を設定することになる。

P：はい。
R：男の人が飲んでいる？これ？
P：はい。
R：いいでしょう。

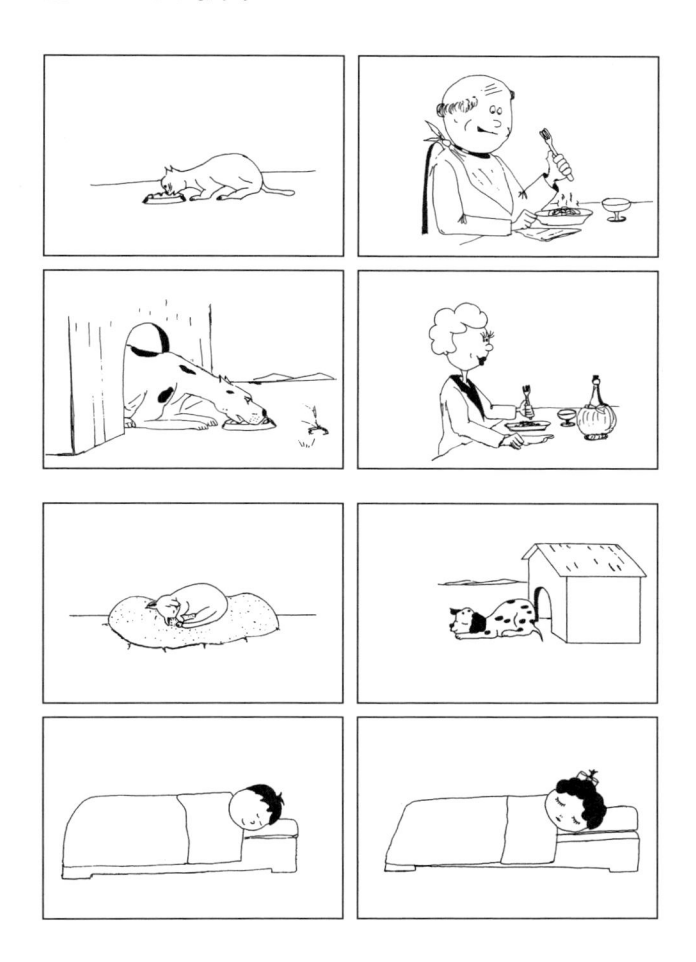

R：今、私たちの前には食べているグループと眠っているグループがあります。
　　あなたの選んだカードでは、猫が寝ていますか？
P：（選択：男の人が寝ている）いいえ。
R：犬が食べていますか？
P：はい。いいえ、違います。
R：男の人が寝ていますか？
P：はい。
R：これですか？
P：はい。
R：素晴らしいです。それではもう一度、私が推測できるか試してみましょう。
　　あなたが選んだカードでは、猫が寝ていますか？

P：（選択：猫が食べている）いいえ。

R：男の人が食べていますか？

P：いいえ。

R：猫が寝ていますか？

P：いいえ。

R：犬が食べていますか？

P：はい、いいえ違います。

R：猫が食べていますか？

P：はい。[脚注8]

R：それでは、絵カードでは、犬が食べているのですね？[脚注9]

P：はい、はい。

R：本当ですか？

P：いいえ！

R：落とし穴に注意してとってください。また絵カードを選んでください。男の人が寝ていますか？

P：（選択：猫が寝ている）いいえ。

R：誰かが寝ていますか？[脚注10]

P：はい。

R：寝ているのは犬？

P：いいえ。

R：寝ているのは女の人？

P：いいえ。

R：寝ているのは男の人？

P：いいえ。

R：寝ているのは猫？

P：はい。

R：それでは、犬が寝ているのですね？[脚注11]

P：いいえ。

R：それでは、猫が寝ているのですね？

P：はい。

R：素晴らしいです！

---

脚注8　患者は正しい解読ができた。

脚注9　セラピストはわざとエラーを犯し、解読プロセスで今まで以上の注意レベルを要求している（第3章を参照）。この方略で困難度が増したが、患者はすぐにこの問題を克服している。

脚注10　セラピストはここで会話のテーマをあらためて明確化している。そしてこれに続く4回の質問では、質問における動詞と名詞の順番を入れ替え（訳注：il cane che dorme? ではなく Dorme il cane? としている）、質問時のトーンも適切に変えている。

脚注11　脚注9と同じような状況を設定。今回は、患者は正しく回答できている。

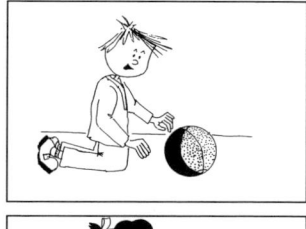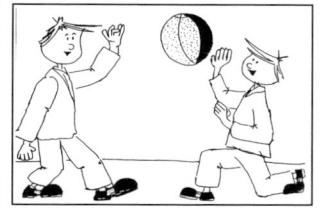
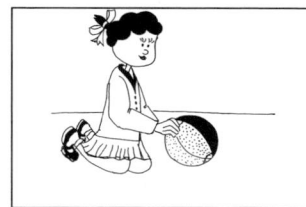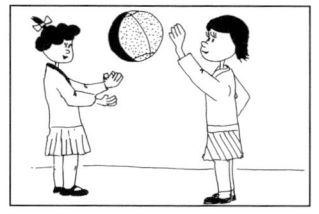

R：私たちの目の前にある絵カードには、女の子、男の子、女の子たち、男の子
　　たちが、それぞれボールで遊んでいる絵が描かれています。1つカードを引
　　いてみてください。そのカードがどれか、私が当ててみましょう。女の子が
　　ボールで遊んでいますか？

P：（選択：女の子たちがボールで遊んでいる）いいえ。

R：女の子たちがボールで遊んでいますか？

P：はい。

R：これですか？

P：はい。

R：それではもう一度カードを選んでください。男の子がボールで遊んでいま
　　すか？

P：（選択：男の子たちがボールで遊んでいる）はい。

R：これですか？

P：いいえ。

R：よく注意して・・・それでは女の子たちがボールで遊んでいるのですか？

P：はい。[脚注12]

R：これですか？

P：はい。いいえ！

R：男の子たちがボールで遊んでいるのですか？

P：はい、そうです！

R：気をつけてください。よく集中してください。女の子がボールで遊んでいま
　　すか？

P：（選択：女の子がボールで遊んでいる）はい。

---

脚注12　この訓練では名詞の語尾変化が入ってくるので（訳注：イタリア語では規則変化の場合名詞の末尾
　　　　がoなら男性単数、aなら女性単数、iなら男性複数、eなら女性複数）複雑性が増している。患者に
　　　　とっての困難レベルが増していることは、「エラーゲーム」（次の訓練参照）の要素を取り入れた
　　　　方略に対する患者の回答からも観察される。

R：これですか？

P：はい。

R：そうですね。それでは別のカードを選んで下さい。女の子がボールで遊んでいますか？

P：(選択：男の子たちがボールで遊んでいる) いいえ。

R：それでは、あなたが選んだカードでは、女の子たちがボールで遊んでいるのですか？

P：いいえ。

R：選んだカードでは、男の子がボールで遊んでいますか？

P：いいえ。

R：わかりました。ということは、女の子たちがボールで遊んでいるのですね？

P：はい。[脚注13]

R：これですか？

P：はい、いいえ！

R：よく注意してくださいね。女の子がボールで遊んでいますか？

P：はい。

R：これですか？

P：いいえ。

R：女の子がボールで遊んでいますか？

P：いいえ。

R：男の子たちがボールで遊んでいますか？

P：はい。

R：これですか？

P：はい。

R：よいですね。

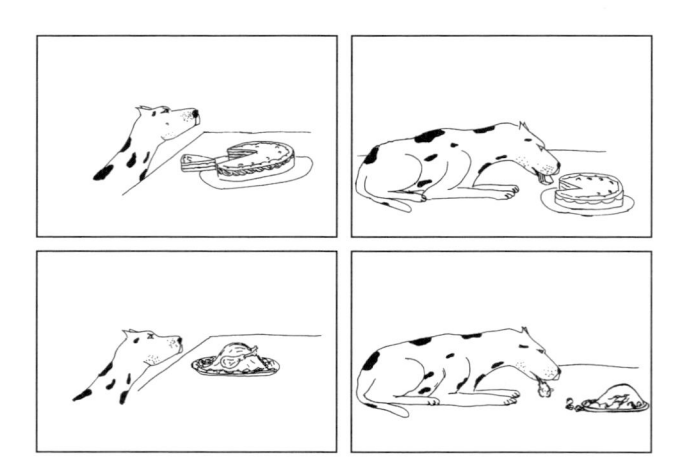

R：いいですか。犬がいます。犬は何をしているのでしょう？　ここではケーキを見ています。こちらではケーキを食べています。この絵ではチキンを見て

いて、こちらではチキンを食べています。それではこのなかから1枚選んでください。あなたが選んだカードの犬は何をしていますか？　チキンを見ていますか？

P：（選択：犬がケーキを見ている）違います。

R：ケーキを見ている？

P：はい

R：これですか？

P：はい。

R：いいですね。次に行きましょう。犬は何をしていますか？　ケーキを見ていますか？

P：（選択：犬がチキンを見ている）いいえ。

R：犬はケーキを食べていますか？

P：はい。

R：犬がケーキを食べているのですね？　これですか？

P：はい、いや違う！

R：私が言うことによく注意していてくださいね。犬がケーキを食べていますか？

P：いいえ。

R：犬はケーキを食べていますか？

P：いいえ。

R：それでは、犬はチキンを食べていますか？

P：はい。

R：間違いない？

P：はい。

R：（カードを）見てみましょうか？

R：いいえ、いいえ！<sup>脚注14</sup>

R：それでは、犬がチキンを見ている？

P：はい。

R：確かですか？

P：はい。

R：これですか？

P：はい。

R：もう一度やってみましょう。いいですか？

P：はい。（選択：犬がケーキを見ている）。

R：犬がチキンを食べている？

---

脚注13　脚注14を参照。

脚注14　ここでは、「見る」と「食べる」という行為と、「チキン」と「ケーキ」という名詞の組み合わせの解読が要求される。これは患者の認知プロセスにさらなる負荷をかけるものとなり、この患者もかなり苦労している様子がわかる。

Ｐ：いいえ！

Ｐ：犬がチキンを食べている？

Ｐ：いいえ。

Ｒ：犬がケーキを見ている？

Ｐ：はい。

Ｒ：それでは見てみましょうか、犬がケーキを食べているのですね。[脚注15]

Ｐ：はい。

Ｒ：犬がケーキを食べていますか？

Ｐ：いいえ。

Ｒ：それでは、犬がケーキを見ていますか？

Ｐ：はい。

Ｒ：これですか？

Ｐ：はい。

Ｒ：よくできました。

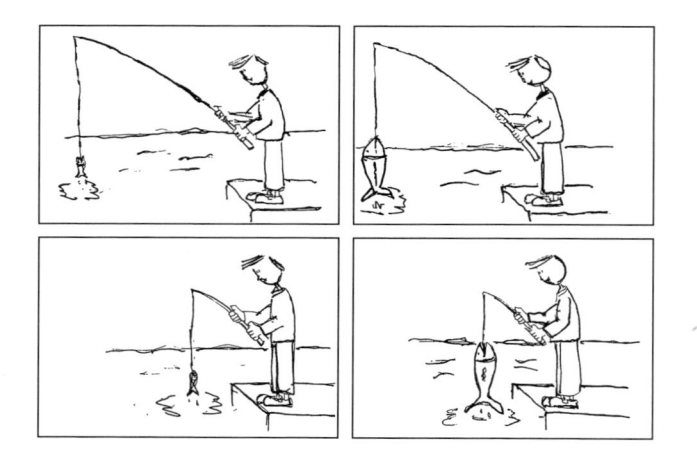

Ｒ：魚釣りをしている少年がいます。[脚注16]大きな魚が釣れる時と、小さな魚が釣れる時があります。2本の釣竿を使っています。長いものと、短いものです。あなたが選んだカードを、私が当てられるかどうか試してみましょう。あなたが選んだカードの少年は、短い竿で大きな魚を釣りましたか？

Ｐ：（選択：少年が長い竿で小さな魚を釣る）いいえ。

Ｒ：少年は、長い竿で大きな魚を釣りましたか？

Ｐ：いいえ。

Ｒ：では、少年は短い竿で小さな魚を釣りましたか？

---

脚注15　このエラーゲームは患者には難しすぎたようだ。

脚注16　発話が長くなったこと、「魚」と「釣竿」につく形容詞が2種類あることで、困難度が増している。この患者は、かなり良好な解読能力を示しているが、？がついている「エラーゲーム」が導入された場面（脚注の17および18）では、制御困難を示している。

Ｐ：いいえ。

Ｒ：少年は長い竿で小さな魚を釣りましたか？

Ｐ：はい。

Ｒ：これですか？

Ｐ：はい。

Ｒ：とてもいいですね。もう一度やってみましょうか？少年は短い竿で大きな魚を釣りましたか？

Ｐ：（選択：少年は短い竿で小さな魚を釣る）いいえ。

Ｒ：少年は長い竿で大きな魚を釣りましたか？

Ｐ：いいえ。

Ｒ：では、少年は短い竿で小さな魚を釣りましたか？

Ｐ：はい。

Ｒ：ということは、少年は長い竿で大きな魚を釣ったのですね？

Ｐ：はい。[脚注17]

Ｒ：これですか？

Ｐ：いいえ。

Ｒ：よく注意して。罠にひっかからないようにね。いいですか？あなたの少年は長い竿で小さな魚を釣りましたか？

Ｐ：いいえ。

Ｒ：では、短い竿で大きな魚を釣りましたか？

Ｐ：いいえ。

Ｒ：では、短い竿で小さな魚を釣りましたか？

Ｐ：はい。

Ｒ：短い竿で大きな魚を釣ったのではなかったのですか？

Ｐ：いいえ。

Ｒ：では、長い竿で小さな魚を釣ったのですか？

Ｐ：はい。[脚注18]

Ｒ：これですか？

Ｐ：いいえ。

Ｒ：よく注意して下さい。あなたの少年は短い竿で大きな魚を釣りましたか？

Ｐ：いいえ。

Ｒ：短い竿で小さな魚を釣りましたか？

Ｐ：はい。

Ｒ：これですか？

Ｐ：はい。

Ｒ：素晴らしい。

---

脚注17　脚注16参照
脚注18　脚注16参照

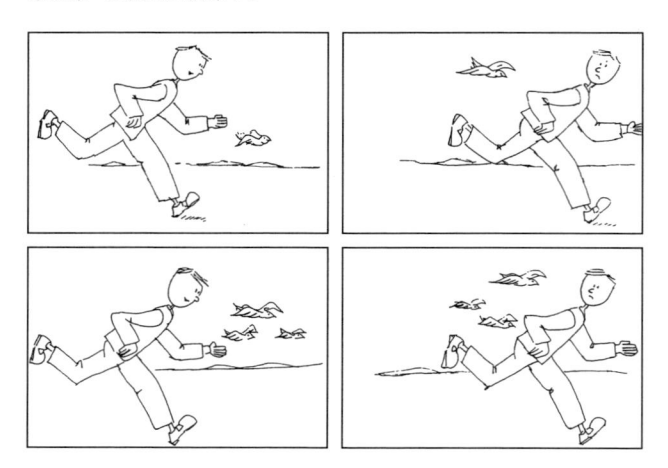

R：ここに数羽の鳥と少年が描かれています。[脚注19] 1羽の鳥が少年を追いかける
　　カードもあれば、少年が1羽の鳥を追いかけるカードもあります。こちら
　　は、複数の鳥が少年を追いかけているし、こちらでは、少年が複数の鳥を追
　　いかけています。よく注意して下さい。あなたが選んだカードでは、少年が
　　複数の鳥を追いかけていますか？

P：（選択：1羽の鳥が少年を追う）はい。

R：これですか？

P：はい。

R：よく見て下さい・・・

P：はい。いいえ！

R：では、もしかしたら複数の鳥が少年を追いかけていますか？

P：はい。

R：これですか？

P：いいえ。

R：よく注意して下さい。少年が1羽の鳥を追いかけていますか？

P：はい。

R：これですか？

P：はい。いいえ！

R：それでは、1羽の鳥が少年を追いかけていますか？

P：はい、はい。

R：これですか？

P：はい。

---

脚注19　これに続く2つの訓練は重要な意味をもつ。患者が特に注意を向けなければならないのは、「追
　　　　いかける」という動詞とともに使われる項の順番、つまり文の構造に関わる規則である。こう
　　　　した文の構造の解読課題は、この患者の言語コミュニケーション機能の変質に特異的に働きか
　　　　けようとして提示されたものである。最初の訓練では、複数か単数かに応じた名詞の語尾変化
　　　　の存在が、負荷をさらに大きくしている。2番目の訓練では、「犬」と「男の子」という2つの
　　　　間の語彙選択を行うことが必要となる。

R：いいですね、もう1回。少年が複数の鳥を追いかけていますか？

P：（選択：複数の鳥が少年を追いかける）いいえ。

R：1羽の鳥が少年を追いかけているのですか？

P：いいえ。

R：これですか？

P：いいえ、いいえ。

R：複数の鳥が少年を追いかけていますか？

P：いいえ。

R：それでは少年が複数の鳥を追いかけていますか？

P：いいえ。

R：複数の鳥が少年を追いかけていますか？

P：はい。

R：これですか？

P：はい。

R：始めますよ。少年が1羽の鳥を追いかけているのでしょうか？

P：（選択：少年が複数の鳥を追う）はい。

R：確かですか？　1羽の鳥が少年を追いかけているのではありませんか？

P：いいえ。

R：1羽の鳥が少年を追いかけていますか？

P：いいえ。

R：それでは、複数の鳥が少年を追いかけているのですか？

P：はい、いいえ！

R：少年が複数の鳥を追いかけていますか？

P：はい。

R：これですか？

P：はい。

R：素晴らしい、頑張って。もう1回。あなたが引いたカードでは、1羽の鳥が少
　　年を追いかけていますか？

P：（選択：少年が1羽の鳥を追う）いいえ。

R：少年が複数の鳥を追いかけていますか？

P：はい。

R：これですか？

P：いいえ。

R：それでは、少年が複数の鳥を追いかけているのでしょうか？

P：いいえ、いいえ。

R：少年が1羽の鳥を追いかけていますか？

P：いいえ。

R：複数の鳥が少年を追いかけていますか？

P：はい。いいえ、いいえ。

R：それでは、1羽の鳥が少年を追いかけていますか？

P：いいえ。

R：少年が1羽の鳥を追いかけていますか？

P：はい、はい。

R：これですか？

P：はい。

R：よくできました。

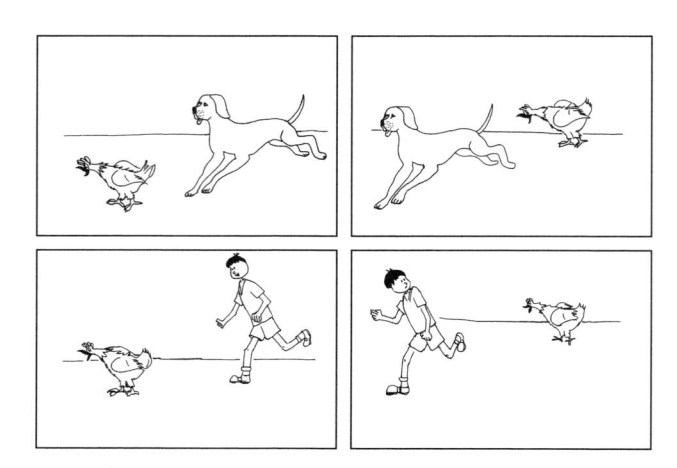

R：4つの場面が描かれています。[脚注20] 男の子が鶏を追いかけている絵カード、鶏が男の子を追いかけているカードがあります。さらに、犬が鶏を追いかけているカードと、鶏が犬を追いかけているカードがあります。1枚選んでください、あなたが選んだカードを私が推測してみます。（選んだカードでは）男の子が鶏を追いかけていますか？

P：（選択：犬が鶏を追いかける）いいえ。

R：鶏が男の子を追いかけていますか？

P：いいえ、いいえ。はい、はい、はい！

R：鶏が男の子を追いかけているのですね？

P：はい。

R：これですか？

P：はい。いいえ！

R：それでは、そうですね・・・鶏が犬を追いかけていますか？

P：はい、はい。

R：これですか？

P：はい、はい。いいえ！

R：それでは、犬が鶏を追いかけていますか？

---

脚注20　前述の訓練と状況は類似しているが、語彙の負荷が増えている。患者がこの訓練で犯すエラーは、それまでの訓練（意味単位を構成する要素の数がもっと多かったケースもあったが）で犯してきたエラーの数よりかなり多くなっていることに注意する必要がある。

P：はい。

R：これですか？

P：はい。

R：言葉の順番にもよく注意してくださいね。今度は、鶏が男の子を追いかけていますか？

P：（選択：犬が鶏を追いかける）いいえ。

R：鶏が犬を追いかけていますか？

P：いいえ。

R：犬が鶏を追いかけていますか？

P：はい。

R：これですか？

P：はい。

R：とてもよいです。もう一度やってみましょう。鶏が犬を追いかけていますか？

P：（選択：鶏が男の子を追いかける）いいえ。

R：男の子が鶏を追いかけていますか？

P：いいえ。

R：鶏が男の子を追いかけていますか？

P：いいえ。

R：犬が鶏を追いかけていますか？

P：いいえ。

R：鶏が男の子を追いかけていますか？

P：はい。

R：これですか？

P：はい。

R：とてもよいですね。今度は鶏を中心に話すことにしましょう。このカードでは、鶏は男の子を追いかけています。こちらでは鶏は男の子に追いかけられています。こちらでは鶏が犬を追いかけていて、こちらでは鶏は犬に追いかけられています。鶏がどうなっているかを話しましょう。[脚注21]あなたの選んだカードの鶏は何をしていますか？　犬から追いかけられていますか？

P：（選択：鶏が男の子に追いかけられている）いいえ。

R：鶏が犬を追いかけていますか？

P：いいえ。

R：鶏が男の子を追いかけていますか？

P：はい。

R：鶏が男の子を追いかけている・・・

---

脚注21　第6章で説明されているように、この方略によって、意味単位内での語彙要素の順番を変えずに、受動態の活用を導入することができる。

P：いいえ、いいえ。

R：それでは、鶏が男の子に追いかけられていますか？[脚注22]

P：いいえ、いいえ。

R：よく注意して下さい。鶏が犬を追いかけていますか？

P：いいえ。

R：鶏が少年を追いかけていますか？

P：いいえ。はい、はい。

R：確認しましょう。鶏が少年を追いかけていますか？

P：はい。

R：これですか？

P：はい、いいえ。

R：そうすると・・・鶏が犬に追いかけられているのですか？

P：いいえ。

R：鶏が男の子に追いかけられていますか？

P：はい。

R：これですか？

P：はい。

R：いいですね。もう一度やってみましょう。私たちの鶏は何をしているのでしょうか・・・鶏が男の子を追いかけていますか？

P：（選択：鶏が犬を追いかけている）いいえ。

R：鶏が犬を追いかけていますか？

P：・・・

R：鶏が犬を追いかけていますか？（繰り返して質問する）

P：はい。

R：これですか？

P：はい。

R：今度は、鶏が犬に追いかけられていますか？

P：（選択：鶏が男の子を追いかける）いいえ。

R：鶏が男の子に追いかけられていますか？

P：はい。[脚注23]

R：それでは、鶏が男の子に追いかけられているのですね。これですか？

P：いいえ。

R：もしかしたら、鶏が男の子を追いかけているのですか？

P：はい。

---

脚注22　患者にとってこの訓練が難しいのは明らかだ。そこで、必要に応じて介助を入れながら訓練をプログラミングしていくことが必要になる。介助としては、語彙レベルにおける選択の数を少なくすること、この時点においてはこれ以上の語尾変化や語意の点からの負荷を増やさないということなどがあげられる。

脚注23　脚注22に同じ。

R：これですか？
P：はい。
R：いいですね。

## ●症例　DD氏

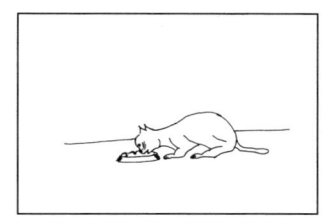
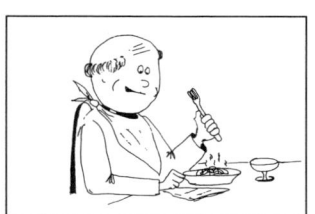
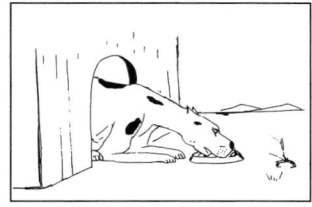
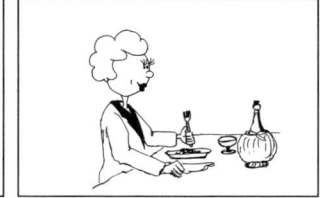

R：カードに描かれているのは、「猫が食事をしている」「女の人が食事をしている」「犬が食事をしている」「男の人が食事をしている」という場面です。カードから1枚引いてください。そしてどのカードが来たかを私に教えてください。どれが来ましたか？
P：（選択：犬が食事をしている）私に来たのは・・・何なのか見分けられません。食事しているというのはわかるのだけれど・・・
R：ちょっとお手伝いしましょうか？　私が推論してみましょう。女の人が食事をしていますか？
P：いいえ。
R：男の人ですか？
P：いいえ。
R：犬が食事をしていますか？・・・そうではないようですね。
P：・・・
R：猫ですか？
P：いいえ。
R：こちらは猫、こちらは犬、こちらは女の人、そしてこちらは男の人ですね。脚注24 あなたのカードにいるのはどれですか？
P：猫です。
R：これですか？（共通認識の絵を指し示して）

---

脚注24　セラピストは、会話で活用される語彙についての教示を行っている。

P：いいえ、犬です。

R：よいですね。もう一度やってみましょう。

P：（選択：男の人が食事をしている）男の人です。

R：食事していますか？

P：はい。

R：男の人が食事している・・・これですか？（絵カードを指し示して）

P：はい。

R：いいですね。別のカードをひいてみてください。今度は何が来るでしょうか。

P：（選択：猫）これが来ました（共通認識のボードにある絵を指さす）。動物です。

R：指でささないでください。犬ですか？　猫ですか？[脚注25]

P：猫です。

R：もう一度確認します。女の人、犬、猫と男の人ですよ。[脚注26]今度はどれが来ましたか？

P：（選択：男の人が食事をしている）男の人。

R：男の人が食事をしていますか？

P：男の人。

R：いいですね、もう一度やってみましょう。

P：（選択：犬が食事をしている）これは・・・これは犬です。（選択：女の人が食事をしている）これは女の人です（選択：猫が食事をしている）これは猫です・・・[脚注27]

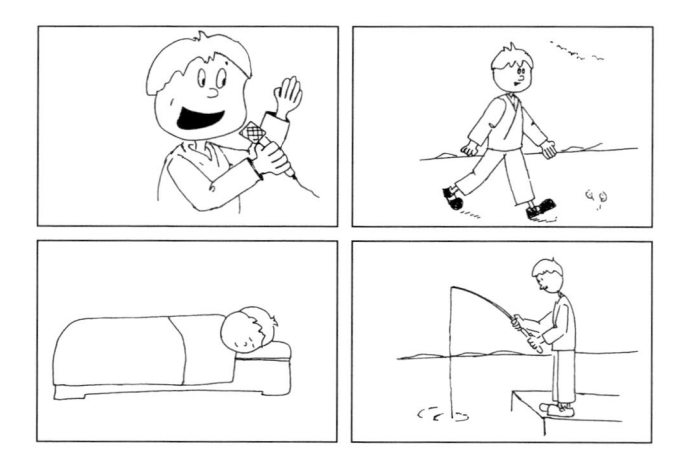

R：男性が描かれた4枚のカードがあります。「男性が歌っている」「男性が歩い

---

ている」「男性が釣りをしている」「男性が寝ている」場面が描かれています。今から、どれか1枚を取って下さい。そしてどれが来たかを確認しましょう。どれが来ましたか？

P：（選択：男性が歩いている）歩いています。[脚注28]

R：こちらですか？

P：はい。

R：よいですよ。今度は？

P：（選択：男性が寝ている）寝ています。

R：こちらですか？

P：そう（選択：釣りをしている）これは・・・何なのか知ってはいるのだけど・・・[脚注29]

R：一緒にやってみましょう。歌っていますか？[脚注30]

P：いいえ。

R：釣りをしていますか？

P：・・・いいえ・・・[脚注31]

R：歩いていますか？

P：いいえ。

R：もしかすると、釣りをしていますか？

P：はい。

R：こちらですか？

P：はい。

脚注28　前方照応の小詞の使い方が正しくないことに注意。quello che と言わなければならないところを、che と言っている（訳注：イタリア語の基本的な言いまわしのことで、ここでは患者がそれを正しく使えていないことを問題にしている）。

脚注29　再び、語彙が出てこないという現象が現れている。

脚注30　セラピストは、患者にこの課題が難しいのをみて、解読の訓練の方略を活用している。

脚注31　解読のプロセスに、病的無気力（沈黙）現象が顕著に現れている。この現象はこの後の病態としても出てきており、認知プロセス全体の病的変質があるものと考えられる。

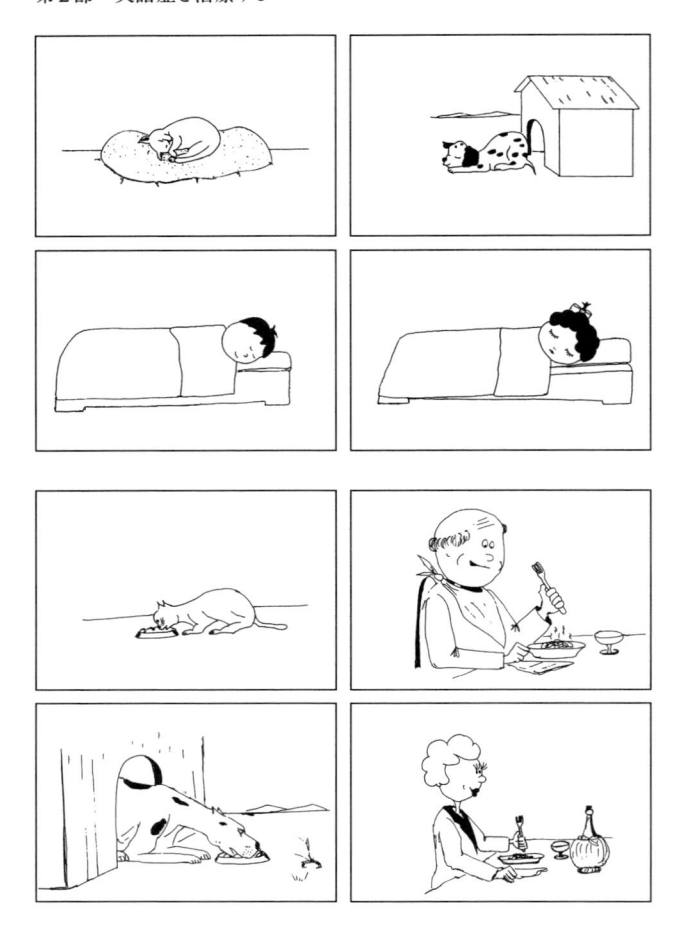

R：とてもよくできるようになってきたので、もう少し難しい訓練をしましょ
　う。いろいろな登場人物が食事をしている絵カードと、いろいろな登場人物
　が寝ている絵カードを一緒に使います。（絵カードの内容は）「猫が寝ている」
　「猫が食事をしている」「女性が寝ている」「女性が食事をしている」「犬が寝
　ている」「犬が食事をしている」「男性が寝ている」と「男性が食事をしてい
　る」です。あなたが引き抜いたカードが何であるのか私にわかるように、あ
　なたは誰が何をしているのかを私に教えてくれねばなりません。[脚注32]落ち着
　いてやってみましょう。どれを取りましたか？
P：（選択：女性が食事をしている）女性が食事をしています。[脚注33]
R：これですか？
P：はい。（選択：女性が寝ている）寝ています。女性が。[脚注34]

---

脚注32　この訓練では、情報伝達を成功裡に行うためには、主語にあたる語彙要素、あるいは動詞だけ
　　　　を産出するだけでは不十分であり、その両方を産出することが必要になる。
脚注33　聞き手が正しく解読を行えるためには、今までよりも複合度の高い発話を産出しなければなら
　　　　ないように、治療がプログラムされている。

R：女性が寝ている。これですか？

P：はい。（選択：男性が食事をしている）男性。男性が食事をしています。

P：はい。

R：よいですよ。先に進みましょう・・・

P：（選択：犬が寝ている）こちらでは犬が寝ています。

R：こちらですか？

P：はい。（選択：女性が寝ている）女性が寝ています。

R：これですか？

P：はい、その通りです。（選択：男性が食事をしている）男性が食事をしています。

R：これですか？

P：はい。（選択：猫が食事をしている）・・・[脚注35]寝ています。

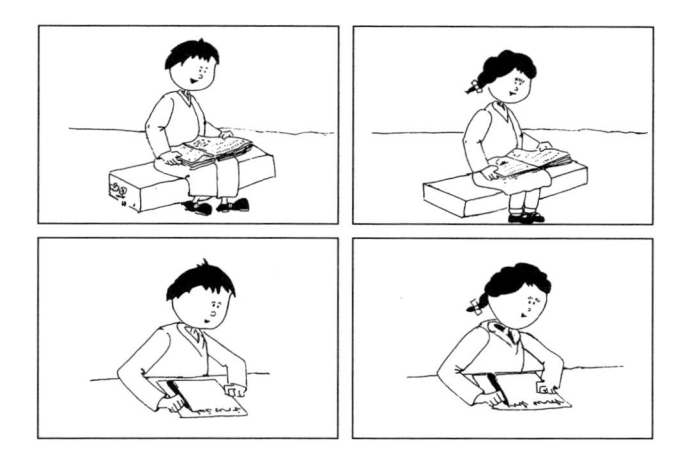

R：こちらに「男の子が読んでいる」と「男の子が書いている」。それから、「女の子が読んでいる」と「女の子が書いている」という場面があります。どれを取りましたか？

P：（選択：女の子が書いている）女の子です。[脚注36]

R：でも、女の子は2人います。読んでいる女の子と、書いている女の子です。その女の子[脚注37]は何をしていますか？

P：読む。

R：これですか？

P：いいえ、書く。

R：これですか？

---

脚注34　語彙的な観点からは、かなり制限された文章を使う傾向は続いているが、情報として完成させるために、文末に「女性」と付け加えている。

脚注35　患者は自分で修正している。

脚注36　患者は意味単位の一部（主語にあたる名詞）のみを産出している。

脚注37　セラピストは、患者が産出した発話では構造が不完全であり、それだけではどのカードかわからないことを気づかせようとしている。

Ｐ：はい。

Ｒ：よいですよ。もう一度やってみましょう。

Ｐ：（選択：男の子が読んでいる）こっちは男の子・・・読む・・・

Ｒ：こちらですか？

Ｐ：はい。

Ｒ：よいですよ。もう一度行きましょう。

Ｐ：（選択：男の子が書いている）こっちは、男の子が書いている。[脚注38]

Ｒ：こちらですか？

Ｐ：はい。

Ｒ：確認に、もう1ラウンドやってみましょう。

Ｐ：（選択：男の子が書いている）男の子が読・・・書く。

Ｒ：こちらですか？

Ｐ：はい。

Ｒ：さて、何を取りましたか？

Ｐ：（選択：男の子が読んでいる）男の子が書いています。

Ｒ：これですか？

Ｐ：いいえ、読んでいます。

Ｒ：こちらですか？[脚注39]

Ｐ：はい。

Ｒ：次は？

Ｐ：（選択：女の子が書いている）女の子が書いています。

Ｒ：これですか？

Ｐ：はい。

Ｒ：よくできました・・・

---

脚注38　患者が、情報伝達の必要に迫られて、少しずつ発話を完全なものにしていく様子が観察される。また最初にみられた病的慣性現象も、少しずつ消失してきている。

脚注39　男の子（bimbo）と女の子（bimba）、読む（legge）と書く（scrive）という単語が音声的にまた意味的に近いことがこの訓練の負荷となっている。

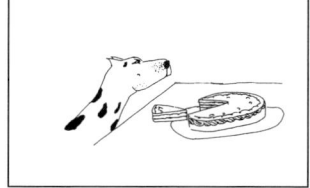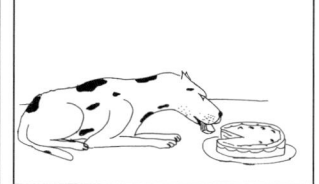
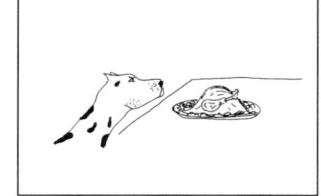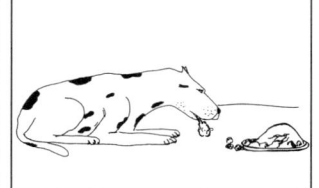

R：[脚注40]犬がいろいろなことをしています。こちらではケーキを見ています。こちらではチキンを見ています。ここではケーキを食べていて、こちらではチキンを食べています。つまり見るか食べるかになります。どれか1枚を適当に取って下さい。どれが来たかみていきましょう。

P：（選択：犬がチキンを食べている）それじゃあ・・・あれが食べています。[脚注41]

R：犬が食べているカードは2枚あります。[脚注42]犬がチキンを食べているカードと、犬がケーキを食べているカードです。あなたのカードでは何をしていますか？

P：ああ、違う。チキンを食べています。

R：これですか？

P：はい。（選択：犬がチキンを見ている）チキンを食べています。

R：これですか？

P：はい。

R：チキンを食べていますか、それともチキンを見ていますか？

P：違った・・・見ています。

R：こちらですか？

P：はい。

R：さあ、今度はどれですか？

P：（選択：犬がケーキを食べている）ケーキを見ています。

R：こちらですか？

P：いや、食べる、食べています。[脚注43]

R：注意して下さい。今度は何ですか？

---

脚注40　訓練では、行為を表す動詞と、行為の対象となる目的語を選択する必要がある。産出する意味単位の長さも増すので、この絵カードを使った訓練は患者にとってかなりの負荷のあるものとなる。

脚注41　患者は注意を犬の行為を示す動詞のみに向けている。また、犬という名詞も省略し、代名詞照応に置き換えている。

脚注42　セラピストは、患者の答えが不明確であることを指摘している。

P：（選択：犬がケーキを見ている）ここではケーキを見ています。

R：これですか？

P：はい。

R：小さな誤りがいくつかあったので、もう1ラウンドやって確認しましょう。

P：はい。（選択：犬がケーキを食べている）ケーキを食べています。

R：これですか？

P：はい。（選択：犬がチキンを見ている）こっちは見ています。<sup>脚注44</sup>

R：見ている犬のカードは2つあります。1つはケーキを見ていて、もう1つはチキンを見ています。

P：ああ、いや、チキンです。

R：ちゃんとした文章で言ってください。

P：見ている・・・犬がチキンを見ています。<sup>脚注45</sup>

R：これですか？

P：はい。（選択：犬がケーキを見ている）ケーキを見ています、チキンが見ています。

R：誰がケーキを見ているのですか？<sup>脚注46</sup>

P：チキン・・・犬がケーキを見ています。

R：よいですよ。次は？

P：（選択：犬がチキンを食べている）犬が食べている・・・違うな・・・<sup>脚注47</sup>

R：犬が食べているカードは2つあります。1つはチキンを食べていて、1つはケーキを食べています。

P：チキンを食べています。

R：犬がチキンを食べているのですか？　これですか？

P：はい。

---

脚注43　患者の言語行為からは、言語コミュニケーションプロセスの組織化に困難があることを示している。そのつど注意を向けている部分だけが産出されており、その他の部分は聞き手が知っているものとみなされている。セラピストは現時点では、すべての言語要素の産出をあえて要求していない。

脚注44　脚注42で指摘した不明確さが、ここにも出現。

脚注45　治療方略の流れで、患者は正確で完全な発話をプログラムし産出しなければならなくなっている。

脚注46　おそらく頑張りすぎて、意味単位の要素の順番が逆になる（訳注：目的語であるべき「チキン」が、主語の位置に来ている）という興味深い現象が生じている。しかしこれによって情報伝達が曖昧になってしまうため、セラピストは直接的な質問をすることで患者の選択を介助している。

脚注47　ここでかなり際立った病的無気力（沈黙）がみられた。この訓練による認知プロセスへの負荷が相当大きかったことを示すものと思われ、この訓練の導入は早すぎたと考えられる。

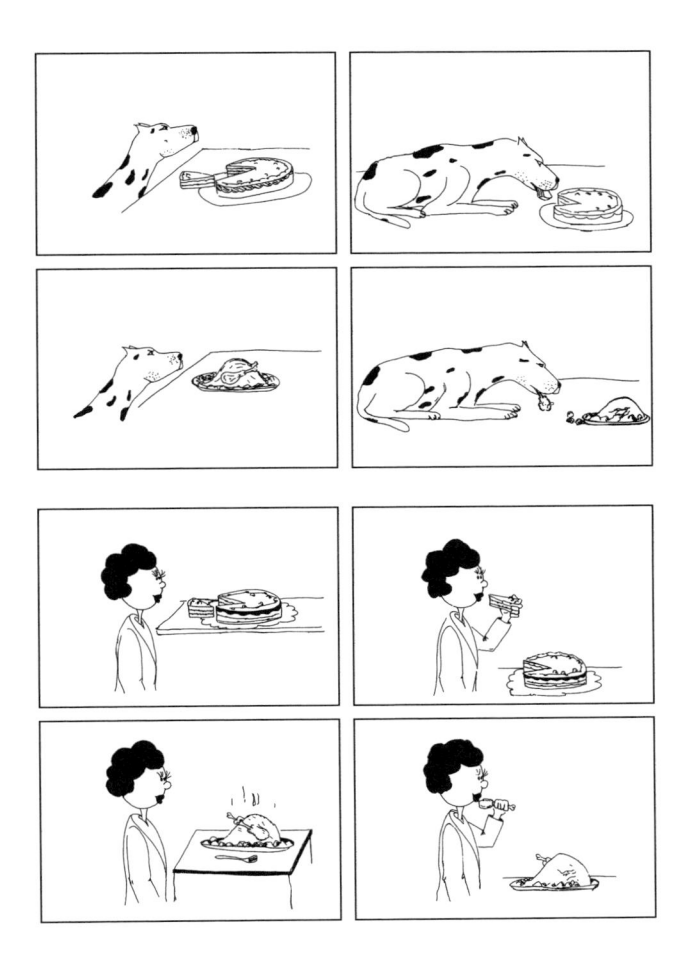

**R**：気をつけて見て下さい。[脚注48] この2人の登場人物、女性と犬はどちらも、先ほ
　　どの訓練で私たちがみてきたのと同じ行為を行っています。あなたにカード
　　を混ぜて渡しますから、1枚ひいてください。何が出てくるかみてみましょ
　　う。急がなくていいですよ。このカードはどれですか？

**P**：（選択：女性がケーキを見ている）女性がケーキを見ています。

**R**：これですか？

**P**：はい。（選択：犬がケーキを食べている）犬がケーキを食べています。

**R**：よいですね。

**P**：（選択：女性がケーキを食べている）女性がケーキを食べています。

**R**：これですか？

**P**：はい。（選択：犬がチキンを見ている）犬が見ているのはチチ・・・何でし
　　たっけ？

**R**：チキンのことですか？

---

脚注48　ここでは、前述の2つの訓練を行った後で、また別の組み合わせのモダリティを提言している。

R：チキン。犬がチキンを食べています。
R：これですか？
P：それです。
R：そうですね。じゃ、今度は？
P：（選択：女性がチキンを食べている）女性がチキンを食べています。
R：これですか？
P：はい。
R：すごくよいですね。次は？
P：（選択：女性がチキンを見ている）女性がチキンを見ています。
R：これですか？
P：はい。（選択：犬がケーキを見ている）犬がチキン・・・ケーキを見ています。
R：これですか？
P：はい。
R：パーフェクト。<sup>脚注49</sup>

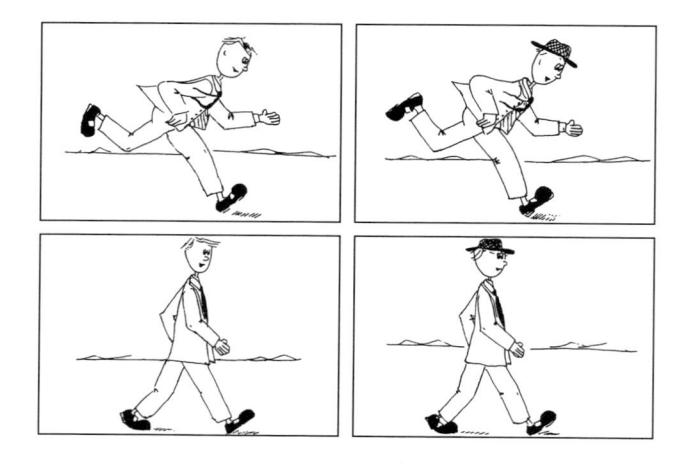

R：男性が走っているカードが2枚あります。1人は帽子がなくて、もう1人は帽
　　子があります。
　　よく注意してください。あなたが引いたのはどちらですか？
P：（選択：帽子のある男性が走っている）帽子のある方。
R：これですか？
P：はい。
R：いいですね。今度は？
P：帽子のない方。

脚注49　情報伝達をしなければならないというニーズ、つまり訓練開始当初から意味単位をプログラム
　　　　しなければならないというニーズがあるがために、患者は徐々に、長い意味単位や語彙の正確
　　　　な選択が要求されるものについても、完成された文構造を産出できるようになっていく。つま
　　　　り、段階的な介助をしていくことで、患者はこの種の規則を正しく活用することを学んでいく。

R：これですか？

P：はい。

R：今度はどちらの男性にも帽子があります。しかし一方は走っていて、もう一方は歩いています。帽子があるかないかを知ることは重要ではなく、走っているか歩いているかが重要です。1枚カードを選んでください。どちらが来ましたか？

P：（選択：帽子のある紳士が歩いている）これです（図を指し示す）。

R：指でささないでください。引いたカードでは、走っていますか、それとも歩いていますか？　この人は何をしていますか？

P：あぁ、歩いています。

R：これですか？

P：はい。

R：よいですね。それではもう1枚引いてください。じゃ、今度は？

P：（選択：帽子のある紳士が走っている）今度は走っています。

R：今度は全部一緒にします。走っているのと、歩いているの。それぞれ帽子があるのとないのがあります。わかりますか？　走っているのが2枚で、そのうちの1枚では帽子があり、もう1枚では帽子がありません。歩いているカードも2枚あります。そのうちの1枚では帽子があり、もう1枚では帽子がありません。（どのカードかを説明するためには）帽子があるのかないのかと、走っているのか歩いているのかの両方を言わなければなりません。適当に1枚取って、私にわかるように説明して下さい。

P：（選択：帽子のある男性が歩いている）男性が歩いていて、帽子をかぶっています。[脚注50]

R：これですか？

P：はい。

R：そうですね。もう一度やってみましょう。

P：（選択：帽子ありの男性が走っている）走っていて、帽子をかぶっています。[脚注51]

R：これですか？

P：はい。（選択：帽子なしの男性が歩いている）歩いていない・・・[脚注52]

R：歩いていないの？

P：私が言いたかったのは、帽子をかぶっていて、歩いていない・・・いや、歩いている。[脚注53]

---

[脚注50]　訓練で要求されている「con/senza-ある/なし」という小詞は使っていないが、情報伝達行為としては正しい。ただし、2つの意味単位を並列に繋げるという形で発語を産出しているので、発語が長くなっている。小詞を正しく使えば、簡潔に述べることができる（帽子なしの男性が歩いている）。

[脚注51]　再び、2つの意味単位を並立させている。

[脚注52]　「走る」という言葉がなかなか出てこず、否定のnonを使って「歩かない」という使い方をしている。情報伝達という観点からは正しい。

[脚注53]　前述の訓練で、個別の場合は完璧にできていたものが、意味単位の組み合わせになると難しくなっている様子がわかる。

R：もう一度全部言ってください。

P：帽子をかぶっていなくて、歩いている。

R：これですか？

P：それです。（選択：帽子なしの男性が走っている）ええ、帽子がなくて、走っている。

R：これですか？　帽子ありですかなしですか？

P：なしです。

R：それでは、帽子なしの男性ですか？

P：はい、そして走っています。

R：全部をもう一度言ってください。

P：帽子がなくて、走っていて、男性です。[脚注54]

R：これですか？

P：はい、それです。

R：よいですね。

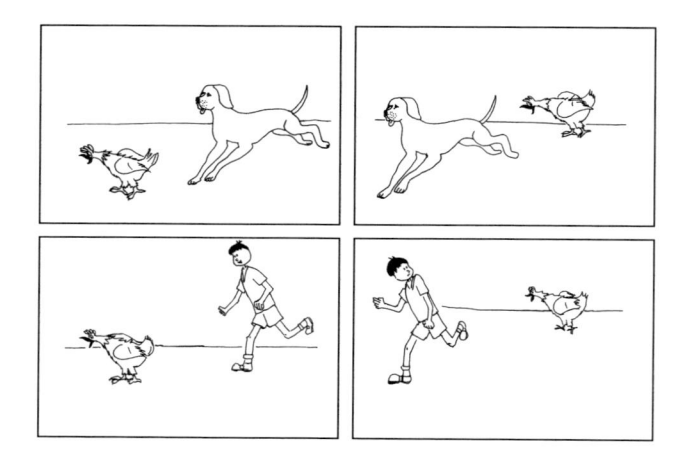

R：「少年が鶏を追いかけている」と「鶏が少年を追いかけている」という図柄の絵カードです。それから「犬が鶏を追いかけている」と「鶏が犬を追いかけている」という絵カードもあります。[脚注55]絵カードを1枚引いて、どのカードが来たかを私に説明して下さい。それでは始めましょう。

P：（選択：少年が鶏を追いかけている）少年が鶏を追いかけている。

R：これですか？

P：はい、それです。

R：よいですね。それでは、今度は？

P：（選択：鶏が犬を追いかけている）鶏がしょう・・・いや、魚を追いかけている。

---

脚注54　脚注53に同じ。
脚注55　要素の順番に関わる構造規則を学習するための特異的な訓練。

　　　　　　いや違う、犬。

R：これですか？

P：はい、それです。

R：じゃ、今度は？

P：（選択：少年が鶏を追いかける）少年が鶏を追いかける。はい、それです。

R：じゃ、今度は？

P：（選択：鶏が少年を追いかける）鶏が少年を追いかける。

R：これですか？

P：それです。

R：よいですね。続けましょう。

P：（選択：犬が鶏を追いかけている）鶏、いや・・・犬、えーと、犬が鶏に追いか
　　けられている。[脚注56]

R：これですか？

P：いいえ、間違えました、鶏を追いかけている。

R：これですか？

P：はい。

R：よいですね。続けましょう。

P：（選択：鶏が犬を追いかけている）鶏が犬を追いかけている。

R：これですか？

P：はい。（選択：犬が鶏を追いかけている）犬が鶏を追いかけている。

R：これですか？

P：はい。（選択）少年が鶏に追いかけられている。

R：ちゃんと言ってくれますか？　少年が？

P：追いかけられている。

R：鶏に追いかけられている？　これですか？

P：はい。

R：よいですね。今度は、カードは同じものを使いますが、一番重要な登場人物
　　は「鶏」ということにします。つまり、私たちの話の中心となるのは「鶏」
　　にしましょう。いいですか？絵カードを1枚取って下さい。どのカードで
　　あっても「鶏」がいますね。鶏はどうしていますか？[脚注57]

P：（選択：犬が鶏を追いかけている）追いかけられています。

R：誰に？

P：えーと、・・・動物に。誰だか言うのですか？　犬です。

R：ということは、鶏が犬に追いかけられているのですね。これですか？

P：はい。

---

脚注56　意味単位の構造を正しくプログラムするのが難しい。おそらく「鶏」という言葉が活性化され
　　　　た時に受動態が活性化され、自己修正のプロセスのなかで「犬」という言葉が文頭に出てきて
　　　　も、そのまま受動態が活用されていると考えられる。

脚注57　受動態の活用に向かわせるための提示モダリティとして使える。

R：次に行きましょう。話題の中心は鶏ですよ。

P：(選択：犬が鶏を追いかけている) 鶏が犬に追いかけられている。

R：これですか？　そう？　よいでしょう。次はどうですか？　今度は鶏は何を
　　していますか？

P：(選択：鶏が犬を追いかける) 鶏が犬を追いかけている。

R：これですか？

P：はい。(選択) 鶏が少年に追いかけられている。(選択) 鶏が男の人、少年を追
　　いかけている。(選択) 鶏が犬を追いかけている。[脚注58]

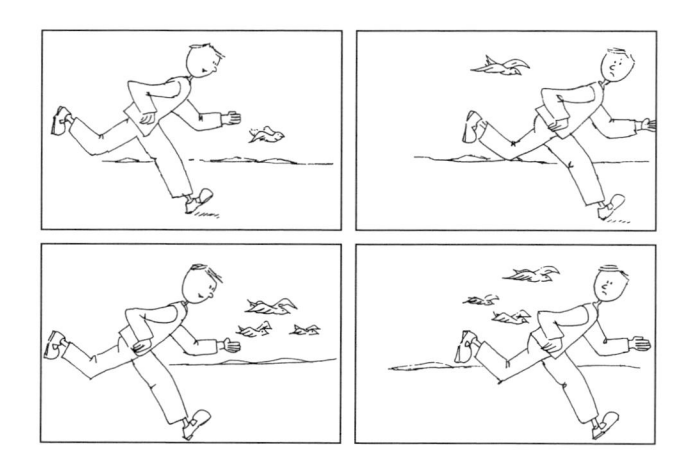

R：カードに描かれているのは「1羽の鳥が少年を追いかけている」「少年が1羽
　　の鳥を追いかけている」そして「複数の鳥が少年を追いかけている」「少年が
　　複数の鳥を追いかけている」です。適当に1枚選んで、私に説明して下さい。

P：(選択：複数の鳥が少年を追いかける) 複数の鳥が少年を追いかける。

R：これですか？

P：はい。

R：それでは、今度は？

P：(選択：少年が複数の鳥を追いかける) 少年が複・・・いや1羽の鳥を追いかけ
　　る、1羽だけ。

R：少年が複数の鳥から追いかけられる、これですか？

P：はい、それです。[脚注59]（患者はきちんとカードを見ていない）

R：確かですか？　よく見てください。あなたは「少年は複数の鳥に追いかけら
　　れている」と言ったのですか？

P：いいえ。

R：それではなんですか？

---

脚注58　選択したカードを正しく説明している。

脚注59　単数―複数に応じた語尾変化が大きな負荷となっており、この前の訓練では正確に産出されて
　　いた発話の組織化にエラーが生じている。

P：それは・・・だから・・・

R：正しく言ってください。

P：複数の鳥・・・えっと複数の鳥が少年を追いかけている・・・それです・・・
　　少年は複数の鳥に追いかけられている。

R：これですか？

P：はい。

R：よく集中してもう一度試してみて下さい。

P：私はいつも間違えていますね・・・

R：ずっと同じことを言っています。それでは、落ち着いて頭を整理して下さい。

P：それじゃあ、これは少年です・・・複数の鳥が少年を追いかけている。

R：それでは、私が当ててみましょう。[脚注60] よく聞いてください。少年が1羽の鶏
　　を追いかけていますか？

P：いいえ。

R：1羽の鳥が少年を追いかけていますか？

P：はい。

R：1羽の鳥が少年を追いかけている。これですか？

P：はい・・・いや、違う！複数の鳥・・・

R：複数の鳥ですか？　複数の鳥のいるカードは2枚あります。複数の鳥が少年
　　を追いかけているのですか？　それとも少年が複数の鳥を追いかけているの
　　ですか？

P：少年が複数の鳥を追いかけています。

R：これですか？

P：はい（・・・）。

---

脚注60　解読の訓練に移行。

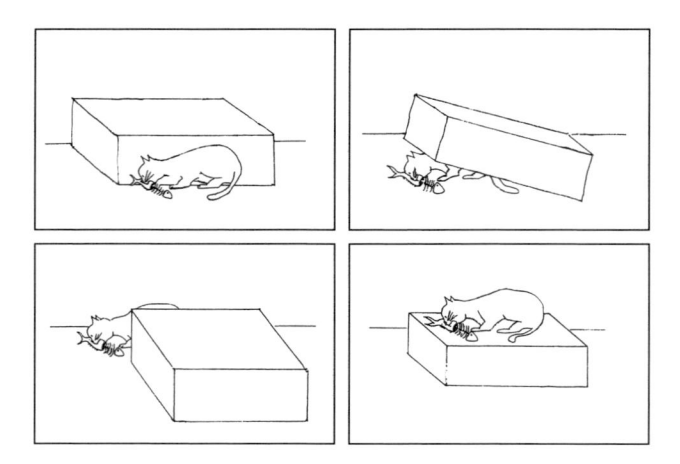

R：<sup>脚注61</sup>ここにあるカードには、「猫が箱の上の魚を食べている」「猫が箱の下の
　　魚を食べている」「猫が箱の前の魚を食べている」「猫が箱の後ろの魚を食べ
　　ている」絵が描かれています。このなかから 1 枚を取って、落ち着いて、ど
　　れが来たかを私に話して下さい。

P：（選択：猫が箱の上の魚を食べている）猫が箱の上の魚を食べている。

R：これですか？

P：はい。

R：いいですね。次に行きましょう。

P：（選択：猫が箱の前の魚を食べている）箱の前の魚を食べている。

R：これですか？

P：はい、それです。

R：いいですね。次は・・・

P：（選択：猫が箱の後ろの魚を食べている）これは横にあります。

R：横に？　「横に」とはどういう意味ですか？

P：つまり、下です。

R：猫が箱の下の魚を食べているのですか？

P：下です。

R：これですか？

P：いいえ。

R：後ろのですか？

P：はい、それです。

R：もう一度やりましょう。

P：（選択：猫が箱の下の魚を食べている）これは下です。箱の下の魚を食べてい

---

脚注61　今度のコミュニケーションゲームは、空間関係（上、下、中、外、前、後）に関係する用語の選
　　択と活用に関わるものとなっている。またこれに続く訓練では、魚かネズミかという語彙選択
　　の課題も関わっており、複数の規則へのアクセスが要求されることから、制御の難易レベルが
　　高くなっている。

ます。
R：これですか？
P：はい。

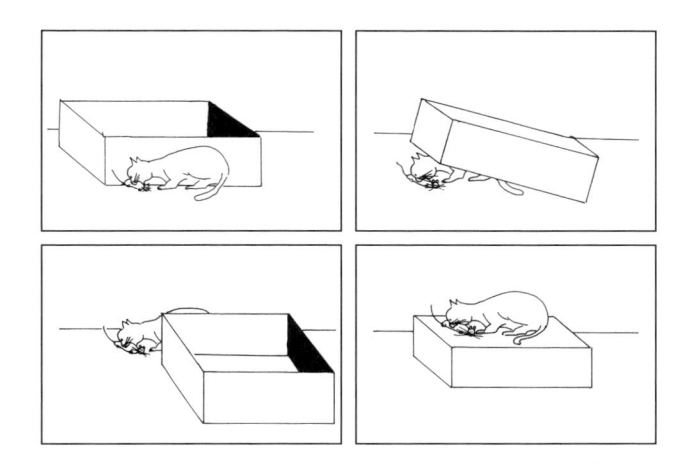

R：このカードにも猫がいます。魚を食べている猫もいれば、ネズミを食べている猫もいます。何を食べているのかだけ教えてください。あなたが引くカードでは、ネズミと魚のどちらを食べているのですか？<sup>脚注62</sup>
P：（選択）ネズミです。
R：ネズミ。いいですね。これは何を食べていますか？
P：（選択）これは魚です。
R：このどちらかですか？
P：はい。
R：とてもいいですね。ネズミを食べているのか、魚を食べているのかはきちんと言えますね。カードをどれか1枚選んでください。そして、ネズミを食べているか魚を食べているかだけではなく、どこでそれを食べているのかも教えてください。
P：（選択）魚が食べています・・・あなたさっき、どう言いましたっけ？
R：カードには、猫が魚を食べているものと、猫がネズミを食べているのがあります。その猫は何を食べていますか？
P：ネズミ。
R：どこで？
P：・・・の外・・・外<sup>脚注63</sup>
R：箱の外（で食べているの）は3枚あります。1つは上、1つは後ろ、1つは下です。

---

脚注62　「ネズミ」と「魚」という語彙のバリエーションが導入されている。この後このバリエーションが、意味単位全体のなかで活用されていく。
脚注63　空間関係の用語の選択に困難がみられる。

P：それでは、これは後ろです。

R：猫が箱の後ろのネズミを食べている？　これですか？

P：はい。

R：もう一度やりましょう。

P：（選択）これは・・・

R：猫です。どれも猫ですね。

P：猫が、はい、ネズミを食べています・・・食べています・・・

R：ネズミですか魚ですか？

P：魚。

R：魚を食べていますか？　どこで？

P：箱の外。

R：外？　下、後ろ、前・・・

P：前。

R：そうすると、猫が箱の前の魚を食べているのですね。これですか？

P：はい。

R：カードを1枚選んでください。

P：（選択）これは猫が魚を、横で・・・後ろで食べています。

R：これですか？

P：はい。

R：では次、またカードを選んでください。

P：（選択）猫が食べています・・・動物を。なんて言いましたっけ？（・・・）<sup>脚注64</sup>

---

脚注64　複数のタイプの規則を活性化させる必要から、課題の負荷が過剰となり、再び曖昧な用語（「ネズミ」の代わりに「動物」）が使われるようになっている。

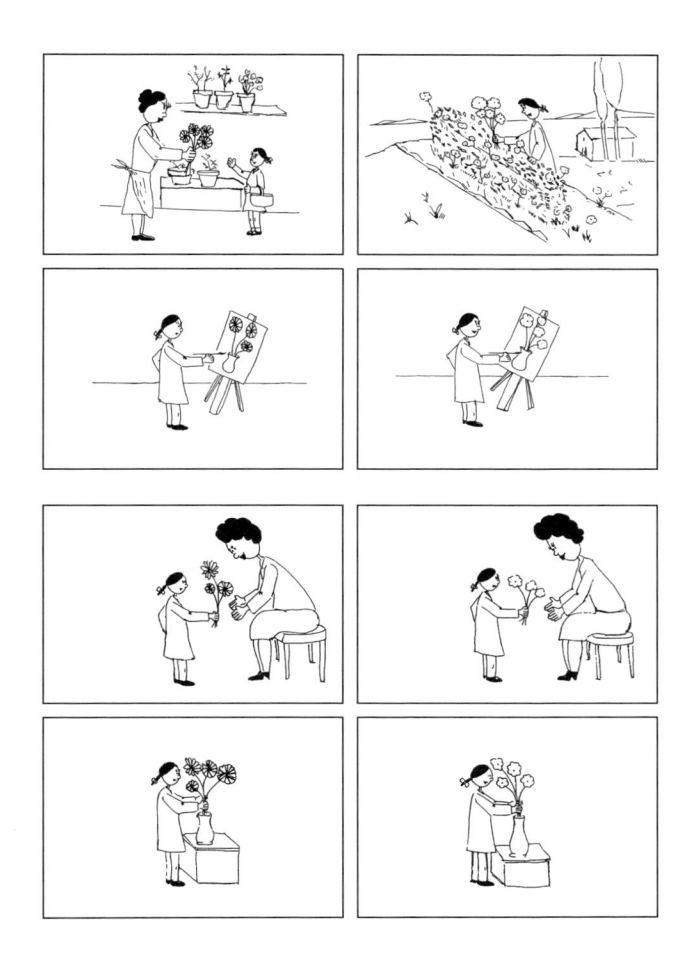

R：女の子がいろいろなことをしています。ここでは花を買っています。こちら
　　では花壇から花を摘んでいます。それから同じ女の子が、花でまた別なこと
　　をしています。ここでは花瓶に生けています。絵に描いたり、お母さんにプ
　　レゼントしたりもしています。カードを1枚適当に選んで、どれが来たかを
　　私に説明してください。<sup>脚注65</sup>

P：（選択：女の子が摘んだ花を描いている）。花が植えてあって・・・つまり描いて
　　あってそれから・・摘みました。<sup>脚注66</sup>

R：これですか？（指でカードを示して）

---

脚注65　この種の訓練では、前提条件となる知識を示す絵カードを示しながら行う。情報伝達という観
　　　　点から有意な発語を解読あるいは産出するためには、そうした前提条件への言及が必要になる
　　　　（予備活性化）。たとえば当例では、女の子が花を「描いている」「生けている」あるいは「渡し
　　　　ている」という行為だけでは不十分であり、花が自分で摘んだものなのか、買ったものなのか
　　　　も伝える必要がある。
脚注66　「女の子が花を描いている」と「女の子が花を摘む」という2つの意味単位を、関係代名詞を
　　　　使って組み合わせなければならないこと、過去形の動詞（摘んだ）を使わなければならないと
　　　　いうニーズから負荷が大きくなっており、エラーが目立っている。

P：はい。

R：また1枚選んで下さい。どれが来ましたか？

P：(選択) 女の子が花を描いていて・・・

R：花を描いている女の子は2つあります。

P：・・・買う花[脚注67]

R：今、買うのですか？

P：「買った」です。

R：ということは、女の子が買った花を描いているのですね。これですか？

P：はい。

R：また1枚選んでください。

P：(選択) 女の子が買った花を花瓶に生けています。

R：これですか？（カードを指さして）

P：はい。

R：もう1枚選んでください。

P：(選択：女の子が摘んだ花を描いている) 女の子が花を花瓶に生けている・・・いいえ・・・間違えました・・・生けている・・・どう言えばいいですか？[脚注68]

R：何をしていますか？

P：描いています。あ・・・はい、女の子は花を描いています・・・見つけた花・・・

R：これですか？（カードを指さして）

P：はい。

R：もう一度やりましょう。

P：(選択：女の子が自分で摘んだ花を女性に渡している) 女の子が渡している・・・女の子が自分にプレゼントされた花を渡しています。[脚注69]

R：プレゼントされた？

P：いいえ、彼女が採った花です。それは・・・

R：もう一度、きちんと言ってみましょう。

P：女の子が採った花を渡しています。・・・土から採った。

---

脚注67　まさにこのケースでは、2枚の絵が似ているということが重要な意味をもっている。区別をするために、患者は、花が、女の子が店で買ったものだということも伝えなければならない。患者はここで動詞の時制を間違えて、過去形で言わなければならないのに現在形を使っている。複数の意味単位を適切な時系列で組み合わせることが難しいようだ。

脚注68　複数の意味単位を組み合わせるのが難しいため、そのせいで語彙も出にくくなっている。

脚注69　文章構成という観点からも、情報伝達という観点からも正しい発話を産出するために必要なすべてのプロセスを制御下におくのが難しい様子がこの後も観察される。「渡す」という3つの項を必要とする動詞の活用、およびその結果として、1つめの意味単位のなかに前提条件となる情報について述べる意味単位を挿入するという作業の必要が負荷となっており、語彙レベルでのエラーや、テキストの組み立てのエラーを引き起こしている。患者のエラーを観察すると、一番大変なのは、主節と従属節として2つの意味単位を組み立てるところにあるのがわかる。そこで患者は2つの意味単位を並列に並べて問題解決を図ろうとするが、それでは曖昧さが生じてしまうことをセラピストが指摘している。

R：これですか？（カードを指さして）

P：はい。

R：またカードを選んでください。

P：（選択：女の子が買った花を女性にプレゼントする）女の子が、花を花屋で買ったお母さんに、プレゼントしています。

R：そういうと、お母さんが買ったように聞こえます。<sup>脚注70</sup>

P：いいえ、彼女が買いました。

R：いいでしょう。また1つ選んで下さい。

P：（選択）女の子が買った花を描いている。

R：これですか？（カードを指さして）

P：はい。

R：今度は？

P：（選択）女の子は摘んだ花を花瓶に生けています。<sup>脚注71</sup>

R：これですか？（カードを指さして）

P：はい。

R：もう1回、お願いします。

P：（選択：女の子は摘んだ花を母親に渡している）それらは・・・つまり・・・文を全部言わなければいけないのですか？<sup>脚注72</sup>

R：ええ、はい。

P：買ったお母さんに花を渡している、女の子は。女の子は買ったお母さんに花を渡している。

R：その言い方だと、女の子は母親を買ったように聞こえます。<sup>脚注73</sup>

P：あなたの言う通りです。

R：もう一度言ってみましょう。

P：（言葉を強調しながら言い直す）女の子はお母さんに花を渡している・・・あ・・・それは買った。

R：確かですか？

P：いいえ。女の子は買った花をお母さんに渡している。つまりお母さんに、買った花を渡している。<sup>脚注74</sup>

R：他のカードで練習しましょう。

P：（選択）女の子は摘んだ花を渡している・・・（中断）・・・お母さんに。<sup>脚注75</sup>

R：これですか？（カードを指さす）

---

脚注70　脚注69に同じ。
脚注71　語彙的にも構造的にもシンプルなレベルに戻ったことで、発話の産出が正確に行われている。
脚注72　患者は、情報伝達を成功させるためには、発話を完成させることが必要なことに気がついている。
脚注73　再び、3つの項をもつ動詞で問題が出てきている。
脚注74　患者は2番めの意味単位を挿入することができず、項（「花」と「お母さん」）の順番を入れ替えることで問題を解決しようとしている。
脚注75　中断がかなりの時間続いた後で、回答ができている。

P：はい。

R：あと2回ぐらいやってみましょう。しっかり注意を向けて、落ち着いてやってください。よく考えて、組み立ててから話して下さい。

P：(選択) 女の子が見つけた花を描いています。

R：これですか？（カードを指さして）

P：はい。

R：次はどうですか？

P：(選択) 女の子は買っていないお母さんに花を渡している。[脚注76]　いいえ！　つまり、女の子は母親に花を渡している・・それは・・・見つけた・・・集めた。

R：これですか？（カードを指さして）

P：はい。

R：これでいいでしょう。

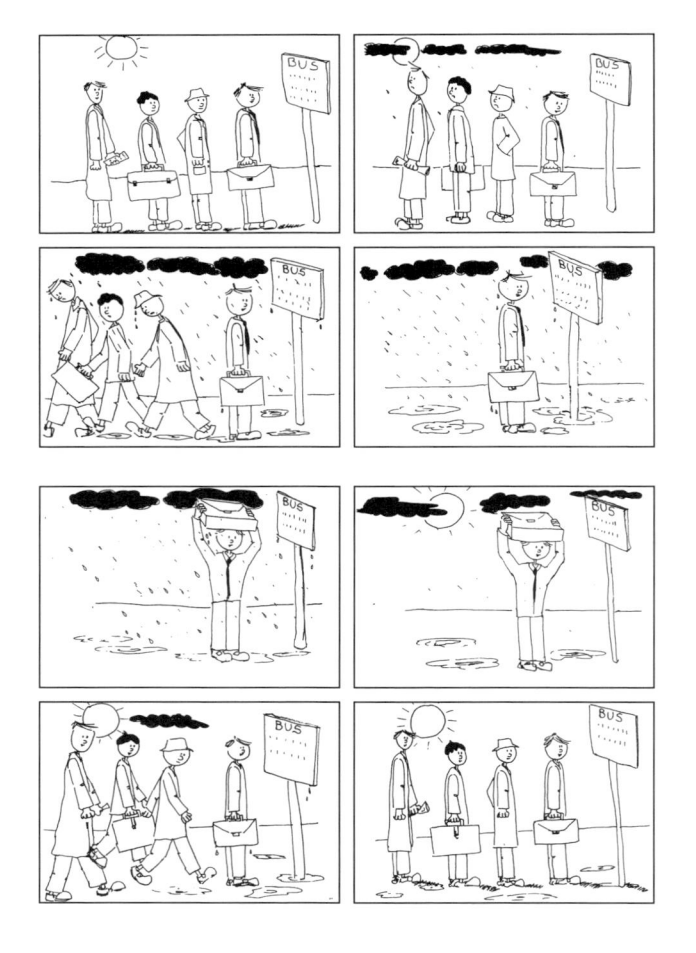

R：ストーリーになっているのがわかりますね。登場人物たちの状況は、カードによって異なります。カードを1枚適当に選んでください。それをよく観察

して、それがどれなのかが私がわかるように説明してください。ストーリーを構成するカードのなかにはとてもよく似ているものがあるので、注意が必要です。まず始めに、全部の絵カードをよく観察して、どんなストーリーなのか私に話してみてください。

P：では4人の友人が、それとも・・・いや、友人でいいです。出かけます。太陽が出ています…しばらくすると雲が出てきて・・・雲が出てきます・・・彼らは走り始めます・・・ここにあるのは何だろう？・・・あ！・・・え・・・何て言ったらよいのだろう？[脚注77]・・・そのうちの1人が自分1人で出かけることにする・・・1人の男性。[脚注78]彼は立ち止まっています・・・待っています・・・なんて言ったっけ？・・・路線バスの停留所で・・・しかし路線バスの停留所でびしょ濡れになります・・・（長い沈黙）・・・え・・・何ていったらよいのだろう？・・・・この男の人はいつも頭を覆っている・・・ここで頭を覆っているし、そこでもそうだ（対応する絵カードを指さす）。再び友達と出会うことになります。[脚注79]その間に雨が止みました・・・雨が止もうとしていて、彼らは出かけることにします。彼らはどこに行くのだろう？・・彼らが行くのは・・・（ストーリーを終わらせることができない）

R：いいですよ。それでは、あなたの手元にある絵カードを1枚取り、それがストーリーのどの部分の絵かを私がわかるように説明してください。

P：（選択：登場人物が1人で留まり雨のなかでバスを待っている）雨が降っています。[脚注80]

R：雨が降っている絵カードはたくさんあります。

P：1人の男性がいます。

R：何をしていますか？

P：停留所で立ち止まっています。[脚注81]

R：どの絵カードにも、停留所で立っている男性がいます。私がわかるように、もう少しわかりやすく説明してください。

P：彼1人です。そして雨が降っています。雨が降り始めたところです。

R：確信はもてませんが、でもたぶんわかりました。これですか？（カードを指さ

---

脚注76　「摘む」という語彙が出てこない。

脚注77　この時点で、患者は物語を続けるヒントを見つけようとしているかのように、絵カードを観察している。物語のテーマを展開させるのが難しいし、また話を続けていくためのプランの予備活性が難しいことがみてとれる。

脚注78　「友人たちが集まっていて、去って行ってしまう」というように絵カードを間違って解釈している。ここから、この物語のテーマを患者が理解できていないことがわかる。このストーリーでは、1人の男がバス停に残るというのが肝心な点だからだ。しかし訓練を続けて、物語を繰り返していくうちに、この課題は正しく遂行されていくようになっていく様子が観察される。

脚注79　ここからも、脚注78の観察が裏づけられる。

脚注80　情報が極端に縮小されている。情報伝達という課題からはまったく不十分である。患者は、ほぼすべての絵カードの状況に共通する、知識の前提要件しか述べていない。

脚注81　患者は物語の流れがみえていないように思える。セラピストの質問に答えるという形で、部分的な情報を並べている。情報の合成がうまくできないのに加えて、レーマとなる部分を構成する情報を拡張することができず、したがって機能的な組み立てもうまくできていない。

　　　　　す）

P：はい。それです。

R：もう一度試してみましょう。私に話したいことを、もう少し正確に組み立て
　　る努力をして下さい。

P：（選択：4人の登場人物が、雨の去った後で、バスを待つため戻ってきた）4人の友
　　達・・・雨が止んで、みな仕事に行きます。

R：これですか？（カードを指さして）

P：はい。

R：いいですね、また1枚取って下さい。

P：（選択：登場人物のうち3人は、雨が降ってきたので去っていく）4人の男性、雨が
　　降り始めたので、家に帰る、家に戻ろうとしている、いいえ・・・4人・・・
　　1人が家に戻る。

R：誰が去っていくのですか？

P：違う・・・3人の友達が行ってしまう。[脚注82]

R：あなたが選んだ絵はこれですか？（カードを指さして）

P：はい、それです。

R：また1つ試しましょう。

P：（選択：男の人が鞄を頭の上にかざしており、雨は降り止もうとしている）友達の1
　　人は、1人で停留所に残り、頭に・・・何て言いましたっけ？・・・1つ
　　の・・・

R：鞄？

P：はい、鞄です。

R：これですか？（間違って、まだ雨が強く降っている絵カードを指し示す）。

P：いいえ。それは雨が降っているから・・こちらは違います。つまり・・・も
　　うほとんど雨が降っていない・・・要するに・・・

R：もう一度やってみましょう。

P：（選択：再び、登場人物のうち3人が遠ざかっていく絵カード）4人の男性は・・・
　　それから実際は3人なのだけれど、つまり1人です。[脚注83]

R：わかりませんでした。

P：ここに4人います、雨が降り始めて、家に帰っていきます。

R：4人全員ですか？

P：いいえ、3人です。

R：もう少しわかるように説明してください。

P：雨が降り始めて、4人の友達・・・いいえ・・・間違えました。

---

脚注82　これに続く部分では、セラピストが（患者の説明ではどのカードなのかが）理解できないことを示
　　　　していくことで、患者が、情報伝達という観点からは適切な発話へと徐々に近づいていって
　　　　いる。

脚注83　絵カードのなかにかなり類似しているものがあり、それらを区別するためにはどうしたらよい
　　　　のかというニーズが刺激となって、産出の正確性が増していくという現象は、ここでも明らか
　　　　にみてとれる。

R：もう一度。

P：5人の友達のうち、・・・4人の友達のうち、3人は立ち去ります。

R：なぜですか？

P：なぜなら雨が降り始めたからです。

R：残りの1人は？

P：停留所に留まっています。

　　　　⋮

(確認のために、ストーリーを、時系列に沿って論理的に、もう一度最初から話すように患者に要求した)

P：4人の友達が、仕事に行こうとしています。ところが雨が降り始めました、つまり雲が出てきて・・・そして3人は留まり、つまり去り、別の場所に行きますが、1人はそこに留まりました、停留所に留まりました・・・すると雨・・・つまり、すでに雨は降っているわけで・・・彼は頭の上に・・・本を・・・かざして、鞄を。まもなく雨は止んで、他の友達はバスの停留所に戻ってきました・・・太陽がまだ出てきて、4人全員が一緒になり、仕事に戻ります。脚注84

R：いいです、ありがとうございました。

---

脚注84　不確実な部分や病的無気力（沈黙）の出現も多々みられるものの、産出されたテキストは当初のものと比べると結束性、整合性が向上しているように思える。ただし、一連の訓練の終了直後であるということが介助として作用しているので、これだけで客観的な評価の材料とすることはできない。どちらにせよ、このテキストではストーリーのテーマが正確に読み取られていることには着目すべきだろう。

# リハビリテーションの"春"
### 言語聴覚療法は新しい時代へ歩むことができる

## 失語症の認知神経リハビリテーション

　人間は「ホモ・ロクエンス（言葉を操るヒト）」である。リハビリテーションの臨床には「失語症（aphasia）」に苦悩する人々が大勢いる。そうした人々の病態に寄り添い、少しでもコミュニケーション能力の回復へと導くのが言語聴覚士の仕事である。

　ブローカ（Pierre Paul Broca, 1824-1880）が大脳皮質損傷における「運動性失語症」の機能局在を発見し、「ヒトは左半球で語る」と述べたのは1861年のことである。それから150年以上の歳月が流れたが、現代医学は手術や薬によって失語症を治せない。どうすれば患者たちは言葉を取り戻すことができるのだろうか？それが簡単でないことは、これまでのリハビリテーション治療（言語聴覚療法）の歴史が物語っている。

　本書は、ペルフェッティ（Perfetti）による「失語症の認知神経リハビリテーション（失語症の再教育）」を紹介したものである。この「テキスト」を読み、その理論を「解読（理解）」し、治療訓練として「産出（表出）」すれば、言語聴覚療法は新しい時代へ歩むことができるだろう。

　この私の確信に満ちた強い期待が、日々の臨床で失語症患者と向き合っている言語聴覚士に届くことを心から願っている。そして、本書を読んで理論が難解だと感じたら、先に治療訓練を実践してみてほしい。学習には演繹的な方法と帰納的な方法がある。その両方から取り組むことで、長期にわたるコミュニケーション能力の回復が実感できるはずである。以下、解説を加えるが、タイトルの『リハビリテーションの"春"』という言葉の意味が伝われば幸いである。

## ヴィゴツキー、アノーキン、ルリア

　イタリア・サントルソ認知神経リハビリテーションセンター（図1）の「言語聴覚療法室」の窓からは「ヴィゴツキー広場」が見える。また、右手の奥には「アノーキン広場」がある。このスマーノ山の麓の森林に囲まれた小さな広場には2人のロシア人の名前がつけられている。本書の解説は、その不思議さの由来と理由から始めよう。

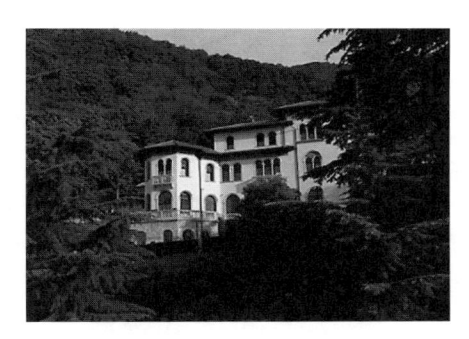

**図1**　サントルソ認知神経リハビリテーションセンター
（Centro Studi Riabilitazione Neurocognitiva di Villa Miari a Santorso, 2000-）

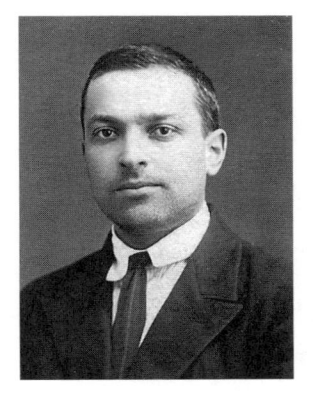

**図2**　ヴィゴツキー（Lev Semenovich Vygotsky, 1896-1934）

　ヴィゴツキー（図2）は発達心理学者である。ヴィゴツキーは「心理学のモーツァルト」と呼ばれる。彼は「子どもの社会脳の発達」、「発達の最近接領域（子どもが1人で遂行できる能力と大人の介助があれば遂行できる能力の差異の領域で学習が生じているとする考え方）」、「物体への指さし（母親との共同注意）」、「内言語の発達（自己と他者の精神間から自己の精神内への移行）」、「行為の言語調節（自己教示）」、「子どもの遊びと芸術」などを研究し、名著『思考と言語』を残し、38歳という若さで惜しくも亡くなった。子どもの認知発達を研究したピアジェと並び称される発達心理学の天才である。

　アノーキン（図3）は神経生理学者である。アノーキンは条件反射で有名なパブロフの弟子であった。しかし、動物の条件反射による学習は受動的だと考えた。そして、もっと能動的な心的操作を重視した「行為の学習メカニズム（1962）」を研究した。それは「脳の機能系（functional systems）」のモデル化であった。運動行為や言語行為は①求心性情報の合成（感覚情報の知覚や内的記憶）➡②行為受容器の形成（意図、予測・予期・運動イメージ）、③遠心性統合（運動指令・筋収縮）、④比較照合（予測と感覚フィードバックの一致）によって学習してゆくというものである。脳は「未来を想像する器官」であり、常に世界の変化を意図的に予期し、そ

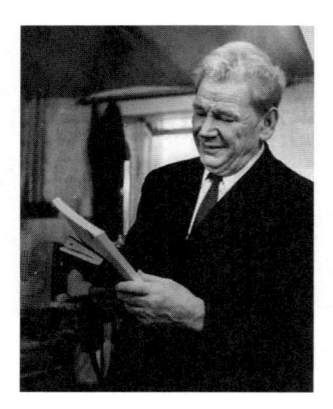

**図3** アノーキン（Pyotr Kuzmich Anokhin, 1898-1974）

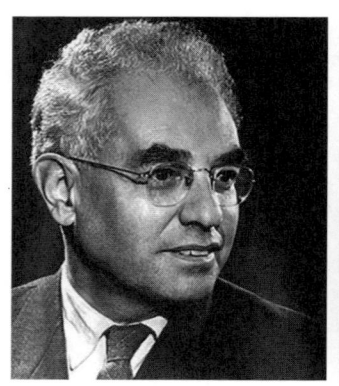
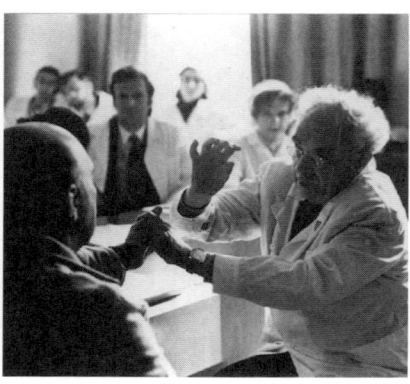

**図4** 症例検討会で患者を診察中のルリア（Alexander Romanovich Luria, 1907-1977）

の予期と結果の一致と不一致が、行為の学習や発達にとって最も重要であることを、彼はサイバネティクス（情報工学）や脳科学の誕生に先駆けて提唱した。

　このヴィゴツキーとアノーキンから大きな影響を受けたのが神経心理学者のルリア（図4）である。ルリアはヴィゴツキーの共同研究者であり、弟子であった。また、彼は医師として脳損傷患者の病態の研究に一生を捧げた。特に、アノーキンの「脳の機能系」のモデルに基づいて「大脳皮質損傷のメカニズム」を探求した。そして、「求心性情報の合成」の障害は脳の第1ブロックである脳幹-大脳辺縁系の損傷や第2ブロックである頭頂葉、側頭葉、後頭葉の損傷に由来し、「行為受容器の形成」と「遠心性統合」の障害は第3ブロックである前頭葉の運動前野と補足運動野および運動野の損傷に由来することを明らかにした。
　また、「高次脳機能障害（失語症、失認症、失行症、遂行障害）」の症状を分析して「臨床神経心理学（clinical neuropsychology）」を構築した。名著『神経心理学の基礎』や『意識と言語』を残し、「脳のリハビリテーション」の学問的な礎を築いた。欧米では心理学者のブルーナーや神経科医で作家のサックスなどがルリアと

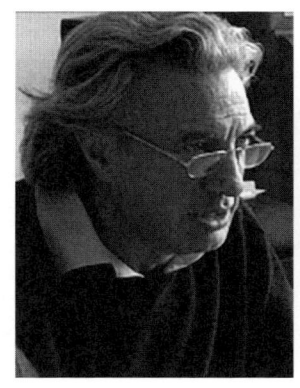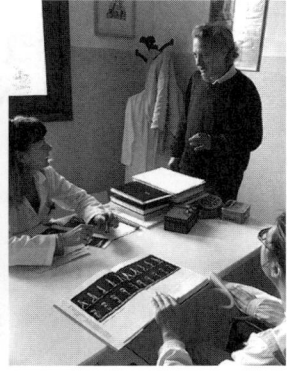

**図5**　言語聴覚療法室のペルフェッティ（Carlo Perfetti, 1940-）と患者とセラピスト

交流し、その世界的な名声を高めた。

　さらに、ルリアは客観的な数値を重視する「伝統的な科学（クラシカル・サイエンス）」の潮流に警告を発し、人間の主観的な心理過程（一人称言語記述）を重視する「物語的な科学（ロマンティック・サイエンス）」の必要性を訴えた。

　そして、「神経心理学は、脳損傷のせいで対処が難しくなったり、時には困惑するほど奇妙に見える世の中で歩んでいこうと奮闘している一人ひとりの患者についてのものだ」と述べている。彼は失語症研究にも貴重な足跡を残した偉大な神経心理学者であった。

## 私たちのマエストロ

　そして、ペルフェッティ（図5）は、ルリアを「私たちのマエストロ」と呼んでいる。「私たち」とは自分自身とセラピストを指している。一方、「マエストロ」とは音楽の指揮者の比喩である。つまり、ペルフェッティは「ルリアの弟子」である。

　その自らの思考の核となる学問的なルーツを自覚しているからこそ、彼は「ヴィゴツキー広場」、「アノーキン広場」と名づけたのである。おそらく、「ルリア広場」がないのは、ルリアは臨床家でありリハビリテーション室の中にいなければならないからであろう。

　ペルフェッティは運動行為や言語行為の心的操作を探求してきたロシア学派にオマージュを捧げている。

　それはヴィゴツキー、アノーキン、ルリアに学問的な尊敬の念を抱いていることの表明であり、その人間の「意図（intention）」を重視する心理学、神経生理学、神経心理学を導入にして脳損傷患者のリハビリテーションに取り組むという宣言である。ここに広場の不思議さの由来と理由がある。

# Therapeutic exerciseの本質
## 裏切られた期待、パラダイム転換

　しかし、それは同時にリハビリテーション専門家である医師やセラピストに対する本質的な問題提起でもあった。なぜなら、その表明や宣言の背後には伝統的なリハビリテーションへのアンチ・テーゼが込められていたからである。

　ペルフェッティは当時の人間機械論的なリハビリテーションから脱却しようとした。「機械から人間へ（患者は運動するから回復するのではなく、思考するから回復するのだ）」をキャッチフレーズに、新しい認知神経リハビリテーション（認知運動療法）の旅を始めたのである。認知とは「知ること」を意味する。その挑戦は「運動の再教育（運動療法から認知運動療法への展開）」のみならず、「言語の再教育（言語聴覚療法から認知言語聴覚療法への展開）」にも及んだ。

　ペルフェッティは1970年代の後半にピサ大学附属カランブローネ病院で「認知運動療法（cognitive therapeutic exercise）」の臨床展開を始めた。それは伝統的なリハビリテーションである「運動療法（Therapeutic exercise）」の基礎学問と治療方法を刷新し、乗り越えようとするラディカルで野心的なものであった。

　現代でもセラピストのリハビリテーションは「運動療法（Therapeutic exercise）」と呼ばれる。だが、この外来語の訳は間違っている。日本でのセラピストの誕生は1962年のことであり、当時は理学療法と作業療法のみで、言語聴覚療法は医療制度化されていなかった。したがって、運動障害に対する「機能訓練（関節可動域訓練、筋力増強訓練、動作訓練など）」を強調して訳されたにすぎない。しかし、本来の「Therapeutic exercise」とはセラピストによる患者への「治療的訓練（治療訓練）」であり、運動や言語の「再教育（reeducation）」を目的とした「教育－学習アプローチ」を指す。

　これに対して伝統的な運動療法では「随意運動（voluntary movement）」の回復を目指した「意欲や意志（動機づけ）」が強調されていた。その典型が「最大まで、頑張って力を入れる」といった筋力増強訓練や「正しく歩けないが、頑張って異常パターンでも歩く」といった動作の反復練習である。これはワトソンの行動主義的な「刺激－反応理論（S－R理論）」に準拠している。そうした運動療法では「運動学習（motor learning）」が生じない。行為の「運動スキル（motor skill）」の再教育にはならない。

　また、そうした医学的な解剖学（関節運動）と運動学（筋作用と筋収縮）を基礎学問とする運動療法では、セラピストに心理学、神経生理学、神経心理学は必要とされていない。それらは運動療法の基礎学問から排除されていた。

　そして、これと同様なことが伝統的な言語聴覚療法でも言えるかもしれない。運動性失語症患者に「発語」という随意運動を求めることが正当化されていた。単語の発声練習、物体の呼称練習、場面状況の説明の要求、日常会話の反復練習などである。これらは発話の「意欲や意志（動機づけ）」を重視する点で筋力増強訓練や動作の反復練習と似ている。視覚的な感覚刺激に対する言語的な運動反応

を求める点で行動主義（S－R理論）と似ている。あるいは、学習環境を重視して「家庭や街中で他者とのコミュニケーションを図る機会を増やす（直接的な会話の頻度を増す）」のは動作の反復練習に似ている。だが、運動性失語患者を街中に連れ出して社会参加させても発話できるようになるわけではない。

　またそうした言語聴覚療法には心理学、神経生理学、神経心理学の知識は不要だった。それらは脳の病態分析、あるいは検査や評価には必要だが、言語聴覚療法そのものには関係ないと解釈されていた。さらには「言語哲学」の知識も必要とされなかった。ソシュール（シニフィエとシニフィアンや共時的分析と通時的分析）も、ヴィトゲンシュタイン（言語ゲーム）も、チョムスキー（生成文法）も、オースティン（言語行為）も、パース（記号論）も、当時の言語聴覚療法にはまったく関係なかった。これは運動療法が「身体哲学」と関係ないのと同様である。

　こうした批判は極端だろうか？　確かに挑発的かもしれないが、事実の一端を突いているはずだ。セラピストの基礎学問が基礎医学である解剖学と運動学、あるいは神経症候学に限定されていたことは事実だ。また、セラピストの誰もが、自分の治療のルーツや現在の自分が臨床に実践している治療訓練を批判されると腹立たしく思うのは当然である。

　しかし、回復を願う患者の立場に身を置いてみよう。伝統的な運動療法や言語聴覚療法の効果に必ずしも満足していないことは明らかだ。もちろん、重度な病態を回復させることは難しい。そこには治療訓練の限界が存在する。だが、それを乗り越えるために、基礎医学を深め、基礎学問を広げる努力が不可欠である。それによってリハビリテーション治療をより妥当で効果的なものへ変えてゆくことができるはずだ。歴史的に見れば、あるいは応用科学的に見れば、ある時期の運動療法や言語聴覚療法は常に暫定的なものでなければならない。

　いずれにせよ、1970年代後半の伝統的な運動療法や言語聴覚療法は運動麻痺や失語症の回復への教育－学習アプローチとして理論化されたものではなかったし、治療訓練も病態の複雑さに対応できるレベルではなかった。つまり、運動の再教育や言語の再教育は停滞していた。したがって、患者は治療訓練を受けても回復には至らなかった。

　この患者がセラピストのリハビリテーション治療を受ければ回復すると信じて取り組み、その結果として回復しないという現実が生じることを、ペルフェッティは「裏切られた期待」と呼んでいる。当時の臨床には「裏切られた期待」が蔓延していたのだ。ここが探求すべき問題の出発点だった。

　そして、そんな1970年代後半のイタリアの状況において新しい運動の再教育として提案されたのが「認知運動療法」であり、1980年代に新しい言語の再教育として提案されたのが「認知言語聴覚療法」であった。それが現代では「片麻痺の認知神経リハビリテーション」、あるいは「失語症の認知神経リハビリテーション」と呼ばれている。

　ペルフェッティの認知運動療法と認知言語聴覚療法の誕生は、セラピストにとってどのような意味と価値をもつのだろうか？　まず、医学における基礎学問（解剖学、運動学、神経学）のみでなく、心理学、神経生理学、神経心理学、言語

学、さらには哲学にまで、セラピストの基礎学問が拡張された。その結果、運動や言語は意欲や意志ではなく、「意図（intention＝何かに向かう意識の志向性）」によって発現すると解釈された。随意運動の発現前の脳内の「認知過程（知覚、注意、記憶、判断、イメージ）」が治療のターゲットとされたのである。

　次に、身体の捉え方、運動の見方が大きく変化し、運動の再教育における革新的かつ具体的な治療訓練が提案された。身体は情報の受容表面と解釈された。運動行為は「意図的な身体と環境の相互作用」であり、外部世界の情報を認知する手段と解釈された。運動（筋収縮）は認知過程の鎖の「最後の環（リング）」だとされた。運動は世界を知るため、世界に意味を与えるために生じる。そうした運動の発現には意欲や意志ではなく「知覚の予期」が必要であり、その意図的な予期（知覚仮説）と結果（感覚フィードバック）の正確な一致に向かって運動学習が生じる。

　そして、認知運動療法では、セラピストが各種の道具（物体）を使って知覚の難易度を操作したうえで、運動を介して物体の空間的、接触的な属性を知るための「認知問題－知覚仮説－解答」の難易度を構築し、「脳の認知過程を活性化することによって回復を図る」ことが原則だとされた。

　同様に、認知言語聴覚療法でも斬新な提案がされた。対話における情報伝達を目的としたコミュニケーション能力を高めるために、言語行為は「意図的な自己と他者の相互作用」であるとする基本概念が導入され、ヴィゴツキー、アノーキン、ルリアの考え方と言語哲学の知見（特にオースティン）を参考に、失語症患者の心的操作や認知過程を活性化させる治療訓練が開発された。また、語の発語の産出（前頭葉の機能）よりも、文の理解（頭頂葉、側頭葉、後頭葉の機能）の回復が優先された。運動性失語でも文の理解が困難な症例が数多く存在することが明らかになった。セラピストには失語症患者の病態に応じて、1つのテキスト（文）を意味単位とするさまざまな絵カードを作成し、その情報伝達能力を段階的に高めてゆく「認知問題」をつくる必要性が生じた。

　つまり、運動の再教育では、基礎学問の拡張によって、運動を「運動行為（意図的な身体と物体の相互作用）」と捉え、治療訓練は「認知問題」と見なされた。言語の再教育では、基礎学問の拡張によって、言語コミュニケーションを「言語行為（意図的な情報伝達行為）」と捉え、治療訓練は「認知問題」と見なされた。また、運動療法に比べて言語聴覚療法の場合は、患者に「質問」を投げかける治療訓練があったが、それは一方的な問いであり、既知（テーマ）の共有と未知（レーマ）の伝達を前提とした対話における「認知問題」の提示とは異なる。

　この伝統的な運動療法の「筋収縮」や言語聴覚療法の「発語」から、認知運動療法や認知言語聴覚療法の「認知問題」への移行こそが、「運動療法と言語聴覚療法のパラダイム転換（概念枠組みの変更）」である。ここに運動や言語の再教育を目指す「治療訓練（Therapeutic exercise）」の本質があった。

　それによってセラピストの臨床は劇的に変わった。まず、基礎学問の拡張に対応して難解な本や論文を読み、脳の心的操作や認知過程についての理解を深める必要があった。また、治療訓練は複雑になった。治療訓練はセラピストの思考の

反映となり、患者の病態の回復のためにどのような「認知問題」をつくるのかに
悩むという状況が発生した。教育の道具である認知問題が適切でなければ学習は
生じないからだ。ペルフェッティは、セラピストに「運動と言語の教育者（教師）」
としての役割を求めたのである。教師には学生（患者）の思考や意図や認知を改
変し、運動行為や言語行為における大脳皮質のニューロン活動を再編成するとい
う心理的、神経生理学的、神経心理学的な目標が与えられた。それを治療訓練に
よって実現するのがセラピストの仕事だとされた。セラピストにとって大いなる
挑戦であると同時に、新しいリハビリテーションの時代の誕生を意味していた。

## リハビリテーションにおける認知理論の核心

　21世紀の現代を生きるセラピストは、この新しいリハビリテーションの時代
という言葉の意味がわかるだろうか。それはリハビリテーション理論と治療訓練
における「思考と選択の自由度」のことだ。もし、その意味がわからなければ
ヴィゴツキー、アノーキン、ルリアを再学習する必要があるだろう。あるいは実
際に認知問題をつくってみる必要がある。それによって運動療法や言語聴覚療法
のパラダイム転換の意味を理解できるだろう。

　ペルフェッティが第4のリハビリテーション理論（①動機づけ理論、②筋力増強
理論、③神経運動学理論、④認知理論）と呼ばれる「認知理論」を構築し、それに準
拠した治療訓練を「認知問題」の形で具体化したことがきわめて重要である。

　この認知理論と治療訓練の結びつきは、運動の再教育においても、言語の再教
育においても常に一貫している。「運動行為や言語行為の回復のために、脳の認
知過程（知覚、注意、記憶、判断、イメージ）を認知問題（治療訓練）によって活性
化する」という原則は常に一貫している（ただし、運動の場合は閉眼で、言語の場合
は開眼で行う）。それによって世界に意味を与えて、患者は何が回復に必要かを知
ることになる。つまり、認知理論と治療訓練は一貫した厳密な整合性を有してお
り、決してバラバラな知見や論理の集合体ではない。

　また、認知理論と治療訓練の間に一貫性や整合性があることを知るだけでは不
十分である。それだけでは患者の病態の回復には至らない。そして、この点につ
いては認知理論の核心とは何かを深く思考する必要がある。そうしなければセラ
ピストは認知理論と治療訓練を本当の意味で結びつけることができない。セラピ
ストの知識と実践の関係性を結びつけることは簡単なことではないのだ。

　ペルフェッティの認知理論の核心とは何だろうか？　それは「医学診断の理論
とリハビリテーション理論の違い」に由来する。通常、医学診断では症状を分析
して病態を分類し、診断する。これは運動麻痺でも失語症でも同様であり、最終
的に医師は病態を分類して診断に至る。この思考プロセスは間違いなく重要なも
のである。だが、そうした診断に向かう症状の分析や病態の分類だけでは、セラ
ピストは回復にとって意味ある治療訓練を行うことができない。運動麻痺の病態
を分類しても治療訓練は変わらないということがよくある。同様に失語症の病態
を分類しても治療訓練は変わらないということがよくある。

　つまり、医学診断の理論としての病態解釈はセラピストの治療訓練のためにあるのではない。もちろん、それは医師の診断のためにある。ここが深く考慮しなければならない点である。仮に、セラピストが医学診断の知識を深めたとしても、治療訓練の知識が深まっていなければ意味がないということである。たとえ症状の分析や病態の分類ができたとしても、治療訓練に変化がなければ意味がないということである。だとすれば、セラピストは「治療訓練のためにどのようなリハビリテーション理論が必要なのか」と問うべきであろう。

　一方、ペルフェッティの認知理論は一定の医学診断的な病態解釈は観察において担保しながらも、患者の病態に応じて治療訓練が対応できるようにつくられている。それは運動麻痺でも失語症でも、単に運動行為や言語行為の遂行を求めないからである。日常生活動作や会話を直接的に求めるのではなく、行為を創発するための認知過程の再組織化によって回復を図るというのが認知理論である。運動行為や言語行為の前提条件である認知過程の異常という観点から患者の病態が解釈され、それをどのように改善するかの治療訓練を、セラピストが自らの観察力と思考力によって具体的に訓練を組み立てるという、仮説検証的な一連の手続きとなっている。

　つまり、認知理論は医学的診断のために存在するのではない。認知理論は患者の運動行為や言語行為の回復に向かって、セラピストが自ら治療訓練を計画立案するためにつくられている。「あらゆる回復は病的状態からの学習であり、その学習のためには認知過程の活性化が必要である」という認知理論の定義は、セラピストの治療訓練のための羅針盤なのである。この一点が認知理論の核心であり、他のリハビリテーション理論に類を見ない特異性なのである。

　これはリハビリテーションの世界における革命的な“驚き”として受け取るべきであろう。医学は日進月歩だと言われる。現実には手術や薬の進歩、遺伝子操作による治療、ips細胞の開発、AIによるロボットの導入などが期待されている。だが、セラピストなら誰でも「これだけ医学が進歩したのに、どうしてリハビリテーション治療によって患者の運動機能や言語機能が回復しないのだろうか？」と考えたことがあるはずだ。「脳の画像が判読できても、神経症候をいくら詳細に観察しても、検査しても、評価しても、結局のところ治療訓練は一緒ではないか？」と考えたことがあるはずだ。

　その理由がこの一点にある。リハビリテーション理論と治療訓練は結びついてなければならない。理論としての「仮説」を治療によって「検証」できるという「つながり」が必要である。リハビリテーション理論は医学診断や病態の分類に向かって閉じるのではなく、セラピストが患者の病態を観察し、回復に向かう治療訓練を展開する可能性に向かって開かれていなければならないのだ。

## 失語症に対する認知神経リハビリテーションの原則

　だから、本書『失語症の認知神経リハビリテーション』は、言語聴覚士が「患者の病態を解釈し、回復に向かう治療訓練を展開する可能性」に向かって開かれ

ている。そこで、ここではルリアの『意識と言語』を参考にしながら、ペルフェッティの失語症の回復を目指す認知理論と治療訓練の原則を簡単に解説しておきたい。

　まず、失語症の回復へと向かう認知理論の鍵は「対話に必要な情報伝達の規則（ルール）を患者に教える」ということである。もちろん、このルールは対話において互いに意図を情報伝達し合うということである。また、治療訓練における「対話の難易度」は、セラピストが患者の言語行為の「発達の最近接領域（患者が1人で遂行できる言語行為とセラピストの介助があれば遂行できる言語行為の差異の領域）」に設定する。この原則を厳守するだけでセラピストの治療訓練は創造的で豊かなコミュニケーション行為へと変化する。

　人間のコミュニケーション行為の基本形式は自己と他者の「対話（会話）」である。コミュニケーション行為とは一定のルールに基づいた意図の「情報伝達」である。この一定のルールに基づいた情報伝達でなければ対話は成立しない。見かけ上は2人が話し合っていても、相手の意図を無視した言葉のやり取りは対話ではない。あるいは、単にセラピストの質問に患者が回答してもコミュニケーション行為ではない。

　対話において、発話者は自己の意図を情報伝達し、相手はその意図を推察することが重要である。オースティン（John Langshaw Austin, 1911-1960）は「言語行為（speech act）」を「発語行為（発話する）」、「発語内行為（発話によって他者と一定の関係をつくる）」、「発語媒介行為（発話によって他者との相互関係から一定の結果を得る）」に分類しているが、対話は厳密には発語媒介行為に相当する。

　たとえば、子どもが学校から家に帰り、母親に「お腹が空いた」と発話したとしよう。母親は「ハーイ」と言って戸棚から買ってあったパンを取り出し、子どもに手渡した。この場合、子どもは発語によって他者に情報伝達し、自分の意図通りの一定の結果（パンを食べる）を得ている。子どもの言葉は母親の行為を促したが、それは「お腹が空いた」という文に母親に行為を要求するという意味が含まれていたからである。それが達成されたのは母親が子どもの意図を推察したからである。したがって、「お腹が空いた」－「ハーイ」は意図の情報伝達に基づく対話であり、これが発語媒介行為である。もし、母親が「ハーイ」といって「500円玉」を与えたら、今度は子どもが「ハーイ（視覚的には500円玉）」と発話した母親の意図を推察しなければならない。この「ハーイ」の場合には、母親が子どもに「自分で食べ物を買いに行く」という行為を要求していることになる。

　つまり対話は意図の情報伝達に基づく「言語行為（レーチ）」である。ペルフェッティは行為を「意図の想起に始まり、結果の確認に終わる」と定義しているが、対話は思考や意図を互いに情報伝達し合うコミュニケーション行為である。

　そして、言語学における言語の基本単位は「語（言葉）」だが、言語行為における対話の基本単位は「文（テキスト）」である。ルリアによれば、日常の対話としての言語行為の最も単純な形式は個々の「語」ではなく、まとまった陳述としての「文」である。この「文」によって意味が情報伝達される。そのため治療訓練においてセラピストと患者は必ず1つの「文」を意味単位（ユニット）として対話

することが基本原則となる。一般的に「文」には主語（対象）があり、述語が行為となる。しかし、反対の関係が生じる場合もある。いずれにせよ、「文」のつながりが「文章」となる。

そして、対話における「文」には、「テーマ（theme、既知、所与）」と「レーマ（rhema、未知、新規）」が含まれている。それによって文は一定の「意味的な整合性（コヒーレンス）」を有する全体的（統一的）な構造をもつことになる。

テーマとは「文の中で情報伝達の"対象"を表現する部分（発話の対象で主体が知っている部分）」であり、相手もすでに理解している情報あるいは対話者間で共有している知識に相当する。一方、レーマとは「文の中で情報伝達の"内容"を表現する部分（対象について主体が述べなければならない部分）」であり、相手に新しい情報価値を与える知識に相当する。

ただし、このテーマとレーマは決して個々の文法的な「語」の要素（名詞、動詞、形容詞、副詞）と一致するとは限らない。意味的テーマ（主語）は文法上の主語と一致しないことがある。意味的レーマ（述語）は文法上の述語と一致しないことがある。これは失語症患者のテキストの意味の解読（理解）や産出（発語）の困難性と結びついている。

当然のことだが、誰かの発話を聞いたり、何かの文章を読んだり、対話的なコミュニケーションをする時には、「文」を相互に関係づけるテーマとレーマを能動的に知覚探索（視覚的、聴覚的）して見つけ出す必要がある。複雑な文では相互に離れているテーマやレーマの要素を結びつけなければならない。これを「意味登録（エントリー）」という。意味登録は知覚、注意、記憶の働きを含んでいる。

つまり、「文」の解読（理解）過程はテーマとレーマの能動的な知覚探索という特徴をもっている。聞き手（読み手）は、話し手（書き手）の発語する「文」のテーマとレーマの関係性を抽出しなければならない。その抽出部の区切りを「意味上の核」の理解という。意味上の核は判断の働きを含んでいる。

患者には意味登録や意味上の核を相互に比較参照して、テーマとレーマを関係づけている文の意味的な「環（リング）」を発見し、話し手（書き手）の情報伝達における思考や意図の全体性（統一性）を把握する能力が求められる。

文（テキスト）が「何を対象としているのか、対象の何を問題としているのか、対象の何が知識の前提や共有となっているか（テーマ）」、「その対象に何を言っているのか、対象の何の問題に何を言っているのか、それによってもたらされた何が新しいものなのか（レーマ）」を、意味的に文の構造として解読（理解）できることが、人間のコミュニケーション行為における適切な産出（表出）の前提条件であり、それが対話の状況に即した意味ある発語を生み出すのである。

したがって、対話は情報伝達であるが、情報伝達には話し手の思考や意図が含まれている。この思考や意図がテーマとレーマを伴った流暢で共時的かつ通時的な文の言語発話過程へと移行する。それは心的に想起された意味を言語行為へと変換する複雑で文脈化された言語発話過程であるため、聞き手には話し手の思考や内的意図への推察や予期が必要なのである。

また、「思考は語に具体化されるのではなく、語の中で完成する（ヴィゴツ

キー）」が、言語発話過程で決定的な役割を果たすのは「内言語」である。内言語は、自己と他者の精神間における「外言語」の相互交流が契機であり、それが「つぶやき」を経て、自己の精神内に向けられて「内言語」となる。この内言語は言語行為における思考や意図の源であり、テーマ（主語）を省略したレーマ（術語）によって形成されている。たとえば、子どもは「食べる」と意図（内言語）を想起して「食べる」と発語（外言語）を表出するが、それには同時に「〇〇（何か）を食べる」という対象としてのテーマが含まれている。したがって、この内言語の発生が発話者の思考や意図を言語行為へと変換するための鍵となる。あるいは、統辞（統語）的な文の言語発話過程（産出）のトリガーとなる。また、内言語の発達は前頭葉における運動行為の言語調節に不可欠である。内言語は運動行為を抑制したり促通したりする。

　しかしながら、失語症患者の内言語はテーマとレーマの間にいくつかの結合（テーマとレーマの結び目、結節点）しかもっていない。あるいは、文字や音韻の意味理解が困難で文のテーマとレーマの複雑な結合形式を解読できない。したがって、治療訓練は文の解読訓練（理解）から始め、その難易度を高めつつ、産出訓練（表出）へと進めるのが原則である。

　そして、治療訓練におけるセラピストと患者の対話は、質問（問題）に対する回答（解答）という形で進み、会話へと移行する。つまり、治療訓練の対話は質問者（セラピスト）と回答者（患者）の間で営まれる。ただし、対話の動機や意図は患者側にはなく、言語聴覚士の質問にあり、その質問への回答は言語聴覚士によって出された難易度の低い認知問題から出発する。したがって、重度な運動性失語患者でも対話において発語の複雑な動機や意図なしで回答できる。

　この対話において、患者は発語の産出ができなくても、「はい、Yes、Si」または、「いいえ、No、non」で回答すれば、言語コミュニケーションは成功する。そして、患者が回答することは言語聴覚士への情報伝達であり、患者にとっては意図を想起した言語行為となる。

　それによって2人のコミュニケーション行為が成立する。言語聴覚士の課題は、この2人のコミュニケーションを「文」に含まれるテーマとレーマの複雑性（名詞、動詞、形容詞、副詞の種類や数と文法構造）を操作して、4枚の絵カードにその意味を付与し、患者の対話能力に応じた治療訓練をつくることにある。それが失語症の回復につながるかどうかは、言語聴覚士の知識と経験と創造力に委ねられるのである。一人ひとり病態の異なる失語症患者たちを治療訓練するためには数多くの絵カードや写真カードのパターンを創意工夫して作成する必要があるだろう。一定の根拠と仮説に基づいてカードの内容が選択された訓練でなければならない。

　こうした失語症の回復へと向かうための、一人ひとりの患者の病態や対話能力を考慮した治療訓練の個別性は言語療法士にとって難しすぎるだろうか。しかし、これこそが新しいリハビリテーションの時代の到来を意味する。そんな風に考えて臨床で挑戦してみてほしい。

## ある日のサントルソ認知神経リハビリテーションセンターの「言語聴覚療法室」の風景

　次に、臨床場面のリアリティを伝えておこう。ペルフェッティの「失語症の認知神経リハビリテーション」が我が国に紹介されたのは、2005年の第6回日本認知運動療法研究会学術集会（高知）においてである。2004年の1年間、サントルソ認知神経リハビリテーションセンターで研修してきた私は、この学会で「ある日のサントルソ認知神経リハビリテーションセンターの"言語聴覚療法室"の風景」と題して基調講演した。以下は、その抄録である。

　我々の患者、セニョール・ヴィツェンティーノ。彼は突然の脳出血によって片麻痺となり、失語症と失行症を合併している。発症後3か月間急性期病院でリハビリテーション治療を受けたが、話すことも、歩行することもできず、サントルソ認知神経リハビリテーションセンターにやって来た。

　彼の言語療法は朝の10時から始まる。今日は家族（息子）もセンターに来ていて、2人は一緒に言語療法室に車椅子で入る。言語聴覚士のアンナ・マリア・ボニバー先生が出迎え、これから約1時間の言語療法が始まる。部屋の壁には大脳皮質の機能局在についての古いポスターが貼ってある。大きな机が中央に置かれてあり、言語聴覚士と患者は向かい合って座る。そして、言語聴覚士は笑顔で患者に話しかける。

　「元気？」と言語聴覚士。

　「ええ」と患者が答える。

　「では、一緒に始めましょう」

　「ええ」と患者が答える。

　患者は笑うが、「ええ」とか「いいえ」しか答えない。

　重度な失語症である。

　言語聴覚士は机の引き出しから数十枚の白黒写真（カード）を取り出す。1枚1枚が透明のビニール・シートで覆ってある。その中から、彼女は8枚の写真を選んだ。選ばれた写真の種類は実際には4種類で、同じ写真が2枚ずつある。

　そして、4種類の写真を机の上に並べてゆく。患者の目の前に、4枚の写真が置かれる。左上、左下、右上、右下に4枚の写真がある。この4枚にはすべて1人の同じ女性が映っている。

　左上は、「1人の女性が家の中の食卓で椅子に座ってワインを飲んでいる」写真で、右手で肩を開いて（外転して）ワイングラスを持ち、口に接触させている。テーブルの上にはワインボトルが置かれている。

　左下は、「1人の女性が家の中の食卓でコーヒーを飲んでいる」写真で、右手で肩を閉じて（内転して）コーヒー・カップを持ち、口に接触させている。テーブルの上にはコーヒー皿が置かれている。

　右上は、「1人の女性が家の外で椅子に座ってワインを飲んでいる」写真で、右手で肩を開いて（外転して）ワイングラスを持ち、口に接触させている。テーブルの上にはワインボトルが置かれている。その背景に家が写っており、手前には芝生もあって屋外の庭だということがわかる。

　右下は、「1人の女性が家の外で椅子に座ってコーヒーを飲んでいる」写真で、右手で肩を閉じて（内転して）コーヒー・カップを持ち、口に接触させている。テーブルの上にはコーヒー皿が置かれている。その背景に家が写っており、手前には芝生もあって屋外の庭だということがわかる。

　また、左上と左下の写真および右上と右下の写真は、同じアングルから撮られている。

　まず最初に、言語聴覚士は写真を指さしながら口頭説明する。
　「左上のこの写真は、1人の女性が家の中でワインを飲んでいます」
　「左下のこの写真は、1人の女性が家の中でコーヒーを飲んでいます」
　「右上のこの写真は、1人の女性が庭でワインを飲んでいます」
　「右下のこの写真は、1人の女性が庭でコーヒーを飲んでいます」
　「差異がわかりますか？」と言語療法士が尋ねる。
　「ええ」、「ええ」と患者が答える。
　「いいですね」と言語聴覚士。

　「それでは」と言って、言語聴覚士は残っていた同じ4種類（左上、左下、右上、右下）の写真を手に持ち、トランプゲームをするように患者の目の前に裏向けて差し出し、その中の1枚を引くように指示する。患者は麻痺していない左手で一番左側のカードを引く。選ばれたのがどの写真なのか言語聴覚士はまだ知らない。患者はじっとその引いた写真を見る。次に、言語聴覚士は「わかった？」と言って患者の手から写真を取り、机の上の小さな写真立てに置く。言語聴覚士の側からは見えないが、患者の側からは見える。この写真を知っているのは患者だけである。患者の側からは机の上に置かれた4種類の写真と1枚の選択した写真の合計5枚の写真が見えている。

　「よく見て、"ええ（Yes）"か"いいえ（No）"で答えてね」と言語聴覚士は言う。
　「セニョール・ヴィツェンティーノ、私に教えてね」と言語聴覚士は言う。

　患者が引いた1枚は「1人の女性が庭で椅子に座ってワインを飲んでおり、右手で肩を閉じて（内転して）ワイングラスを持ち、口に接触させており、テーブルの上にはワインボトルが置かれている」写真である。
　言語聴覚士が質問し、患者が回答する。

　「この写真では、1人の女性が家の中でワインを飲んでいる？」
　「いいえ」

「この写真では、1人の女性が家の中でコーヒーを飲んでいる？」

「いいえ」

「この写真では、1人の女性が庭でワインを飲んでいる？」

「いいえ」

「この写真では、1人の女性が庭でコーヒーを飲んでいる？」

「ええ」

「この写真では、1人の女性が庭でコーヒーを飲んでいるのね」と言語聴覚士は確認する。

「ええ」、「ええ」と患者が答える。

「それではセニョール・ヴィツェンティーノ、この写真と同じ写真を机の上の4種類の中から選んで、それを指で示してください」

患者は写真立てに置かれた1枚の写真と4種類の写真とを比較し、「1人の女性が庭でコーヒーを飲んでいる」写真を指さした。

言語聴覚士は落ち着いた声で患者に語りかける。

「ここにある、私の知らない写真（写真立てに置かれた患者しか知らない写真）と、今あなたが指さした写真とは"同じ"なのね？」

「ええ」

「それでは確認してみましょう」


言語聴覚士は患者が選択した「1人の女性が庭でワインを飲んでいる」写真を手にして確認する。そして、机の上の「1人の女性が庭でコーヒーを飲んでいる」写真に重ね合わせるように並べて置く。

「セニョール・ヴィツェンティーノ、違うわ、この2つの写真は同じではないわ、この写真では1人の女性が庭でワインを飲んでいるわ！」

患者は少し驚いた表情をする。

「この2枚の写真は同じ？」

「・・・・」

「セニョール・ヴィツェンティーノ、違うわ、何が違っている？　あなたは何に注意すべきだったの？」

「・・・・」

「よく注意して見て、何が違う？　この女性は庭で椅子に座っているわ。後ろに家が見えているからわかるわ。それにワイングラスを持つ腕の肩は開いているわ。それからテーブルの上には何が置かれている？　ワインボトルが置いてあるわ。だからきっと飲んでいるのはワインだわ。コーヒーではないわ。どう思う？　どこを見ていたの？　何に注意すればよかったのかしら？」

「・・・・」（患者は思考している）

「では、もう一度やってみましょう、今度はよく注意してね」

「ええ」

「何に注意する必要がある？　家の中と庭との違い、腕の位置の違い、それともワインボトルとコーヒー皿の違い？　1つの違いに注意を向けるだけで十分？

差異を考えてみてね。いい、ではもう一度やってみましょう」
　「ええ」

　言語聴覚士は何をしているのだろうか？　患者は何をしているのだろうか？
　言語聴覚士は問題を出している。患者は思考して解答している。患者は「ええ」
と「いいえ」を繰り返している。我々の患者であるセニョール・ヴィツェン
ティーノは認知症ではない。
　ある日のサントルソ認知神経リハビリテーションセンターの「言語療法室」の
風景がここにある。
　脳卒中、運動麻痺、失行症、失語症、認知過程の組織化、認知運動療法、脳の
リハビリテーション・・・・。


　以上が抄録のすべてである。本書の治療訓練の実際では絵カードが使われてい
るが、現在の実際の臨床場面では写真カードが使われることが多い。そして、そ
の白黒写真は日常の人物のさまざまな具体的な「行為（たとえば、兄が冷蔵庫の扉
を開く、妹が玄関の扉を開くなど多数）」である。また、写真の情報量は多いため、
可能な限りシンプルにする。カラー写真の使用が少ないのは、色彩は行為の解読
に関係ないことが多く、注意の負荷を低減するためである。ただし、患者の能力
に応じて使用してもよい。たとえば、丸い果実（リンゴやミカン）などの微細な差
異を解読するには、カラー写真の方がわかりやすい場合がある。

## 失行症に対する言語聴覚療法

　解説が長くなってしまったが、まだ終わらない。なぜなら、左半球損傷による
失語症患者は「失行症（apraxia）」を合併していることが多いからである。この失
行症の運動行為のリハビリテーション治療には作業療法士や理学療法士が取り組
んでいるが、サントルソ認知神経リハビリテーションセンターでは言語聴覚士も
治療訓練を行っている。
　実は、セニョール・ヴィツェンティーノの片麻痺と失行症の治療訓練は、理学
療法士である私と言語聴覚士であるアンナ・マリア・ボニバー先生との協同作業
であった。その意味を解釈するためには、左脳の「頭頂葉連合野（角回を中心とす
る下頭頂小葉、area39）」の機能特性について理解しておく必要がある。
　ルリアによれば、頭頂葉連合野の角回は前頭葉の前頭前野と共に人間で最も高
次に発達している領域である。角回には頭頂葉の体性感覚情報、側頭葉の聴覚情
報、後頭葉の視覚情報が集積的に入力しており、異種感覚情報の「求心性情報の
合成（統合）」が行われ、その高次な概念レベルの情報が前頭葉の運動前野や補足
運動野の「行為受納器」に送られて、行為の運動プログラムが形成され、運動野
の運動指令を経て筋収縮が発動される。
　したがって、頭頂葉連合野の角回での異種感覚情報の統合不全は、誤った空間

認知情報や意味情報を運動プログラム野に送ることで失行症の各種症状（模倣障害、知覚イメージや運動イメージの想起不全、運動系列動作、行為遂行、道具使用などのエラーなど）が出現すると考えられる。つまり、失行症は異種感覚情報間の「解離（解読障害）」に起因している可能性が高い。

そして、失行症患者の詳細な模倣検査を実施すると、行為の解読障害（模倣の困難性）と産出障害（錯行為）が出現する。

この失行症の病態解釈は難しいが、ペルフェッティは失行症を「同種感覚の情報変換（視覚間、体性感覚間、聴覚間の情報変換）」や「異種感覚の情報変換（視覚－体性感覚－聴覚間の情報変換）」の障害と仮説づけ、行為の解読訓練と産出訓練を提案している。

たとえば、異種感覚の情報変換の解読訓練では、閉眼した片麻痺患者の上肢（肩・肘・手関節）をセラピストが他動運動した時、その他動運動が目の前の他者の上肢の運動と同じであるか違うかを開眼して比較照合することを求める。これは体性感覚情報の視覚情報への変換である。逆に、先に目の前の他者の上肢の運動を見て、その後に閉眼した片麻痺患者の上肢（肩・肘・手関節）をセラピストが他動運動して比較照合させると、これは視覚情報の体性感覚情報への変換となる。

そして、こうした視覚情報と体性感覚情報の解読訓練としての比較照合は理学療法士や作業療法士が行うが、視覚情報や体性感覚情報と聴覚情報（言語）との比較照合は言語聴覚士が行う必要がある。それは身体の動きの視覚情報や体性感覚情報が言語と一致するかどうかである。

たとえば、「上肢を挙上している写真（視覚情報）」を患者に提示し、言語聴覚士に「この写真では肩の上に手がありますか？」と問われた場合、「はい（ええ）」と答えなければならない。あるいは、同じ写真を見て、「この写真では肘の下に肩がありますか？」と問われた場合、「いいえ」と答えてはならない。

驚くべきことに、セニョール・ヴィツェンティーノの場合、こうした視覚情報や体性感覚情報から言語情報への変換がきわめて困難であった。特に、空間用語の解読は著しく困難であった。それではセラピストや家族が患者の行為（起居移動動作、歩行、道具使用、洗顔、トイレ、食事、更衣、入浴動作など）に口頭指示を与えても、患者自身はまったく理解できないということになる。異種感覚情報変換が困難であれば、運動イメージの想起も困難で、健側の上下肢も含めたあらゆる行為の学習に困難を来すのである。

したがって、言語聴覚士による失行症の治療訓練（特に視覚－言語間の異種情報変換訓練）は、失行症の回復にきわめて重要な意味と価値を持つと考えられる。なぜなら、運動の解読や産出のメカニズムは言語の解読や産出のメカニズムと共通する脳領域を使用していると考えられるからである。

また、言語聴覚士による失行症の治療訓練は、子ども発達障害における「運動統合障害（Dyspraxia＝運動協調障害）」の治療訓練にも応用できる。運動統合障害は「子どもの失行症」であり、異種感覚情報変換の困難性が顕著で、運動行為と言語行為が未発達である。また、運動統合障害では言語の運動調節も未発達である。失行症の治療訓練には言語聴覚療法の新しい可能性と責務が潜んでいる。

# 言語聴覚療法は「片麻痺歩行」の回復にも貢献する

　この失行症に対する言語聴覚療法の実際については、2014年に拙著『片麻痺　バビンスキーからペルフェッティへ』（協同医書出版社）の第6部「高次脳機能障害のパラダイム転換を求めて」の第9章「失行症に対する認知運動療法」で、セニョール・ヴィツェンティーノ（片麻痺＋失語症＋失行症）の歩行に対する言語聴覚療法として紹介している。その歩行の連続写真のカードを使ったボニバー先生の治療訓練は下記を読んでもらえばわかるが、言語聴覚士の治療訓練が「片麻痺歩行」の回復にも貢献することに驚いてほしい。言語は歩行の空間認知と異種感覚情報の変換に深く結びついているということである。

　また、本書では主に失語症の治療訓練を取り上げているが、最近では失行症の治療訓練を併用している。この2つの治療訓練は似ているが、その狙いが違う。失語症の治療訓練は文の解読と産出のためであり、失行症の治療訓練は「運動メロディ（ルリア）」の解読と産出のためである。

　以下、失語症と失行症を伴う右片麻痺患者の歩行についての治療場面を再録して提示する。

## ■失行症患者の歩行に対する言語聴覚療法

　一般的に言語聴覚士は失語症や嚥下障害を治療するが、サントルソ認知神経リハビリテーションセンターでは失行症への言語聴覚療法法が行われている。失行症を伴う右片麻痺患者の歩行に対する認知運動療法の説明は、この言語聴覚士の治療から説明する必要がある。

　言語聴覚療法室ではセラピスト（アンナ・マリア・ボニバー）と脳卒中片麻痺に運動性失語症を合併した患者が対面して座っている。セラピストは机の上にマイブリッジ（Eadweard Muybridge, 1830-1904）が撮影した歩行の連続写真（図6）を置き、患者に「自分が歩いている状態を脳の中でイメージして」と言う。患者は歩行の連続写真をじっと見つめる。次に、セラピストは歩行のある瞬間を示す1枚の写真を示して「この人は何を感じているの？」と質問する。患者は流暢に話せず、困惑したような表情をして戸惑っている。

　次にセラピストは「私がこれから話す事柄が正しければ"はい（イエス）"、間違っているなら"いいえ（ノー）"と答えるように」と要求する。患者はセラピストのすべての質問に対して"はい"か"いいえ"とだけ解答することが求められるということは理解できる。もし、"はい"か"いいえ"といった簡単な発語も難しければ、患者は頭を上下（はい）または左右（いいえ）に動かして解答してもよい。あるいは手でサインしてもよい。

　続いて、セラピストは歩行の連続写真の中の1枚を患者に見せ、「この時、右下肢の足底に全体重が負荷されているの？」と質問した。見せたのは立脚期の「踵接地期」の写真である。患者は少し考えて自信なさそうに「はい（イエス）」と答えた。だが、その解答は間違っている。なぜなら、右下肢の足底に全体重が負荷

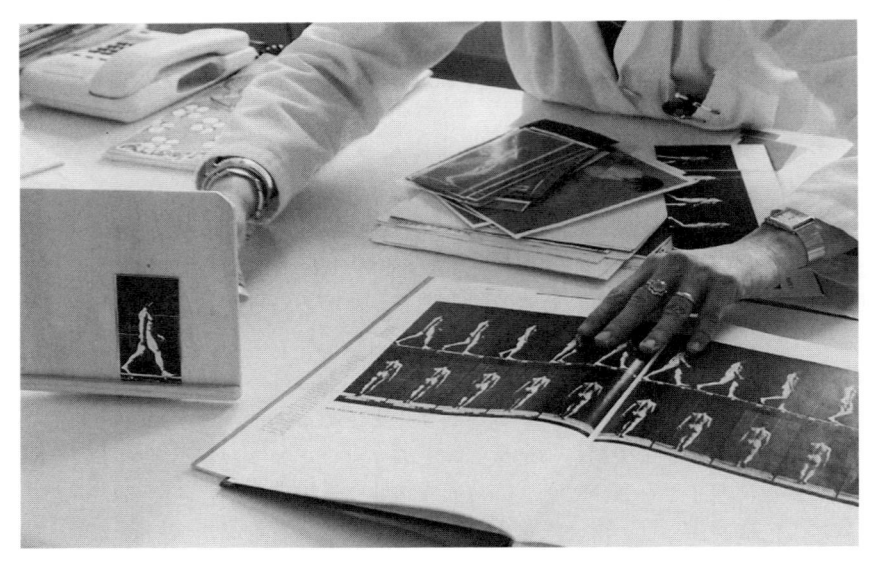

図6　マイブリッジによる歩行の写真

されるのはもっと膝が屈曲してくる次の「立脚中期」の瞬間だからである。

　この患者は写真の歩行する人間を自分に置き換えて、歩行のある一瞬に自分が何を感じるかをイメージ想起できない。写真を見て踵から地面の情報は脳に送られてくるが、まだ体重全体の重さの情報が送られて来ないことがわからない。つまり、目で見ている写真に写った人間の動きを自分の意識経験に移し変えることができない。

　この患者の問題は「踵接地期」と「立脚中期」の体性感覚の差異がイメージ想起できないという点である。歩行時の「踵を地面に接地した瞬間」の写真を見ても、どのような感じがするかわからない。視覚的には一応見えているのだが、踵に体重がかかり始めているのがわからないし、踵を地面に接地する時の下肢の運動覚、足底の触圧覚、体重の重量覚といった体性感覚をイメージ想起できないのである。確かに、歩行時の下肢の写真をいくら見つめても、視覚では関節の運動感覚、床の素材や固さ、体重移動などを捉えられないことは自明のことである。しかし、正常者は歩行に伴って体性感覚が連続的に変化してゆくことを理解しているし、それらを脳の中でイメージ想起できるし、言葉によって説明することができる。一方、患者にはそれが非常に困難である。それが「踵を地面に接地した瞬間」の写真を見せられ、「この時、右下肢の足底に全体重が負荷されているの？」と質問された時、「イエス」と誤って解答してしまう理由である。視覚的に見た映像と体性感覚をイメージとして比較できない。見たものと身体で感じるものが解離し、混乱してしまっている。視覚、体性感覚、言語が不一致を起こしている。

　患者には何らかの脳の「表象（representation）」の機能不全が発生しているのである。確かに、患者は右片麻痺と失語症という重大な問題を抱えている。だが、

患者の脳にはもっと別の深遠な問題が発生している。それが右片麻痺や運動性失語症の回復を妨げる可能性がある。こうした片麻痺に失語症を合併した患者には、「失行症」と呼ばれる不思議な高次脳機能障害を伴っていることが多い。

## ■言語聴覚療法の実際

　ここでは失行症に対する言語聴覚療法の実際を説明しておく。もちろん、失行症を伴う右片麻痺に対する認知運動療法は言語聴覚療法のみではないが、理学療法士や作業療法士の行う認知運動療法と併用して適応することが多い。主に言語聴覚士は「視覚」と「言語」の不一致に介入し、理学療法士や作業療法士は「視覚」、「言語」「体性感覚（身体の動き）」の不一致に介入してゆく。言語聴覚士の治療は大きく4つの場面に区分すると理解しやすいはずである。この各場面の脳の情報処理の違いを考えながら、セラピストと患者との会話の意味を読み取ってほしい。そして、セラピストがどのような脳の再組織化を図ろうとしているかを理解してほしい。

R：セラピスト
P：患者

・第1の治療場面
R：歩いている男の人の写真を2枚見てもらいます。たとえばこの2枚を見てください（図7）。この2枚の写真を見て、そこにいくつか違いがあるのがわかりますね？
P：はい。
R：その違いは指さすこともできますが、今日は私が各部分について「違いがあるかないか」を質問してゆきますから、それにイエスかノーで答えてください。
R：たとえば右下肢について、2つの写真に違いがあると思いますか？
P：はい。
R：右下肢は違うのですね。それでは左下肢は（2枚の写真では）異なっていま

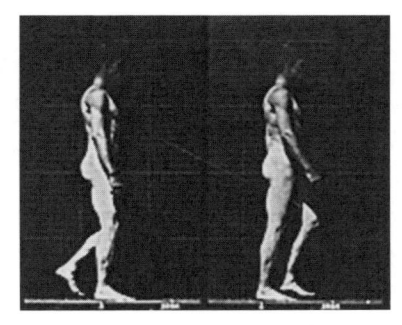

**図7　第1の治療場面の写真**

すか？

P：はい。

R：左下肢も違うのですね。右下肢と左下肢ではどちらの違いが大きいでしょうか。右下肢の違いの方が大きいでしょうか？

P：はい。

R：ここの部分の違いですが。

P：いいえ。

R：左下肢の方が大きいでしょうか？

P：はい。

R：それでは違いが顕著なのは左下肢ということですね？

P：はい

R：このうちの1枚の写真では、膝が他の1枚の写真より曲がっていますか？

P：はい。

R：こちらの写真の方が膝が大きく曲がっていますか？　左の膝ですよ。

P：はい。

R：体幹にも差異が認められますか？

P：はい。

R：この男の人の身体は後方に移動しているように見えますか？

P：いいえ。

R：前に移動していますか？

P：はい。

R：下肢については、左下肢の方が2枚の写真の差が大きいということでしたね。

P：はい。

R：足にも違いが見えますか？

P：はい。

R：このうちの1枚の写真では、他の1枚の写真より踵が高く上がっていますか？

P：はい。

・第2の治療場面

R：4枚の写真を選びました（図8）。今度はこの足の部分に関する情報だけに集中することにします。この写真では、こちらの足は「とても後ろ」にありますね。次の写真では足は「後ろ」にあります。そしてこの写真では足は「前」にあります。最後の写真では足は「とても前」にあります。

R：4枚の写真のこの点についての情報だけを集めることにします。次に私がこの4枚の写真のどれかと同じ1枚の写真を選びます。私はどれを選んだかはわかりません。あなたにしか見えません。私の質問に対するあなたの答えを聞いて、どの写真かを認識してみます。

R：それでは男の人の足は「前」にありますか？

P：いいえ。

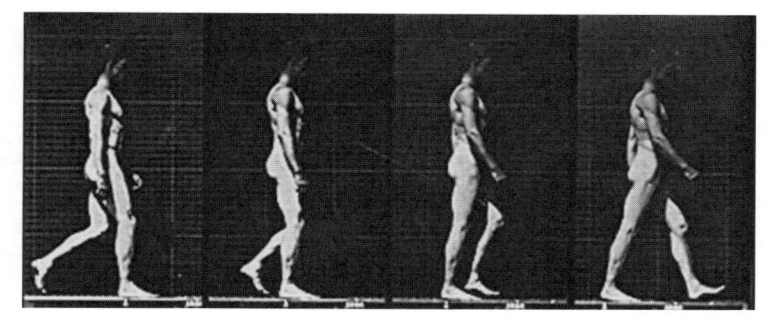

図8　第2の治療場面の写真

R：男の人の足は「とても前」にありますか？

P：いいえ。

R：男の人の足は「後ろ」にありますか？

P：はい。

R：それではこの写真ですね？

P：これです（違う写真を指さす）。

R：その写真では足は「とても後ろ」にありますね。いいですか、この写真では「とても後ろ」、ここでは「後ろ」。ここでは「前」。ここでは「とても前」です。

R：もう一度やります。この写真では男の人の足は「とても前」にありますか？

P：いいえ。

R：「前」にありますか？

P：はい。

R：それではこの写真ですね？

P：はい。

R：そうですね。それでは今度はどうでしょう。男の人の左足は「とても前」にありますか？

P：はい。

R：この写真ですか？

P：いいえ。

R：この写真ですか？

P：はい。


・第3の治療場面

R：歩く男の人の写真を3枚選びました。

R：次にもう1枚見せます。最後に見せた1枚はどこに入れたらよいでしょうか？（図9）

R：そこに挿入しましたね。もう一度シークエンスを全部見てください。意味の通った並び方になっているでしょうか？

P：（うなずく）

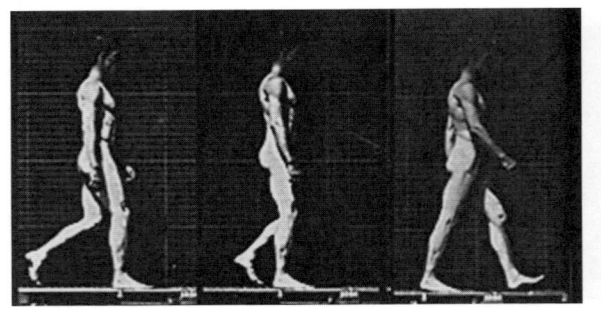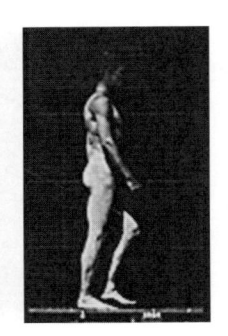

図9　第3の治療場面の写真

R：そこに入れるにあたって、観察をする以外に、何を考えましたか？　最初の
　　写真を観察して、次の瞬間にどうなるかを考え、最後の1枚の状況がそれに
　　あたると考えて、それでここに写真を挿入することに決めたのですね？

P：（うなずく）

R：もう一度全部集めます。それからまずこの1枚を取り出します。次にこの写
　　真ですが、これは最初の写真の前に来ますか？　後ろに来ますか？

P：（かぶりをふる）

R：こちらですか？

P：（かぶりをふる）

R：こちらですか？

P：（うなずく）

R：前に来ますか？　最初の写真の前に来ますか？

P：（写真を動かす）


・第4の治療場面

R：もう一度4枚の写真を並べます。この5枚目の写真は、このシークエンスの
　　どこに来るでしょうか？　どこに入れますか？　（図10）

P：（真ん中に入れる）

R：正しいかどうか確認してください。これでいいですか？

P：（写真に触るが、動かさない）

R：ここを見てください。右足はどこにありますか？　左足の近くですね。けれ
　　どこちら（5枚目の写真）では後ろにありますよね。

P：（写真の位置を変える）

R：これでいいですね。これが正しいシークエンスです。

R：もう一度全部集めます。中の1枚を変えます。このように並べてゆきます（4
　　枚並べる）。

P：（もう1枚を取って並べる）

R：いいでしょう。これも入れましょう。さて、この写真の中には正しくないも
　　のがあるかも知れません。これでよいかよく見てください。1枚正しくない

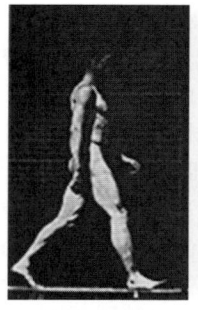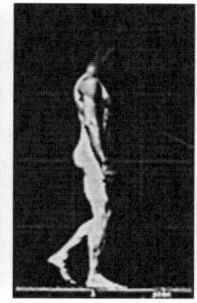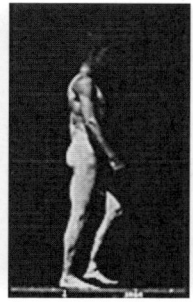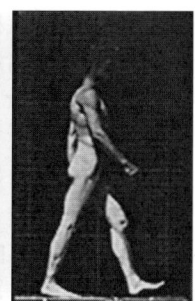

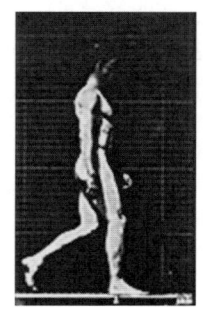

この写真はどこに入る？

**図10**　第4の治療場面の写真

ものがあるかチェックしてください。

**R**：そうです観察してください。よく見てください。シークエンスが正しいか理解しようとしてみてください。そして、すべての写真に整合性があるか判断してください。

**R**：助けを出しましょうか。たとえばこれ（一番右の写真）はよいですね。

**P**：OK。

**R**：これがよいとして、ほかの写真も順番どおりか考えてみてください。

**R**：右下肢をよく見てください。かなり踵が上がっていますよね。膝が曲がっています。次の瞬間にはどうなるか考えてみてください。

### ■治療訓練のための道具（写真カード）の重要性

　こうした治療に使用する道具は「歩行の連続写真」に限定したものであるとは限らない。「手で物体を操作している写真」でもよいし、「日常生活の光景を写した写真」でもよい。重要なのは人間の身体や行為やさまざまな物体が映し出されていることである。その写真を行為シークエンスに応じて並べさせてみる。

　失行症の言語聴覚療法は、行為シークエンスの解読のエラーを確認したうえで、患者にそれらの写真の1枚を見せ、セラピストが写真を言葉で説明することから始めるとよい。そのセラピストの言葉の内に「前後、上下、左右」といった空間用語を自己中心座標系や物体中心座標系に基づいて挿入する。患者はその空間用語で表しているセラピストの言葉が正しいか間違いかを解答する。そして、視覚と言語とを一致させてゆくことが大切である。これが不一致のままであれ

ば、視覚と言語は体性感覚（身体の動き）とも解離して行為できない。

　セラピストは、患者の認知能力に応じた認知問題を作成するために2つの操作要因を考慮しておかなくてはならない。1つは提示する写真の難易度とバリエーションである。提示する写真により視覚的な知覚や注意の複雑性を操作することができる。もう1つは質問の仕方である。1つの写真の空間性に対してさまざまな質問をすることができる。それによって言語的な複雑性を操作することができる。この2つの操作要因を組み合わせることで患者の認知能力に応じた認知問題の難易度とバリエーションがつくれる。したがって、セラピストは治療の道具として何十枚もの写真を用意しておくとよいだろう。そして、質問のバリエーションは患者の解答状況に応じて変更してゆくべきである。この治療は失行症患者が実際の行為を生み出すための準備段階の訓練であり、脳の運動空間の再組織化のために不可欠である。

### ■脳の運動空間の再組織化

　ある患者は、脳の運動空間を再組織化する困難さを「私の地図を探して」と題した詩に託して次のように述べている。

　　　　［私の地図を探して］

　　　　1人の男が歩いている・・・
　　　　私はそれを観察する・・・
　　　　マイブリッジの写真
　　　　そのどれもが
　　　　私には同じに見える
　　　　もう少しよく見てみると、
　　　　差異を見つけることができた
　　　　踵、膝、
　　　　前に出てゆく足が、もう一方の足を追い越してゆく

　　　　私は観察する
　　　　理解し変化させるために
　　　　マイブリッジの複数の写真の中にある差異を
　　　　そうした差異を
　　　　私のための
　　　　教示とするために、
　　　　私が歩くための教示にするために
　　　　自分が動いているような気持ちになってきた
　　　　私が目で追っているものを真似できるような気持ちに

　　　　駄目だできない！
　　　　写真を見るのと、
　　　　実際に試してみるのはまったく別物だ！

混乱し、
私の視線は
アンナ・マリアを探す
「この人は右足で何を感じているのかしら?」
彼女の言葉は私を不安にする
「何を感じているかですって?」
「わからない」とは答えたくない。
覚えていないなどということがあるだろうか
今みたいに動かなくなるまでは、ずっと歩いていたじゃないか・・・

またアンナ・マリアが言う
「身体の重みを感じ始めているのよ。そしてもう一方の足は軽くなっているの・・・」
もし私にも感じることができるなら
マイブリッジの写真の男に
なったふりができるのならば
私も感じることができるのだろう
同じ感覚を
足を踏み出す感覚を
あの男のまねをすることが
できるだろう

わかっている
そうではない
わかっている
これは歩くということのほんの一部だ
パズルを組み立てていくための一部だ
もう一度歩くことができるようになるための

小川の水は
岩の間を自由に
流れる
見てごらん、感じてごらん、触ってごらん
ひと時だって同じということはない
私の脳に私を導かせてみよう・・・

## 訓練の"春"

　1970年代後半から1980年代にかけて、ペルフェッティは当時の伝統的なリハビリテーション治療（運動療法）を刷新するために、革新的なリハビリテーション治療（認知運動療法）を提案した。それをイタリアのセラピストは『訓練の春（Primavera）』と呼ぶ。この言葉を私に教えてくれたのはアンナ・マリア・ボニバー（Anna Maria Boniver）先生だ。

　それは「裏切られた期待」から脱却するために新たな基礎学問を導入し、患者

一人ひとりの病態に対し、認知理論に立脚した治療訓練をつくり出すことの責任感と喜びを自覚できる、思考と意図の自由度を持った、新しいタイプのセラピストの誕生を意味していた。それはセラピストの漠然とした「夢」のような何かではなく、自分たちの手で新しいリハビリテーションの「未来」をつくるということを意味していた。

あるいは、それは同時に、私がサントルソ認知神経リハビリテーションセンターの臨床で感じたことだし、日本の臨床で認知神経リハビリテーションに取り組んでいるセラピストたちが共有していることだ。患者とセラピストの2人でつくる「訓練」に、リハビリテーションの「希望」を託すということだ。その小さな世界の一瞬に患者とセラピストの身体、物語、人生が詰まっているということだ。それはすべてのセラピストと共有できるはずだ。

つまり「訓練の春」とは本来の「治療訓練（Therapeutic exercise＝運動の再教育、言語の再教育）」への「回帰（再生＝ルネサンス）」であり、『リハビリテーションの"春"』、すなわち患者とセラピストにとって新しい世界の到来を意味している。

そして、「春（プリマヴェッラ）」の言葉の響きは、あのフィレンツェのウフィッツィ美術館に残るボッティチェリ（Sandro Botticelli, 1445-1510）のルネサンス期の名画『春（primavera）』（1482）のイメージを想起させる。そこでは人間たちが世界の春を謳歌している。リハビリテーションの世界を変えれば、もっとセラピストは臨床で生き生きと輝き始めるはずだ。

## 言語聴覚士のアイデンティティを問う

だから、言語聴覚士には画集を開いてボッティチェリの「春（プリマヴェッラ）」を見てほしい。そして、この絵画が失語症患者の治療訓練に使えるかどうか考えてほしい。この絵画と治療訓練で使用する絵カードや写真カードとの「差異」を考えてほしい。なぜなら、世界は情報に満ちており、ベイトソンによれば「情報とは差異によってつくられる差異」だからだ。つまり、人間は世界を見ているのではなく、自分が見たいと意図する情報（差異）を見ているのだ。世界は「脳の鏡」なのだ。

このボッティチェリの絵画には複雑な視覚情報と共に神話的な物語の意味情報も含まれている。したがって、この絵画を解読することは誰もが困難だ。もちろん、失語症患者にはきわめて難しい。だから何かを発語して産出することも困難だ。だから、産出の前には解読が不可欠だ。しかし、この絵画がテキスト（文に相当）では失語症患者には難易度が高すぎる。脳の認知過程は情報処理することができない。この絵画は情報過多で治療訓練には使えないということだ。そこで解読の難易度を低減するために絵カードを作成する必要がある。もっと情報量を低減した絵カードが必要だ。

さらに、シンプルな絵カードをつくるだけでは不十分だ。そのテーマとレーマの選定が言語聴覚士の治療訓練上の思考の反映である点が重要だ。絵カードは対話に必要な情報伝達価値が明確であると同時に、脳の認知過程の再組織化に働き

かけるものでなければならないからだ。神経可塑性による言語の機能系の再編成
を導く必要がある。それこそが言語聴覚士の責務であり、その瞬間に言語聴覚士
の「自己存在証明（アイデンティティ）」が問われていると考えてほしい。

## オリジナルな「写真カード」をつくる

　また、絵カードは「治療訓練の基本形」に過ぎない。現在、サントルソ認知神
経リハビリテーションセンターの臨床では「写真カード（カラー写真）」が多用さ
れている。その理由は次の5つである。

　①患者の病態に応じて訓練を変更する時に、毎回「絵を描く」のは困難で、写
　　真カードの方が便利である。
　②写真カードは「訓練のバリエーション」がつくりやすい
　③写真カードは興味や記憶に関連づけやすい
　④写真カードは日常生活での行為として現実感（リアリティ）がある
　⑤写真カードは物体や身体の3次元空間情報が絵カードよりもより組み込まれ
　　る（失行症で重要）

　だから、言語聴覚士には数多くのオリジナルな写真カードをつくってほしい。
4枚の写真カードには「物理的な差異」が写し出されていなければならない。そ
れを「認知的な差異」として理解することが解読である。また、他の4枚の写真
カードとの解読上の難易度が明確でなければならない。オリジナルな写真カード
をつくるには言語聴覚士の想像力が求められる。
　1つ注意すべき点として、撮影した写真の周辺にテーマやレーマと直接関係の
ない物体が写ることがあり、それに患者の意識が向かわないよう可能な限りシン
プルな写真カードにすべきであるということがある。だが、視覚の選択的注意に
問題のない患者の場合は、写真の色彩（たとえば、壁、テーブル、衣服などの色彩）
や周辺の物体の存在（たとえば、背後のテレビや戸棚など）をそれほど気にする必要
はない。そうした直接関係のない情報を意識から排除するのも解読能力の重要な
要素であり、そのエラーから知覚や注意の問題が明確化できることもある。

　だが、重要なのは絵カードか写真カードかではない。1枚の絵や写真を見なが
ら、セラピストがどのようなテーマやレーマを語れるか、患者がテーマやレーマ
を解読できるか、その内容と難易度の方が大切である。臨床実践能力が高い言語
聴覚士ほど、一人ひとりの患者の解読能力に見合った、バリエーション豊かな写
真カードを使う。
　つまり、治療訓練の目的に応じて絵カードや写真カードはつくられる。絵カー
ドであっても写真カードであっても、それが患者の回復の「引き金（トリガー）」
となる可能性を秘めていなければならない。その例として、ここでは「訓練のバ
リエーション」としての写真カードをいくつか提示しておく（図11〜14）。

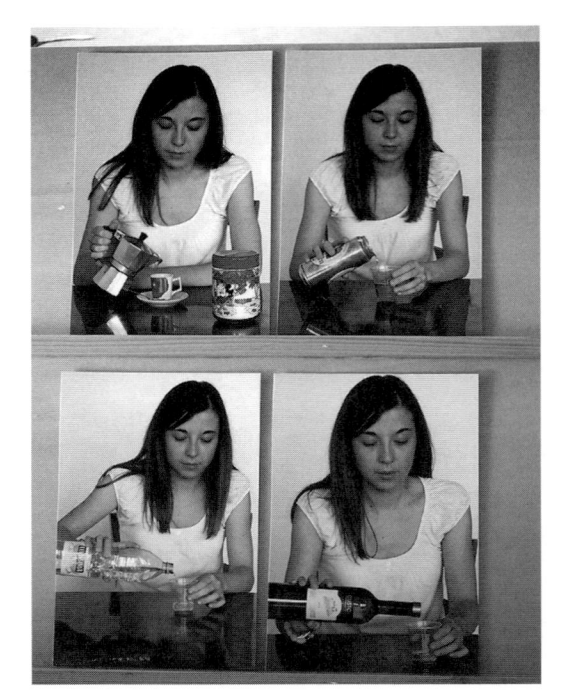

図11

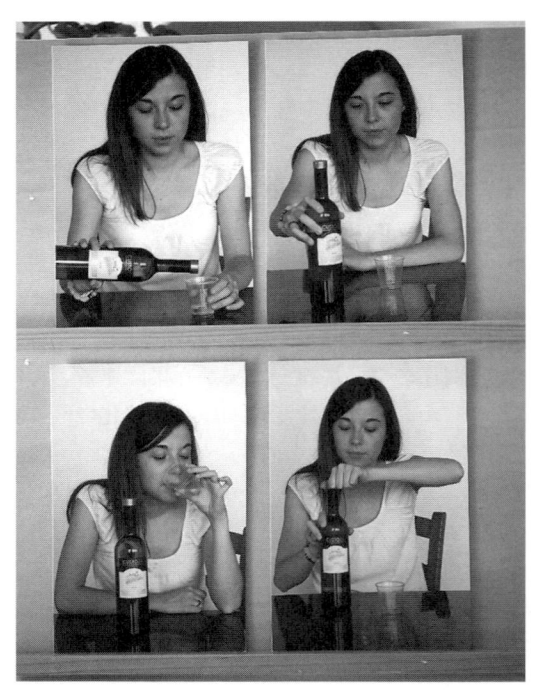

図12

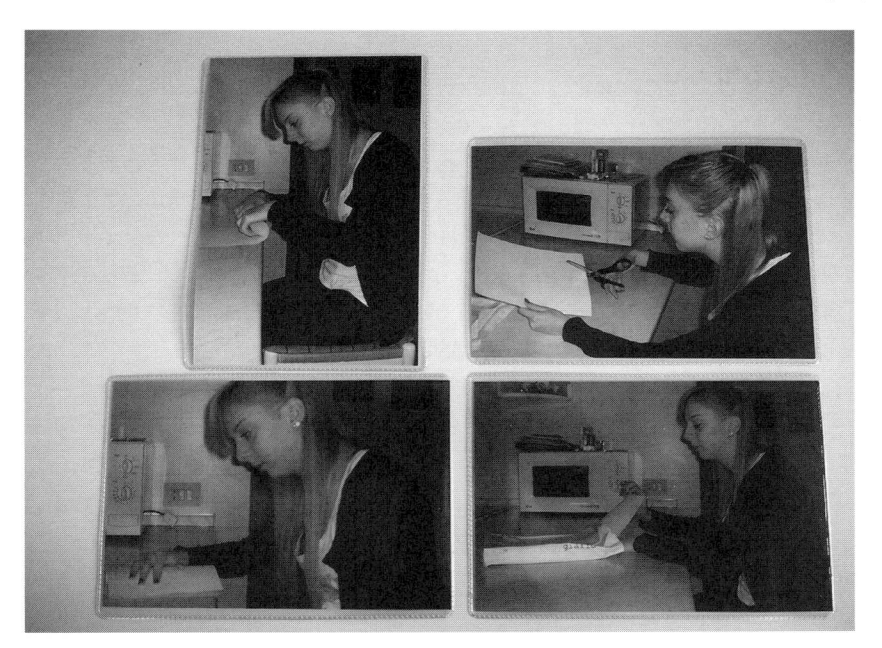

図13

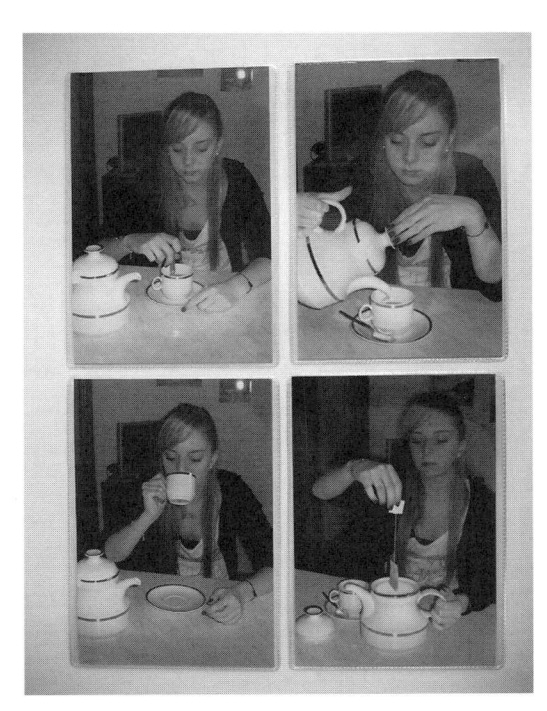

図14

## 脳のリハビリテーション

　最後に、本書が「脳のリハビリテーション」への旅に持ってゆく1冊だとつぶやいておこう。21世紀を生きるセラピスト（理学療法士、作業療法士、言語聴覚士）は、それぞれ固有の学問領域を維持しつつも、その旅の道程は一人ひとりの患者の回復である点を共有していなければならない。治療訓練が少しでも患者の身体、物語、人生に役立つものであってほしい。そのためには「脳のリハビリテーション」という羅針盤をもつことが重要である。

　言語聴覚療法、理学療法、作業療法があるのではない。運動障害のリハビリテーション、上肢、体幹、下肢のリハビリテーション、感覚障害のリハビリテーション、失語症、失行症、失認症のリハビリテーション、発達障害のリハビリテーション、精神障害のリハビリテーションがあるのではない。臨床にあるのはセラピストによるリハビリテーション理論と治療訓練であり、それらはすべて「脳のリハビリテーション」に包括されるべきである。そして、それが「人間のリハビリテーション」だと思う。

　2018年の現在、認知神経リハビリテーションの変遷と挑戦は続いている。その旅の目的地はまだ見えないが、「希望」は見えている。本書は「脳のリハビリテーション」を提案しており、今後のリハビリテーションの「知の飛躍」を予感させる。失語症に苦悩する人間の「回復」を予感させる。その予感があるからこそ、セラピストは旅を続けられるのである。その時、セラピスト（言語聴覚士）には重い荷物を捨て去る勇気がいる。それによって言語聴覚療法は新しい時代へと歩むことができるだろう。

### 謝辞

　サントルソ認知神経リハビリテーションセンターを引退した親愛なるカルロ・ペルフェッティ（Carlo Perfetti）教授に感謝する。翻訳出版と編集を許可して頂いた。自分の過去の論文（L'ESERCIZIO TERAPEUTICO NELLA RIEDUCAZIONE DELL'AFASICO, 1985）に、アンナ・マリア・ボニバー（Anna Maria Boniver）先生の新しい論文を追加せよとの指示を受けた。

　本書は若きペルフェッティの才能が輝いていると思う。だが、僕がそんな風に誉めると、きっと先生は『ミヤモト、それは違う。この本は私とセラピストの果実だが、我々は先人たちの知を失語症の再教育に応用しただけだ。確かに、君が指摘するように、この本はルリアの「意識と言語」の影響下で書かれている。しかし、君は1960年代のチェコのプラハで起こったヤコブソンによる「言語の構造主義」の誕生についても知っておく必要がある。これは言語学にとって革命的な出来事だった。ヤコブソンは「いかなるテキスト（文）も異質な2つの要素から成り立っている」と主張した。それは伝統的な「主語と述語」ではなく、「テーマ（主題）」と「レーマ（説明）」と命名された。これは文の統語構造ではなく、情報構造を意味する。つまり、ヤコブソンがルーツであり、ルリアの対話における

「既知（テーマ）」と「未知（レーマ）」の分析を経て、テキストの「解読」と「産出」を目指す「失語症の再教育への挑戦」が可能になったのだ』と言うだろう。

　いつも、僕はこうして「思考の厳密さ」を教えられる。それが「治療訓練の厳密さ」をつくる糧になる。「私たちのマエストロ」の健康を願っている。

　サントルソ認知神経リハビリテーションセンターの言語聴覚士アンナ・マリア・ボニバー先生に感謝する。あなたの日々の仕事は世界に広めるべきだと思う。本書であなたの笑顔、人柄、学問への厳しさ、患者への愛情、講義や論文の素晴らしさ、臨床の厳密さ、探求心、粘り、そして、あの凛とした「言語聴覚療法室」の空気感を、読者に伝えたかった。2016年には木村絵梨氏の長期研修を受け入れて頂いた。

　編集協力者として、翻訳者の小池美納氏に感謝する。彼女が認知神経リハビリテーションの書籍の翻訳やコースの通訳に取り組んでくれることによって、セラピストはいつも新しい情報価値を得ることができる。本書には神経心理学や言語学の専門用語が多く、イタリア語から日本語への翻訳は困難を極めたはずだが、それを奇跡のように実現して頂いた。その契機は千葉県認知神経リハビリテーション研究会のメンバーたち（鶴埜益巳、安田真章、稲川良、木村英人、大木美穂、木川田雅子氏ら）の熱意であったことも記しておこう。

　協同医書出版社の中村三夫社長、編集者の宮本裕介氏、制作を担当してくださった方々に感謝する。本書の魅力と未来への可能性を確信して出版を決断して頂いた。


　『失語症の認知神経リハビリテーション』（2018）は、『認知運動療法　運動機能再教育の新しいパラダイム』（1998）と同様に、『リハビリテーションの"春"』を誘っている。

宮本省三<br>2018年7月14日

# 付録

## 治療用絵カード

（コピー自由です。ご自由にお使いください）

絵カード 1

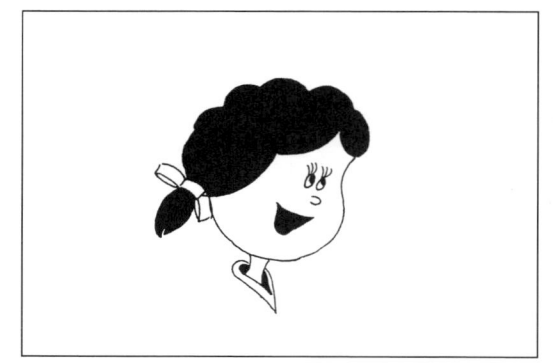

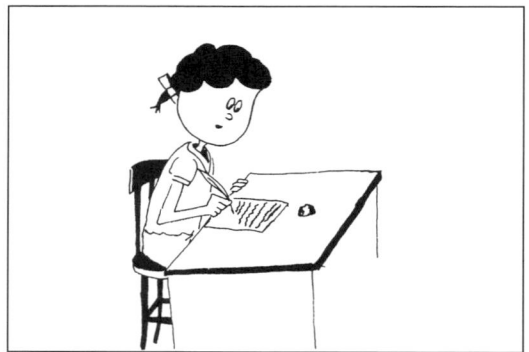

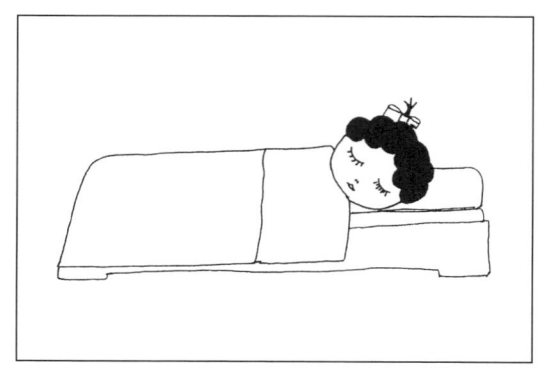

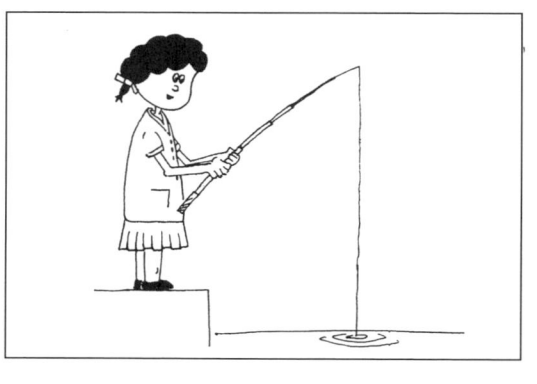

## 絵カード2

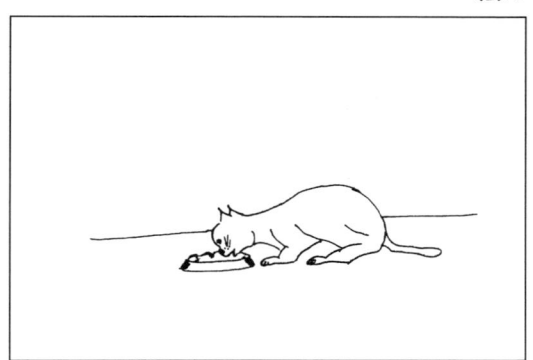 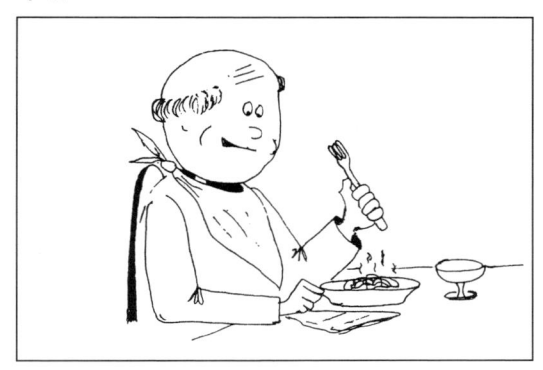

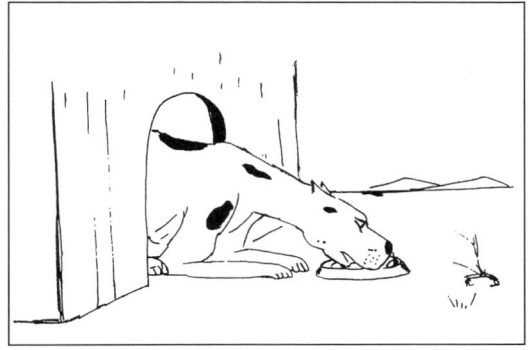 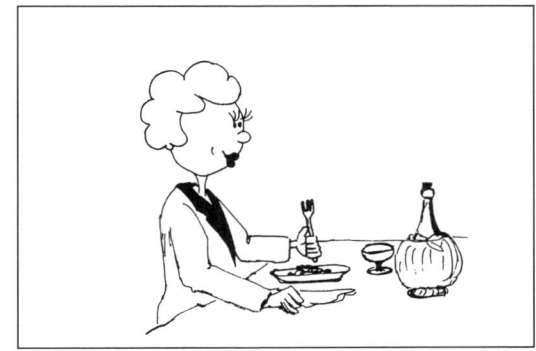

## 絵カード3

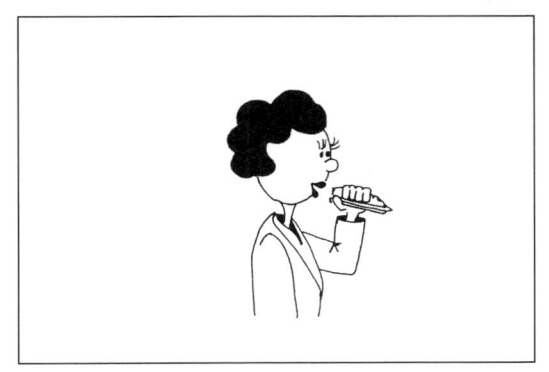 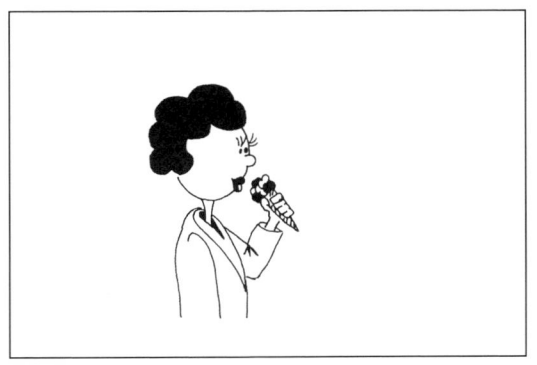

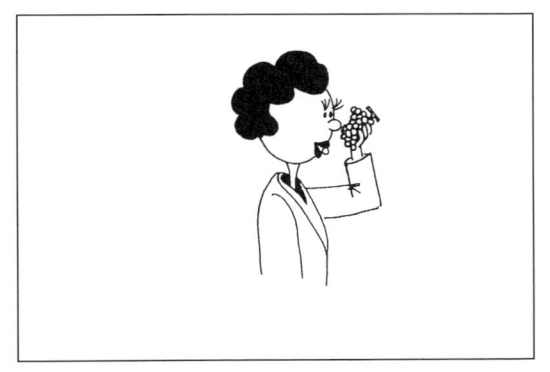 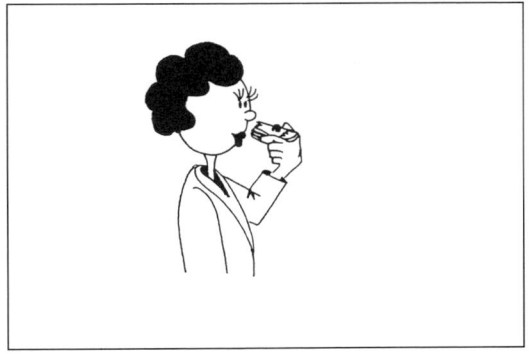

絵カード4

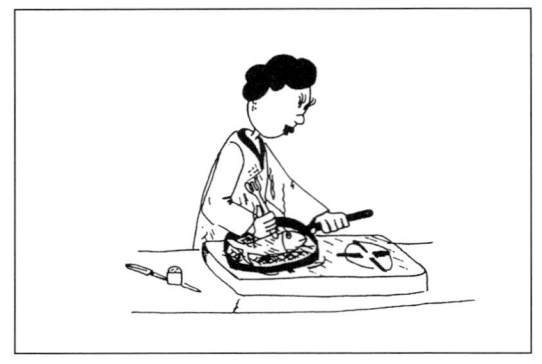 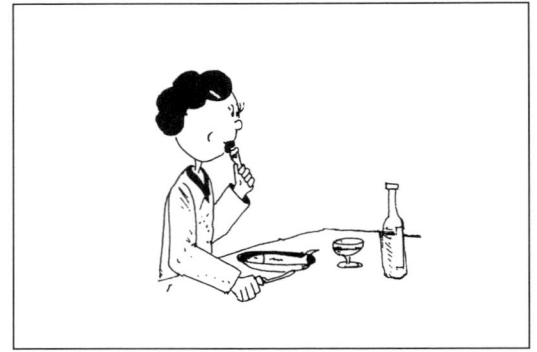

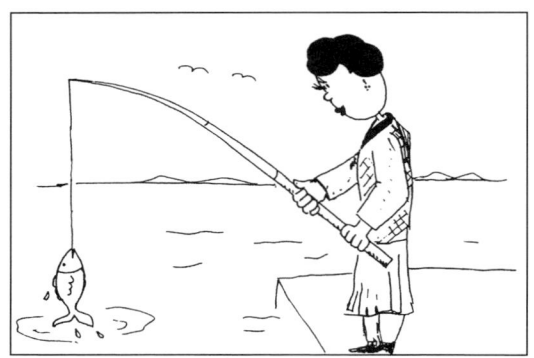 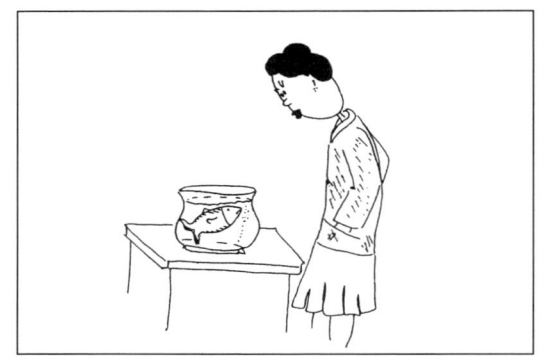

絵カード5

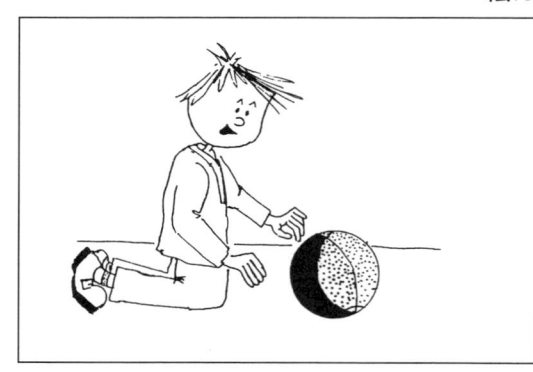 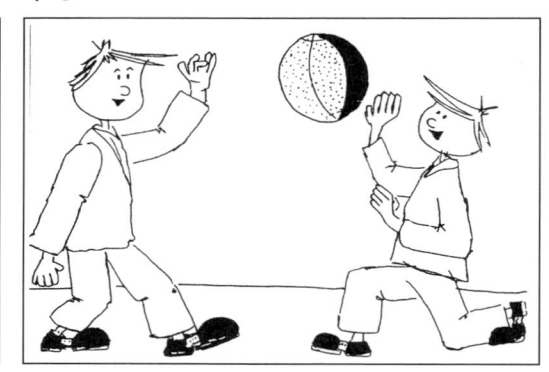

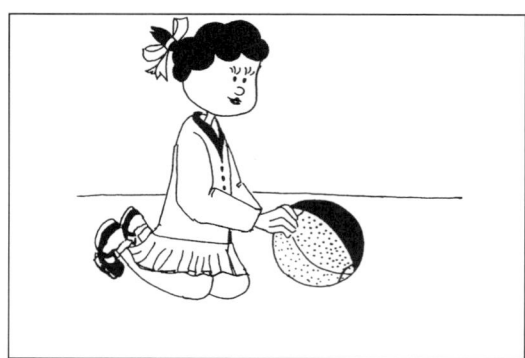 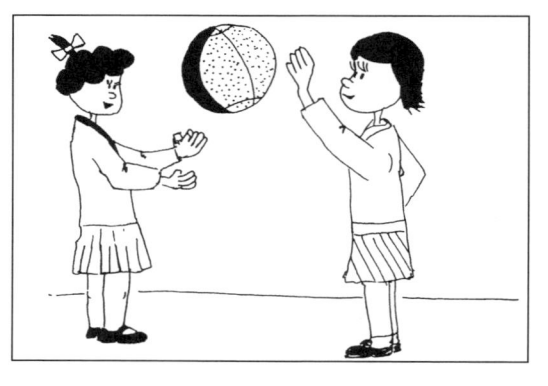

## 絵カード６

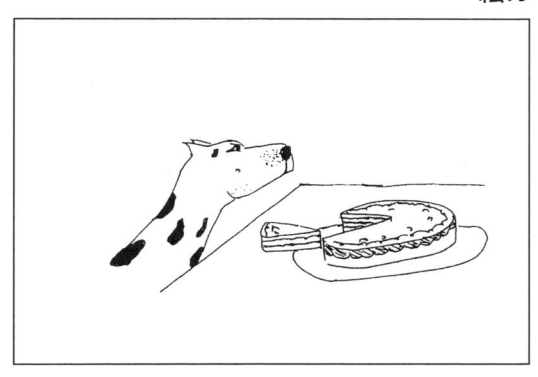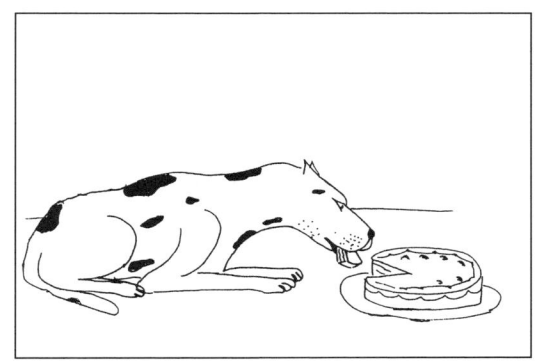

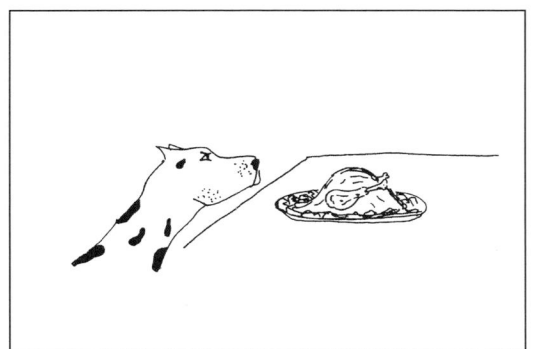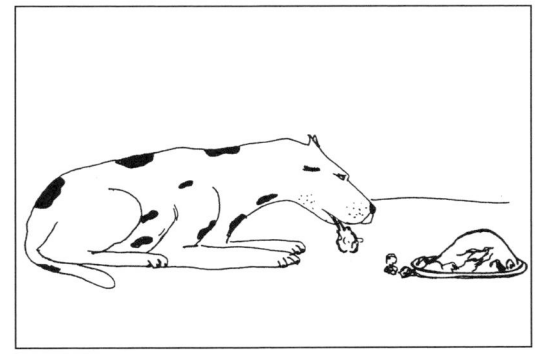

## 絵カード７

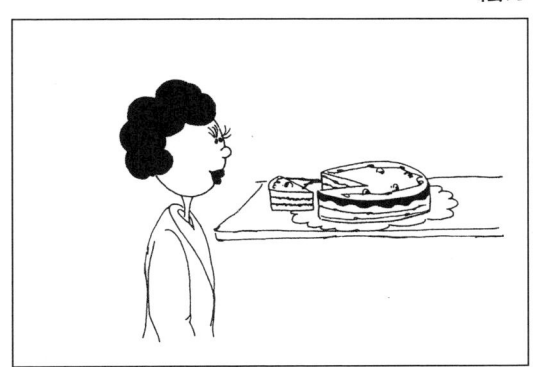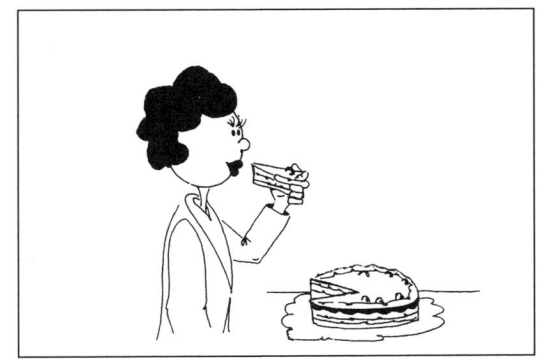

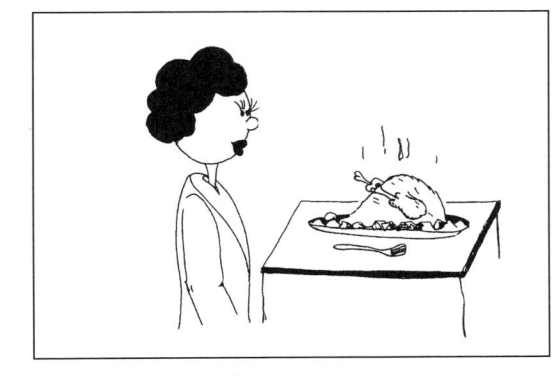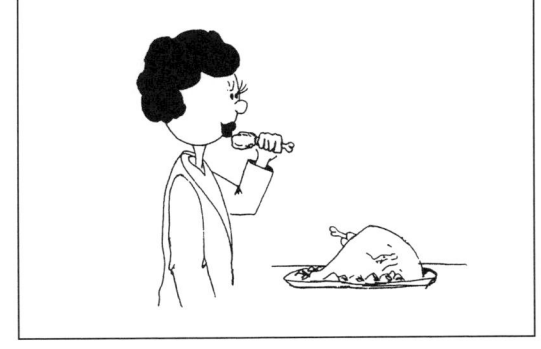

## 絵カード8

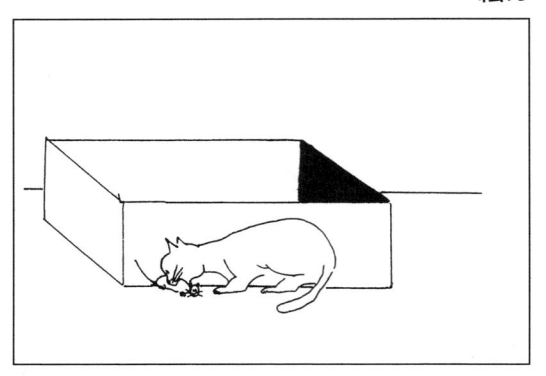
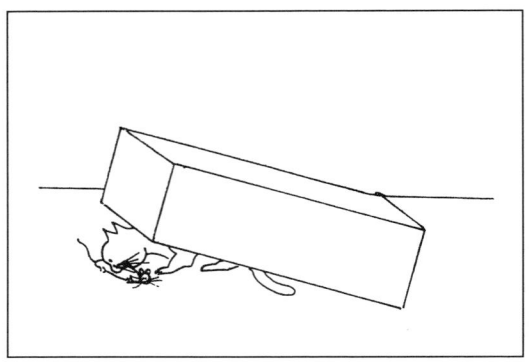
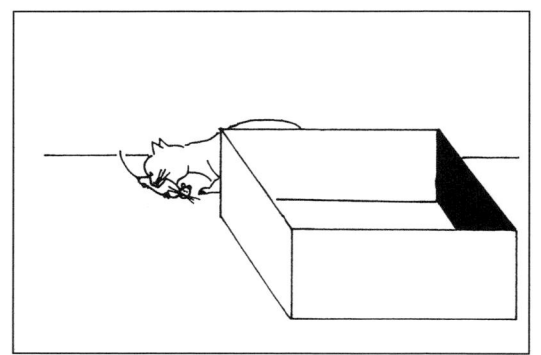
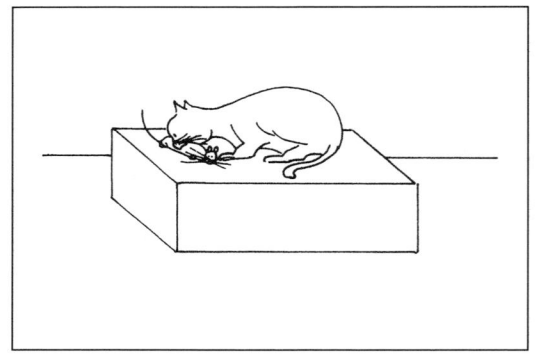

## 絵カード9

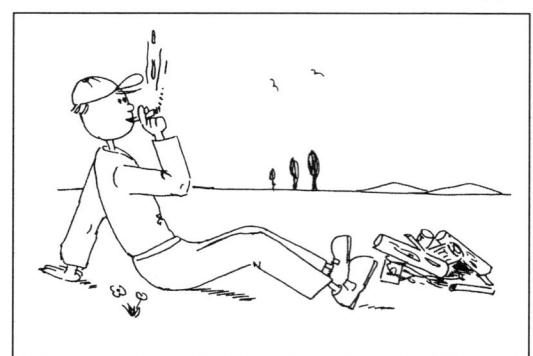
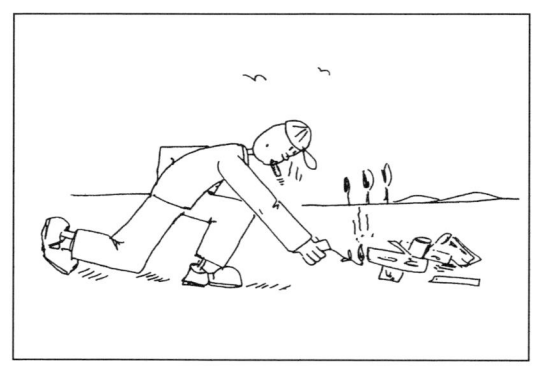
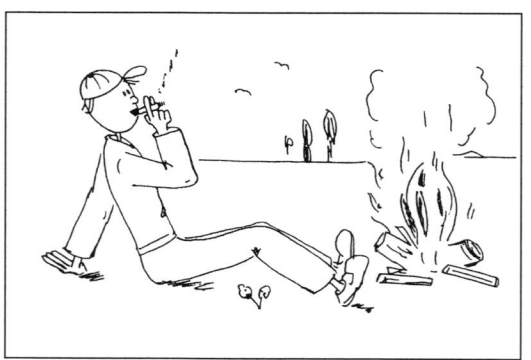

## 絵カード 10

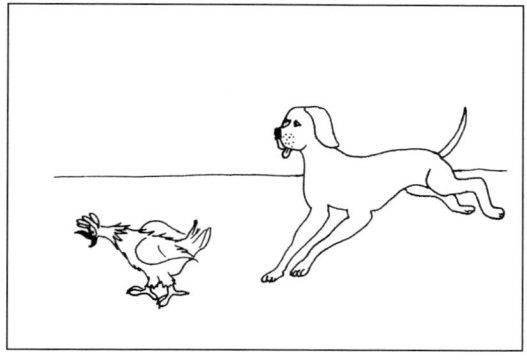 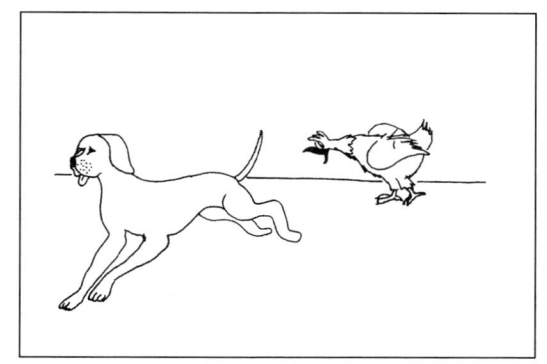

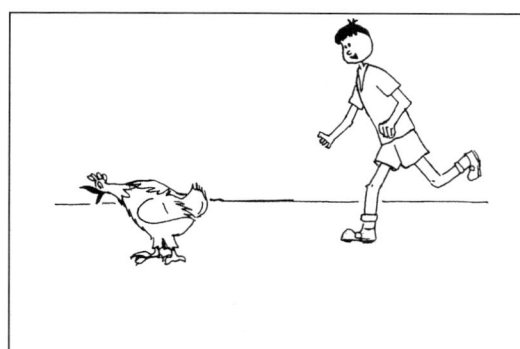 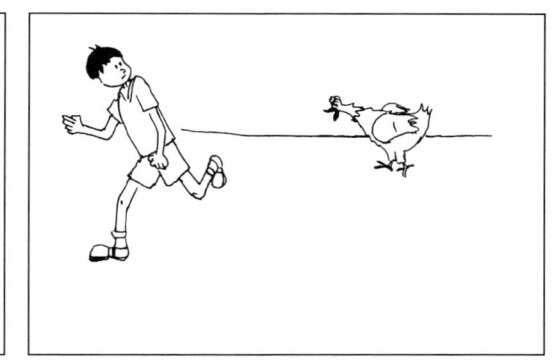

## 絵カード 11

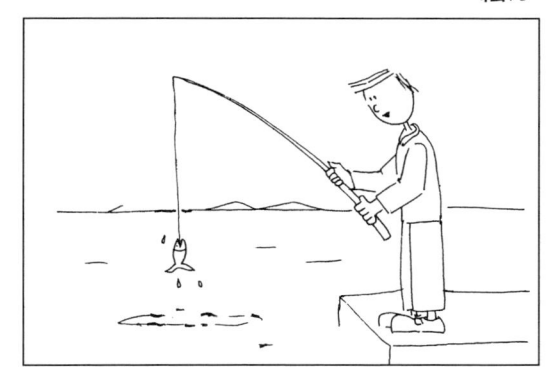 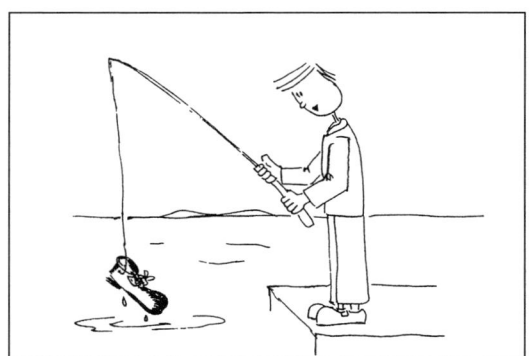

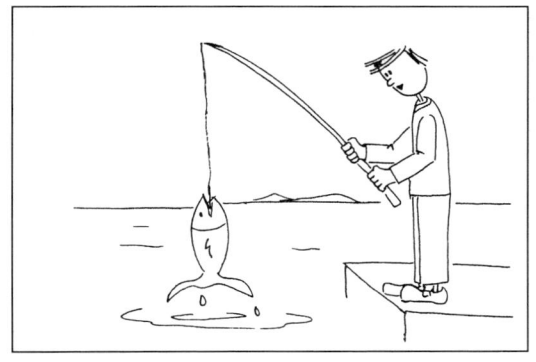 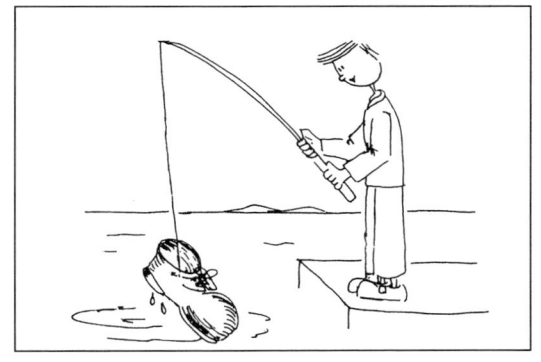

## 絵カード12

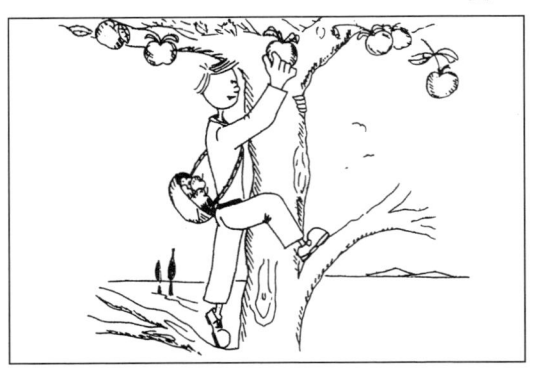 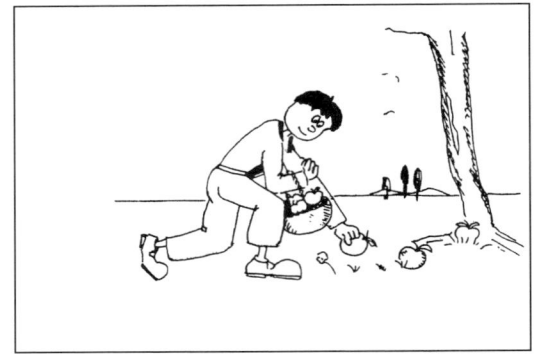

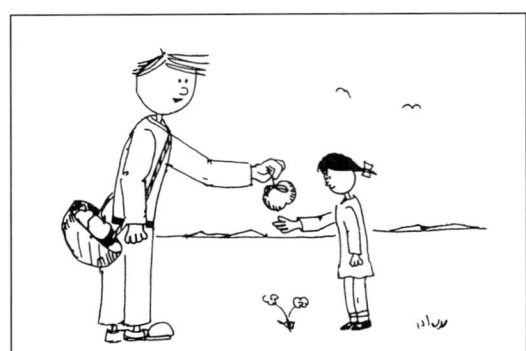 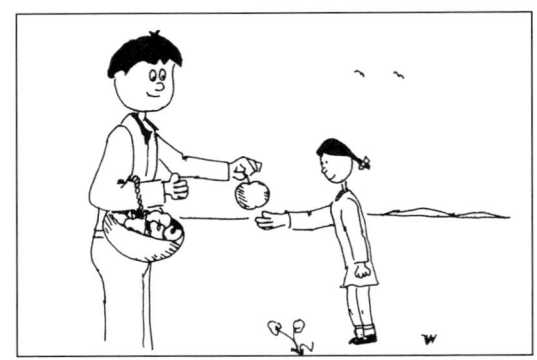

## 絵カード13

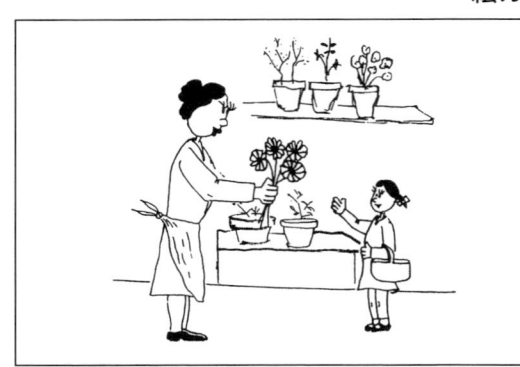 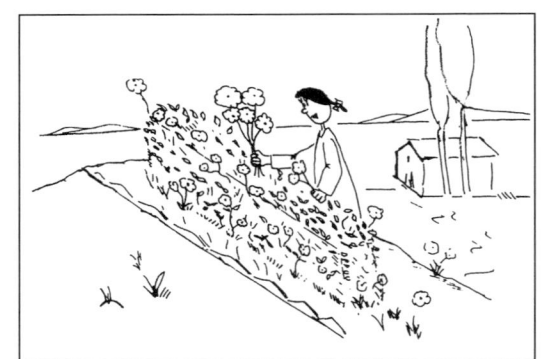

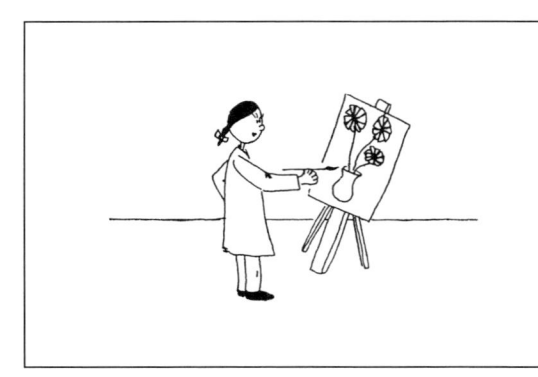 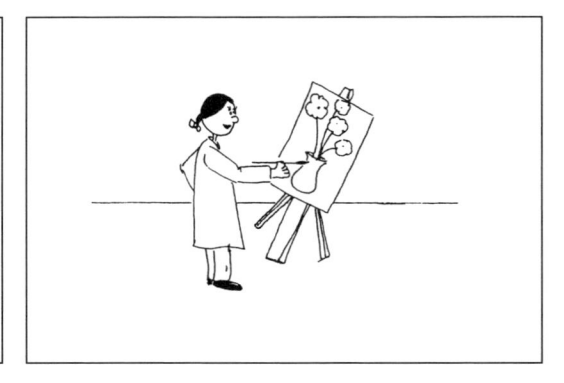

## 絵カード14

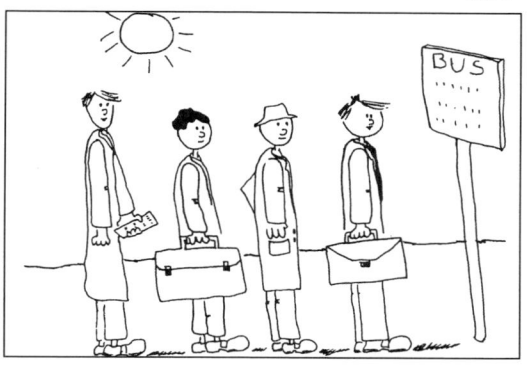 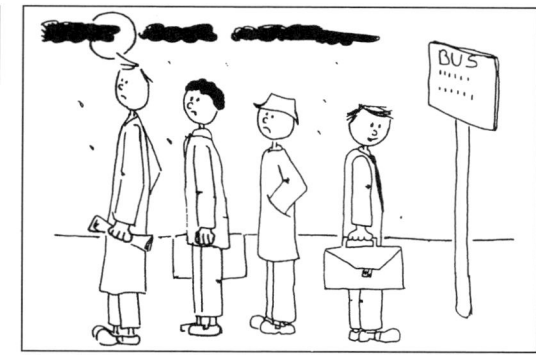

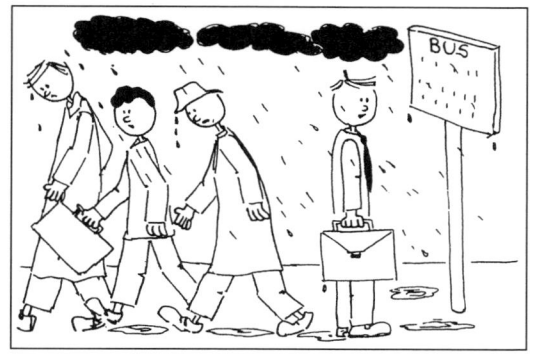 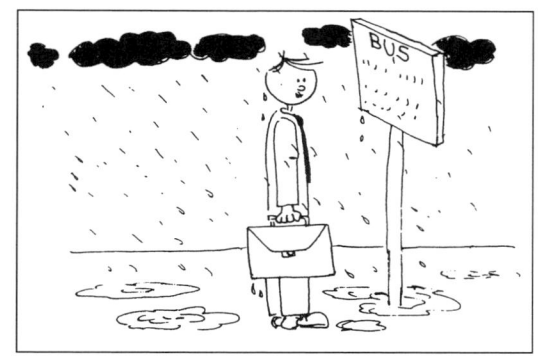

## 絵カード15

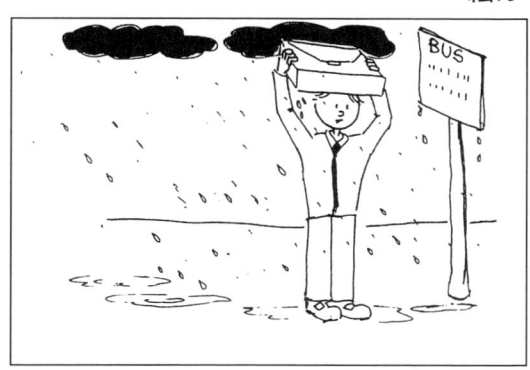 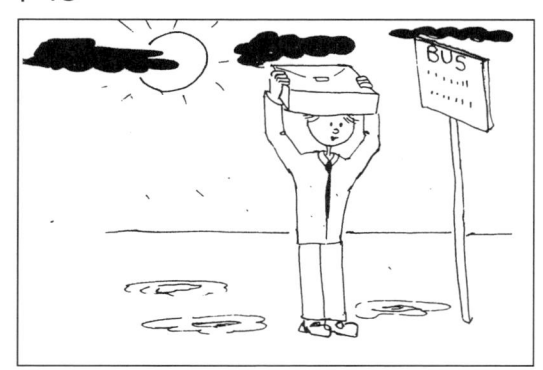

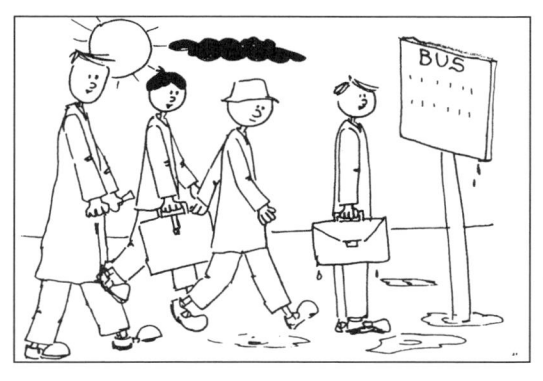 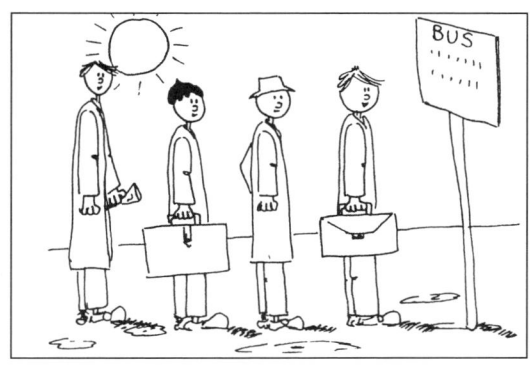

## 絵カード 16

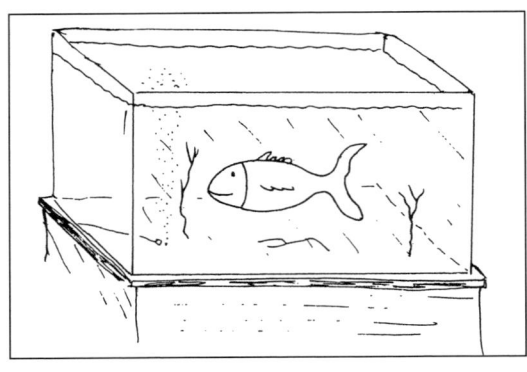 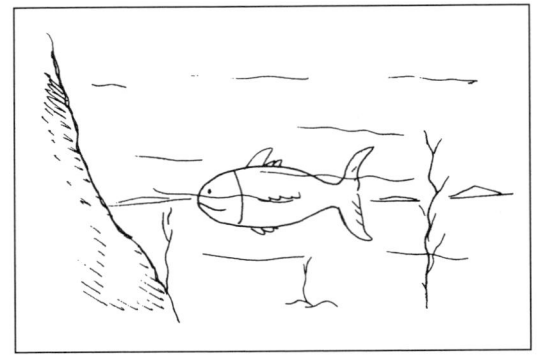

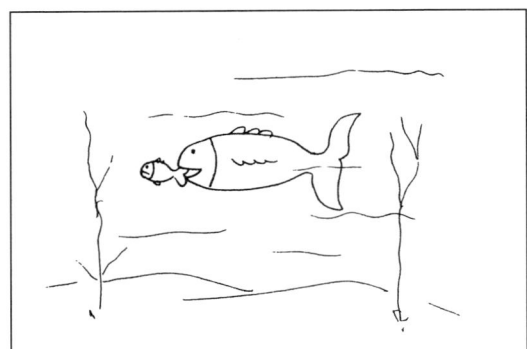 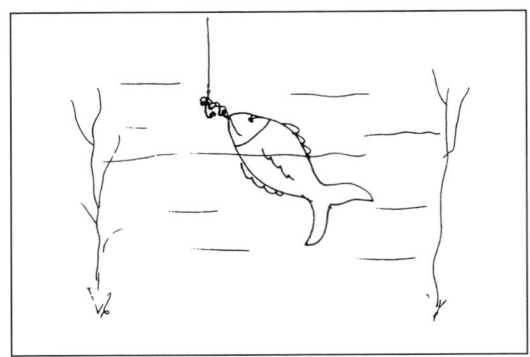

## 絵カード 17

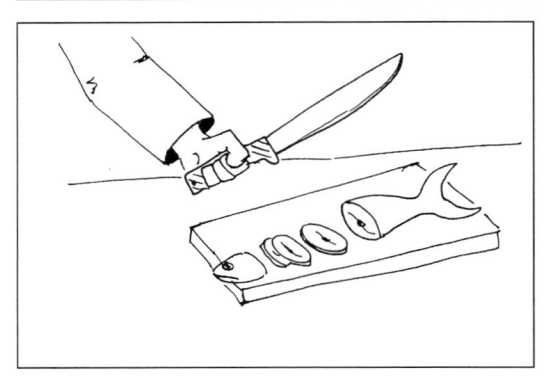 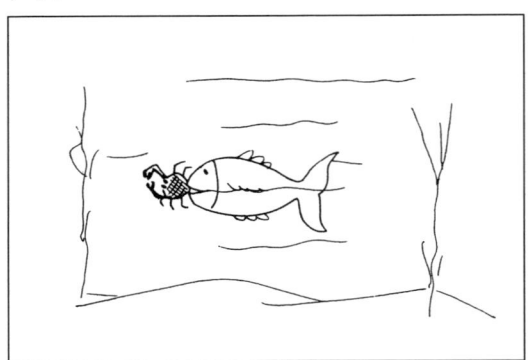

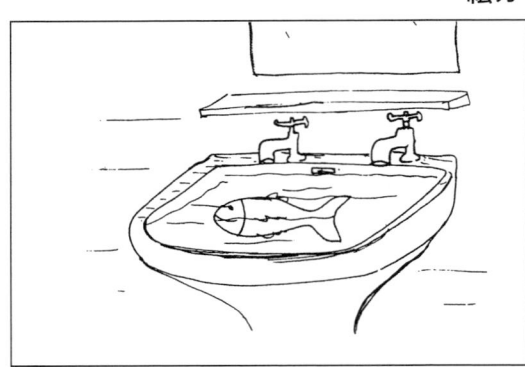 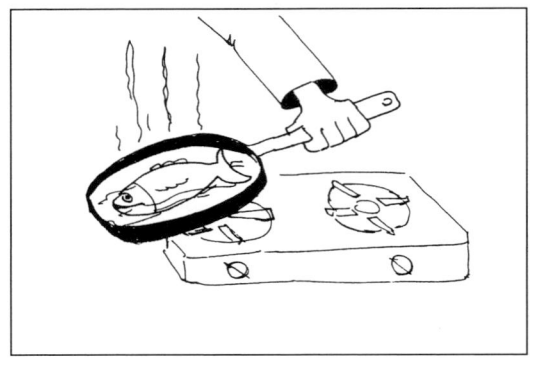

## 絵カード18

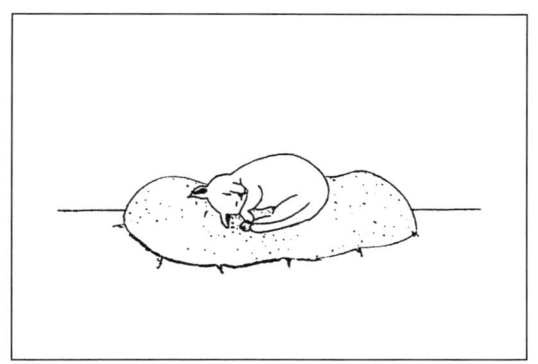 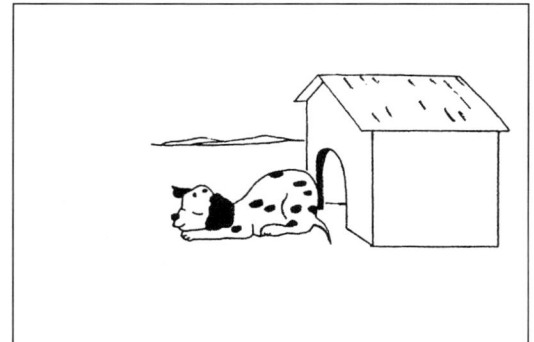

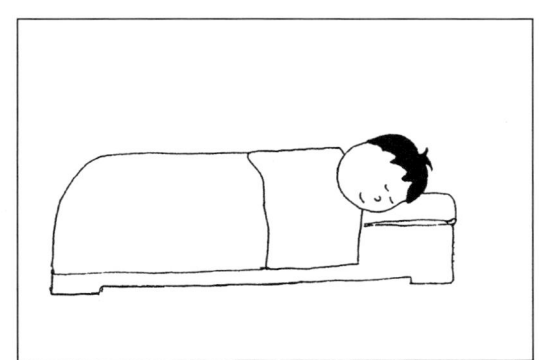 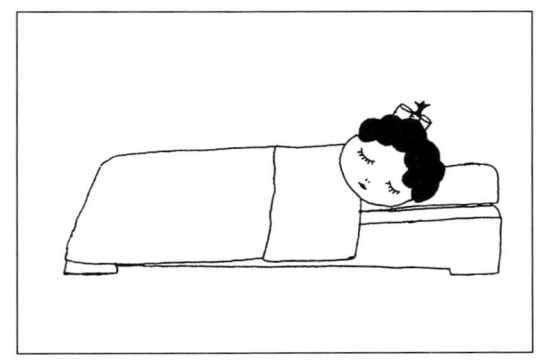

## 絵カード19

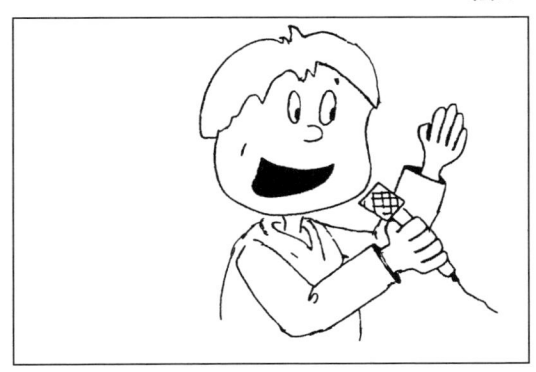 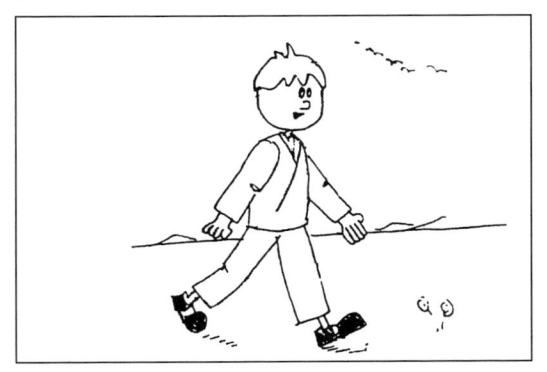

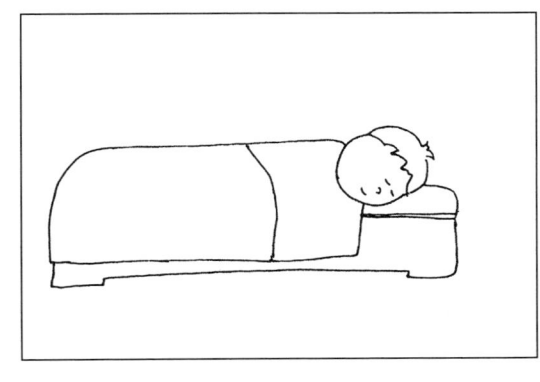 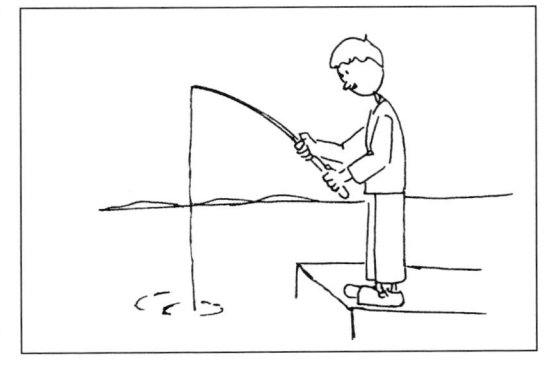

## 絵カード 20

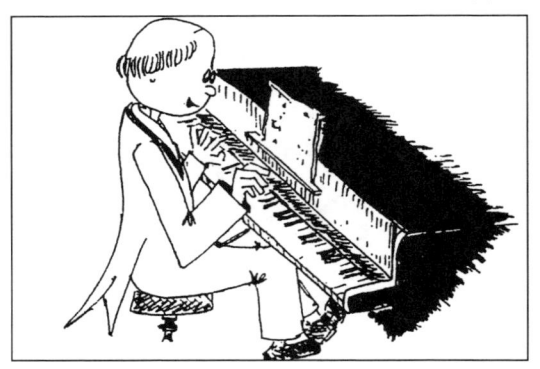 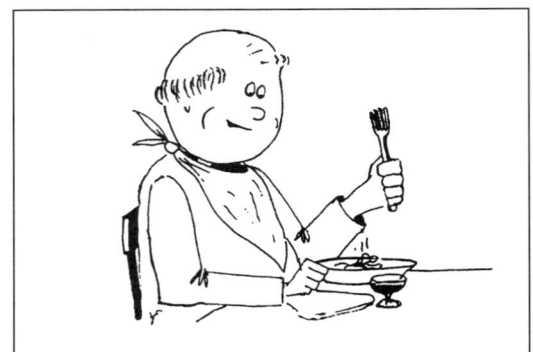

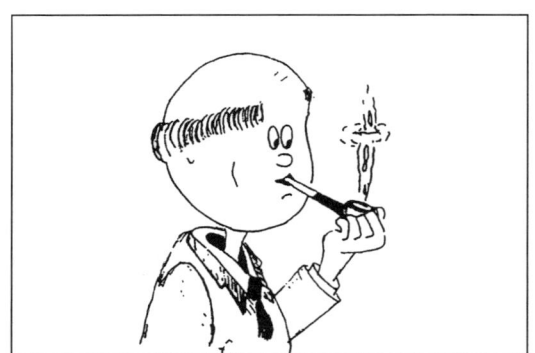 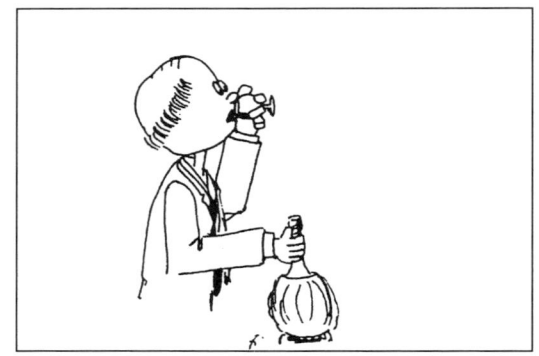

## 絵カード 21

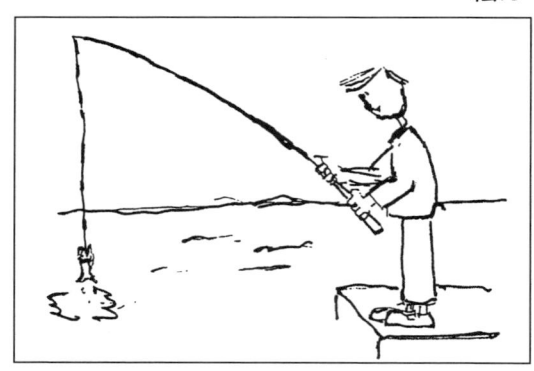 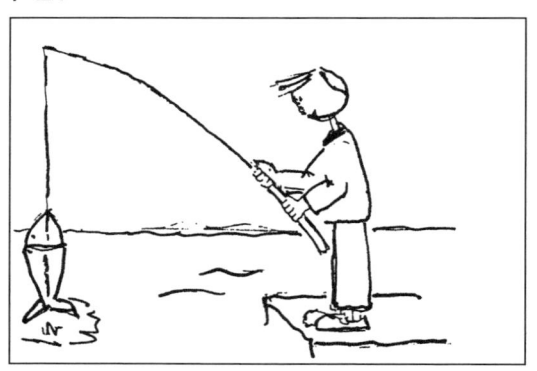

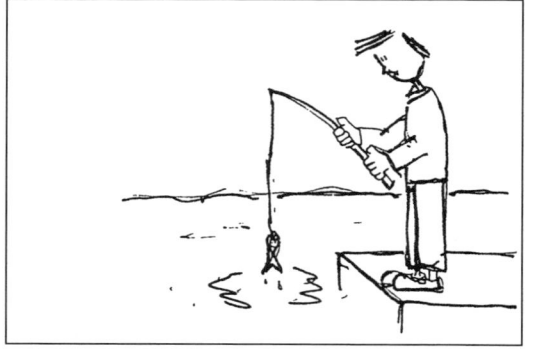 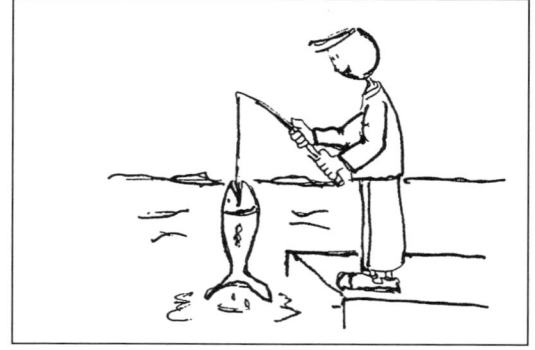

## 絵カード22

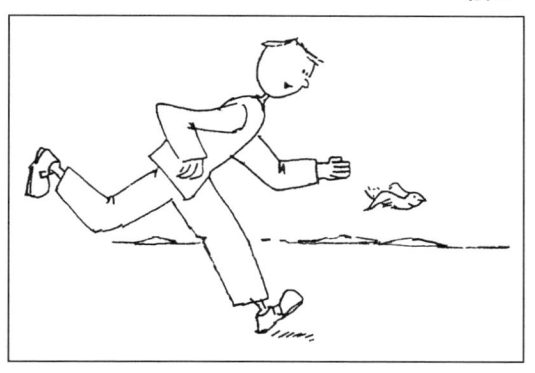 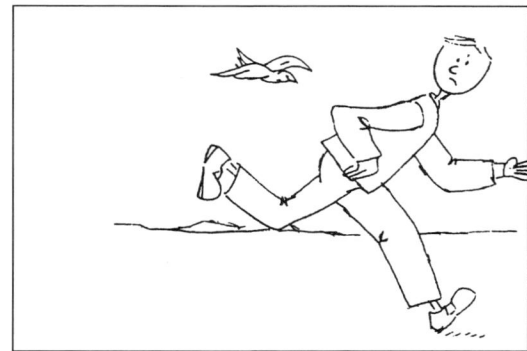

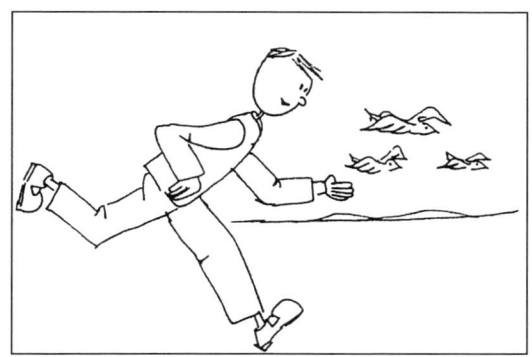 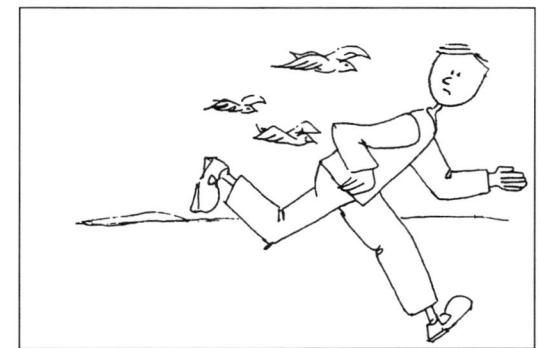

## 絵カード23

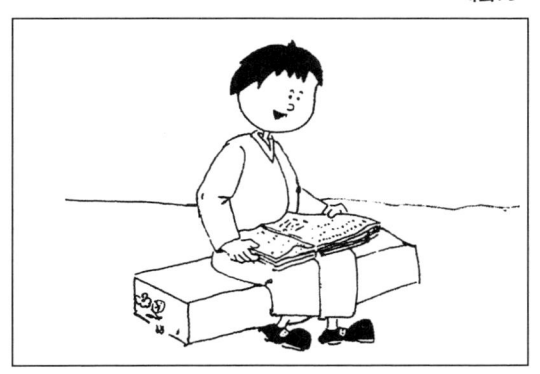 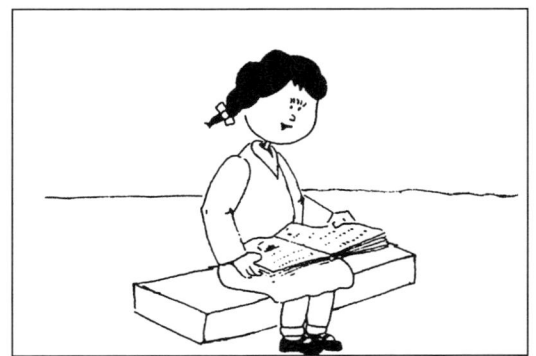

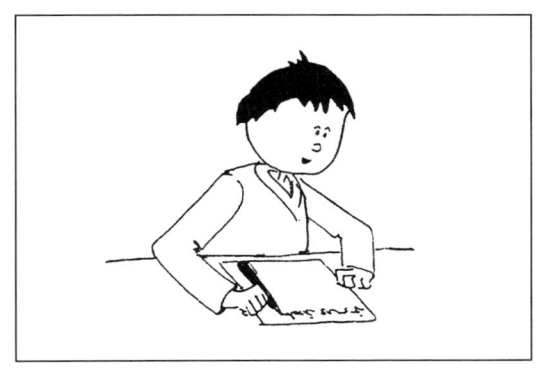 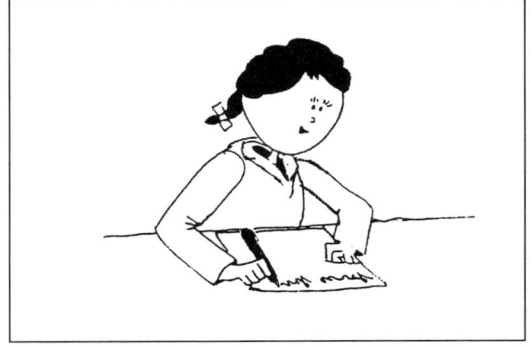

## 絵カード 24

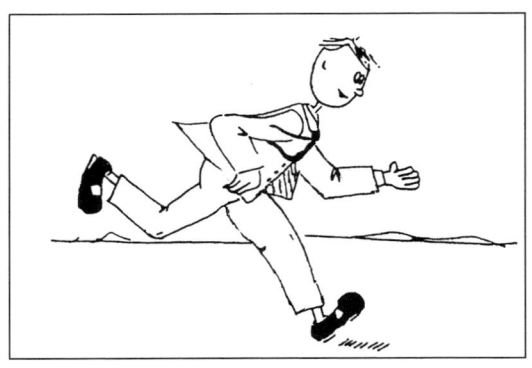 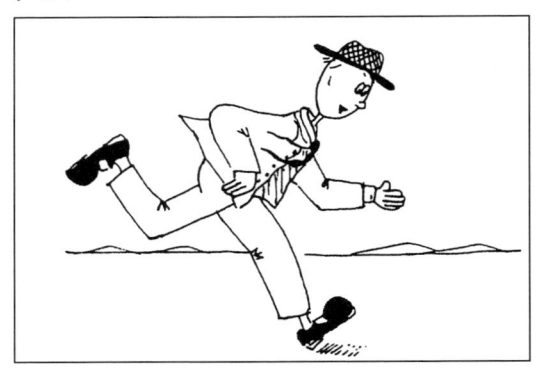

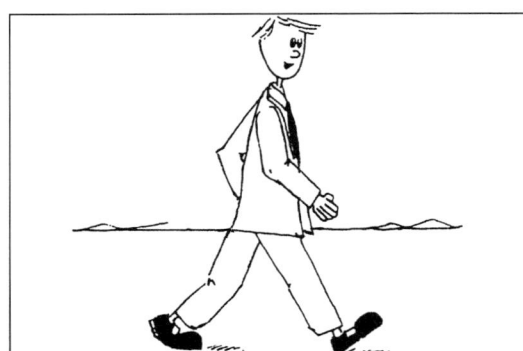 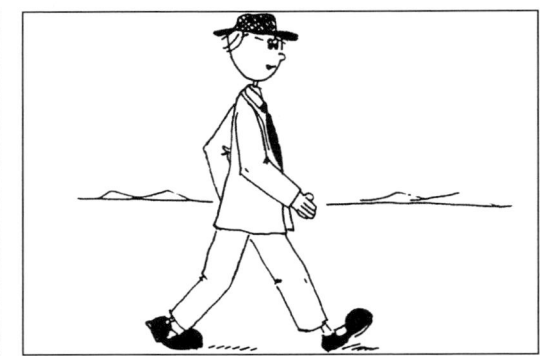

## 絵カード 25

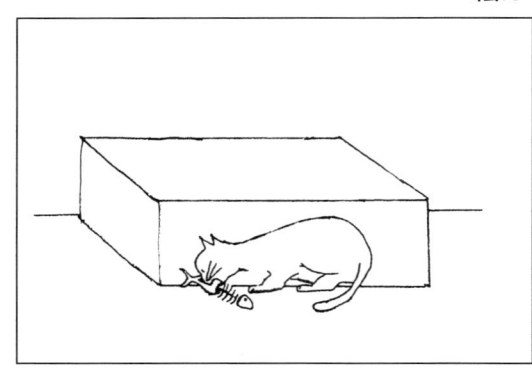 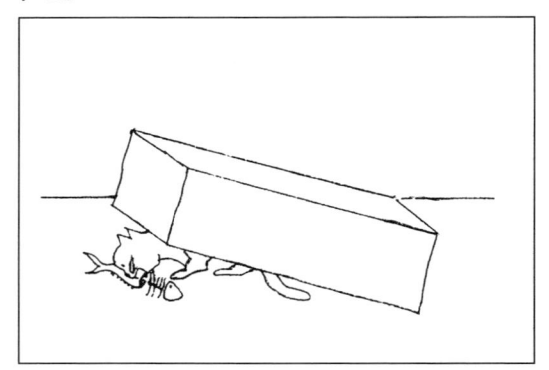

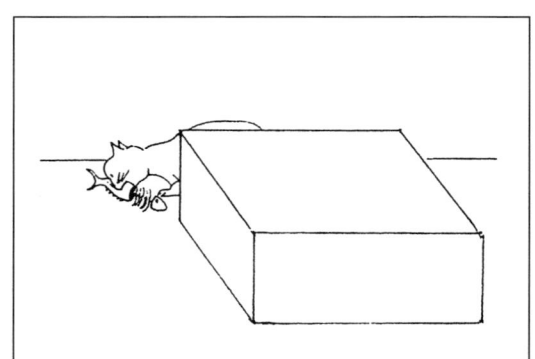 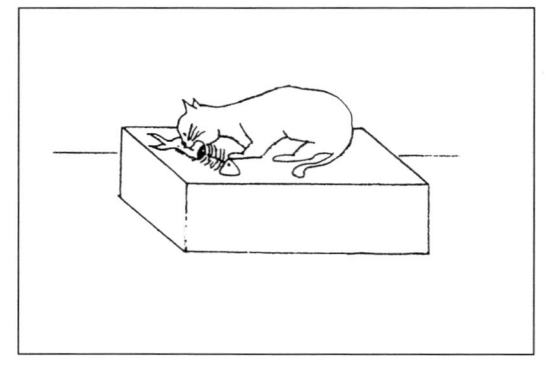

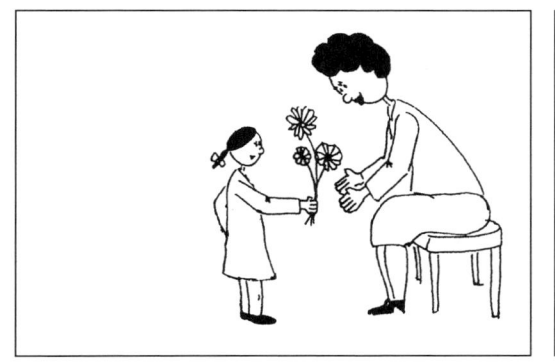
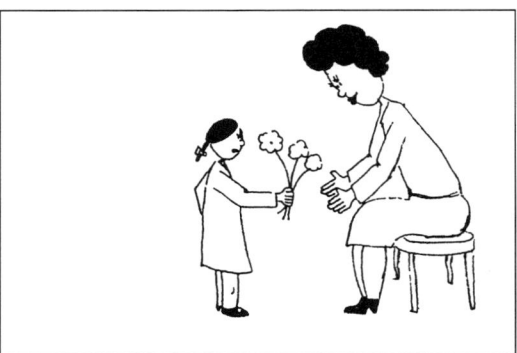

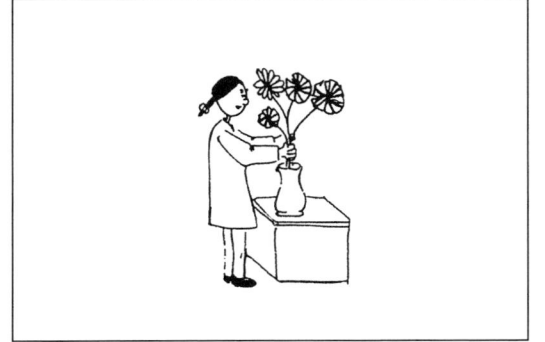
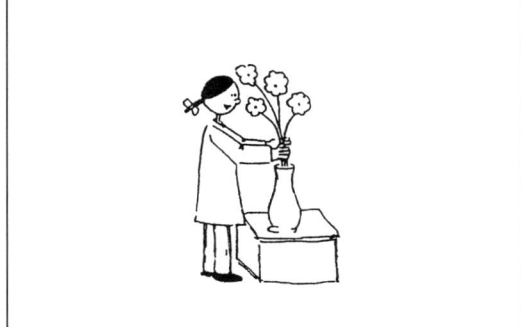

**Carlo Perfetti** (カルロ・ペルフェッティ)

1940年 イタリアのマッサで生まれる。ピサ大学医学部卒業。神経病、精神病の臨床が専門。神経精神病臨床の教授資格を持つ。

1968年 神経学クリニックでのリハビリテーションに従事する。

1971年 Silvini GFとともに、"cortical facilitation"と呼ばれる新しい方法論を開発。この方法論は、その後、リハビリテーション科学、神経生理学、言語学、バイオエンジニアリングの成果を取り入れながら「認知運動療法」へと展開された。

1974年 ピサ大学が経営するカランブローネ病院リハビリテーション科の責任者となり、トスカーナ州政府の運営する「リハビリテーション・セラピスト養成校」を主催する。

1986年 スキオ病院のリハビリテーション部局の医長となる。

2000年 スキオ近郊のサントルソに開設された臨床・研究施設「認知神経リハビリテーションセンター」の所長となり、以後、イタリア、ドイツ、スペイン、オーストリアなどといったヨーロッパ各国、そしてアジアでは日本および韓国からの研修生を受け入れながら、「認知運動療法」の臨床研究を続けている。

**小池美納** (こいけ・みな)
1957年。イタリア語の通訳、翻訳家。

**宮本省三** (みやもと・しょうぞう)
1958年。高知医療学院 (学院長)、理学療法士。

# 失語症の認知神経リハビリテーション

2018年8月8日　初版第1刷発行©

定価はカバーに表示

| | |
|---|---|
| 編著者 | カルロ・ペルフェッティ |
| 訳　者 | 小池美納 |
| 解　説 | 宮本省三 |

発行者　中村三夫
発行所　株式会社 協同医書出版社
　　　　〒113-0033　東京都文京区本郷 3-21-10
　　　　電話 03-3818-2361　ファックス 03-3818-2368
　　　　郵便振替 00160-1-148631
　　　　http://www.kyodo-isho.co.jp/　E-mail：kyodo-ed@fd5.so-net.ne.jp

DTP　Kyodoisho DTP Station
印刷所　永和印刷株式会社
製本所　永瀬製本所

ISBN 978-4-7639-3055-2